皇汉医学精华书系

〔日〕丹波元简◎著

赵雨薇　王明亮　田思胜◎校注

金匮玉函要略辑义

中国健康传媒集团

中国医药科技出版社

内容提要

本书为《金匮要略》注释之作，全六卷。系考证学派《金匮要略》研究代表作。该书客观参考前人注释，以文献考证学态度择其精当内容，加以己见而成，深受中日两国学界好评。本书适合中医药学习、研究、工作者及中医爱好者参考阅读。

图书在版编目（CIP）数据

金匮玉函要略辑义 /（日）丹波元简著；赵雨薇，王明亮，田思胜校注 . —北京：中国医药科技出版社，2019.9

（皇汉医学精华书系）

ISBN 978-7-5214-1068-6

Ⅰ . ①金…　Ⅱ . ①丹… ②赵… ③王… ④田…　Ⅲ . ①《金匮要略方论》—注释　Ⅳ . ① R222.32

中国版本图书馆 CIP 数据核字（2019）第 058621 号

美术编辑　陈君杞

版式设计　也　在

出版　**中国健康传媒集团** | 中国医药科技出版社

地址　北京市海淀区文慧园北路甲 22 号

邮编　100082

电话　发行：010 - 62227427　　邮购：010 - 62236938

网址　www.cmstp.com

规格　710×1000mm ¹/₁₆

印张　19 ¹/₂

字数　296 千字

版次　2019 年 9 月第 1 版

印次　2024 年 7 月第 3 次印刷

印刷　三河市万龙印装有限公司

经销　全国各地新华书店

书号　ISBN 978-7-5214-1068-6

定价　**58.00 元**

获取新书信息、投稿、为图书纠错，请扫码联系我们。

❧ 丛书编委会 ❧

前　言

中医学博大精深，源远流长，不仅为中华民族的繁衍昌盛做出了巨大贡献，同时远播海外，对世界医学的发展影响极大。

中国与日本是一衣带水的邻邦，中医学对日本的影响尤其重大。早在秦朝中医药文化就已经传播到了日本，《后汉书》载徐福等上书言海中有三神山，于是秦始皇遣"福入海求仙"而达日本。相传徐福通医术，精采药和炼丹，被日本人尊为"司药神"。南北朝时期，吴人知聪携《明堂图》共一百六十四卷到日本，对日本汉方医学的发展产生了重要影响，之后出现了一些著名的医家和医著，形成了早期的汉方医学。隋唐时期，日本派往中国的遣隋使、遣唐使学习佛法、政治与文化，同时也把中国的中医药书籍如《四海类聚方》《诸病源候论》等带回了日本。日本大宝年间，天皇颁布"大宝令"，采纳唐制设置医事制度、医学教育、医官等，并将《针灸甲乙经》《脉经》《小品方》《集验方》《素问》《针经》《明堂》《脉诀》等列入医生学习必修书目，仿效中医。除此之外，还邀请中国高僧鉴真东渡日本，传律讲经，传授中医药知识和药材鉴别方法等。自此，日本朝野上下，重视中医，出现了许多以研究中医学而著称的学者。公元984 年，日本医学界产生了一部极为重要的著作，即丹波康赖撰写的《医心方》，主要从我国中医经典医籍中摘要精华内容，经改编后用日文出版，成为中日医药交流一大成果，影响日本医学界近百年。金元时期，中国出现了金元四大家，形成了著名的学术流派，同样在日本也形成了三大流派。日本医家田代三喜留华 12 年，专攻李杲、丹溪之学，回国后成立了"丹溪学社"，奉丹溪翁为医中之圣，后传其学至弟子曲直濑道三，曲直濑道三以朱丹溪理论为核心，汇入个人经验形成独自的医学体系"后世派"。明代初期，《仲景全书》和宋版《伤寒论》在日本出版，引起了很大轰动，许多医家热衷研究和学习《伤寒论》，加之当时儒教盛行，国学复古思潮高涨，与此相应也出现了提倡医学应复归于古代中国医学根本的呼声。结合当时中国在中医研究方面注重《伤寒论》的情况，伊藤仁斋等认为《伤寒论》是医学的原点，主张复古，从张仲景《伤寒论》原点研究《伤寒论》，之后形成了以吉益东洞为代表的"古方派"。此时期，荷兰医学在日本开始盛行，采用汉方医学与荷兰医学折衷方法行医的医家逐渐增多，出现了《解体新书》等西洋医学与汉方医学结合的著作，形成了"折衷派"。

古方派重视中国古典医学著作如《黄帝内经》《神农本草经》《伤寒杂病论》，

其中尤为推崇张仲景所著的《伤寒论》与《金匮要略》，奉张仲景的著作为圭臬。主张医方亦应回归到医学的真正古典，亦即东汉时代《伤寒杂病论》为主的观点，树立以《伤寒论》为中心的医学体系作为目标，用《伤寒论》中的独自法则来解释《伤寒论》。认为《伤寒论》113方中的绝大多数方剂适合于临床应用，其治疗理论应当分型证治，由此奠定了汉方医学重视实证治疗并崇尚古典经方应用的基础。

正是在这种风气下，吉益东洞从《伤寒论》原点出发，针对《伤寒论》和《金匮要略》中的方药设计了一套特定处方对应特定证候的"方证相对"医疗方案，并重新整理拆解《伤寒论》和《金匮要略》。选用二书220首方剂，采取"以类聚方"，重新编排，集原书各篇中方剂应用、辨证立法条文列于该方之后，后附作者的考证及按语，解释原文中症状特点和方证内涵，编写了《类聚方》一书。同时，他对《伤寒论》《金匮要略》中常用54种药物进行研究，每品分考征、互考、辨流、品考四项，"指仲景之证，以征其用；辨诸氏之说，以明其误"，主张"万病一毒"，认为用药治病是以毒攻毒，进而撰成《药征》一书。

清代乾嘉时期朴学兴起，考据之风盛行。此风传入日本后，各地文运大兴，风靡日本儒医两界。江户儒家山本北山、大田锦城、龟田鹏斋等建立了日本考证学派。作为山本北山学生的丹波元简与其子丹波元胤、丹波元坚，亦深受儒家思想的熏陶。在儒家重现实、重人文传统的影响下，丹波元简父子重视清儒与医家著作的研究。他们兼通医儒，上承家学，旁通中国经史小学，秉承清儒的治学态度，借鉴清儒的治学方法，参考和引用中国历代医家的研究成果，客观真实，撰成如《伤寒论辑义》《金匮玉函要略辑义》《脉学辑要》《素问识》《灵枢识》《医賸》《救急选方》《伤寒论述义》《金匮玉函要略述义》等著作，集众家之长于一炉，驳误纠讹，分明泾渭，发前人所未发。又参稽相关的医籍文献，持之以医理，征之以事实，旁征博引，穷源竟委，廓清了一批聚讼纷纭的问题。其严谨文献考证学态度，深受中日两国学界好评。

《皇汉医学精华书系》选取吉益东洞、丹波元简父子、汤本求真等古方派医家中的精华医著，进行校注整理，付梓刊印，以期为广大读者呈现日本古方派医家研究以《伤寒论》为代表的医著精华。

由于水平有限，虽几经努力，但选书校注等定会存在不足之处，恳请读者不吝赐教，批评指正。

田思胜

2019 年 8 月于山东中医药大学

校注说明

丹波一脉是日本医学史上的名门望族。丹波元简（1755~1810 年）是丹波元德之子，字廉夫，号桂山，日本著名的汉医学家，又栎窗，擢侍医，叙法眼，兼医学教谕，精于考证，著述宏富，代表性著作有《伤寒论辑义》《金匮玉函要略辑义》《脉学辑要》《素问识》《灵枢识》《管聚方要补》《救急选方》等。

《金匮玉函要略辑义》是丹波元简所撰《金匮要略》注释之作，全六卷，十册。日本文化三年（1811 年）跋，刊。该书与《伤寒论辑义》为姊妹书，系考证学派《金匮要略》研究代表作，为后世学者的研究打下坚实基础。该书客观参考前人注释，以文献考证学态度择其精当内容，加以己见而成，深受中日两国学界好评。

本次点校以文化八年跋、刊本《金匮要略辑义》为底本，参以 1936 年排印的《皇汉医学丛书》本整理点校。在校注过程中我们作了以下调整。

1. 书为竖排繁体，现改为横排简体。异体字、古体字、通假字等均改为现行通用简化字，不出校。原本因竖排所用"右"字，现因改为横排，全改为"上"字，不出校。

2. 书目录与正文不一致处，互相补正，或据本书体例补正增删，出校。对底本中明显的错字，径改，不出校。

3. 对底本中明确是错讹、脱漏、衍文、倒置处，予以校正，并出校记。

4. 对底本与校本互异，若难以判断是非或两义皆通者，则不改原文，而出校记并存，或酌情表示有倾向性意见；若属一般性虚词而无损文义者，或底本无误而显系校本讹误者，一般不予处理。若底本与校本虽同，但原文却有误者，予以勘正，并出校说明理由；若怀疑有误而不能肯定者，不改原文，只在校注中说明。

5. 对一些"已""己"不分、"日""曰"混用的字，均予以校正，不出校记。

由于水平所限，不足之处在所难免，还望专家不吝指正。

校注者

2019 年 5 月

张仲景为《伤寒杂病论》，合十六卷。今世但传《伤寒论》十卷，杂病未见其书，或于诸家方中载其一二矣。翰林学士王洙在馆阁日，于蠹简中得仲景《金匮玉函要略方》三卷。上则辨伤寒，中则论杂病，下则载其方，并疗妇人。乃录而传之士流，才数家耳。尝以对方证对者，施之于人，其效若神。然而或有证而无方，或有方而无证，救疾治病，其有未备。国家诏儒臣校正医书，臣奇先校正《伤寒论》，次校定《金匮玉函经》。今又校成此书，仍以逐方次于证候之下，使仓卒之际，便于检用也。又采散在诸家之方，附于逐篇之末，以广其法。以其伤寒文多节略，故断自杂病以下。终于饮食禁忌，凡二十五篇，除重复，合二百六十二方。程云仲景只二百二十九方。余俱附方。勒成上、中、下三卷，依旧名曰《金匮方论》。臣奇尝读《魏志·华佗传》云：出书一卷，曰此书可以活人。每观华佗凡所疗病，多尚奇怪，不合圣人之经。臣奇谓活人者，必仲景之书也。大哉炎农圣法，属我盛旦，恭惟主上、丕承大统，抚育元元，颁行方书，拯济疾苦，使和气盈溢而万物莫不尽和矣。

太子右赞善大夫臣高保衡
尚书都官员外郎臣孙奇 等传上
司封郎中充秘阁校理臣林亿

按，《魏志·华佗传》云：佗临死出一卷书，与狱吏曰"此可以活人"，吏畏法不受，佗亦不强，索火烧之，此佗书无传明矣。而张蕆《活人书·序》云，华佗指张长沙《伤寒论》为活人书。《襄阳府志》云：仲景著《伤寒论》十卷，行于世，华佗读而喜曰"此真活人书"。而丁德用注《难经》则云：《难经》历代传之一人，至魏华佗，乃烬其文于狱下。此则《难经》为烬余之文，此皆实无其事，不过藉佗，而神其书耳。

仲景金匮，录岐黄、素、难之方，近将千卷。患其混杂烦重，有求难得，故周流华裔九州之内，收合奇异，捃拾遗逸，拣选诸经筋髓，以为方论一编。其诸救疗暴病，使知其次第。凡此药石者，是诸仙之所造，服之将来，固无夭横，或治疗不早，或被师误，幸具详焉。此一篇。宋本。俞本。赵本。并载林亿等序后。

按，葛氏《肘后方·序》云："仲景、元化、刘戴、秘要、金匮、绿帙、黄素方，近将千卷。患其混杂烦重，有求难得，故周流华夏九州之中，收合奇异，捃拾遗逸，选而集之，使种类殊分，缓急易简，凡为百卷，名曰《玉函》。然非有力。不能尽写"云云。亦见《抱朴子》。兹所载文，与此颇同，但首尾异耳，徐本删之为是。

　　圣人设医道以济夭枉，俾天下万世，人尽天年，博施济众，仁不可加矣。其后继圣开学，造极精妙，著于时名于后者，和缓扁仓之外，亦不多见，信斯道之难明也与。汉长沙太守张仲景，以颖特之资，径造阃奥，于是采摭群书，作《伤寒卒病论》方，合十六卷。以淑后学，遵而用之，困苏废起，莫不应效若神，迹其功在天下，犹水火谷粟。然是其书可有而不可无者也。惜乎后之传者，止得十卷，而六卷则亡之。宋翰林学士王洙，偶得《杂病方》三卷于蠹简中，名曰《金匮方论》，即其书也。丰城之剑，不终埋没，何其幸耶！林亿等奉旨校正，并版行于世。今之传者复失三卷，岂非世无和氏，而至宝妄伦于荆石与！仆幼嗜医书，旁索群隐，乃获于盱之丘氏，遂得与前十卷，表里相资，学之者动免掣肘。呜呼！张茂先尝言，神物终当有合，是书也，安知不有所待，而合显于今也。故不敢祕，特勒诸梓，与四方共之。由是张氏之学不遗，轩岐之道昭著，林林总总，寿域同跻，岂曰小补之哉。后至元庚辰樵川玉佩邓珍敬序。

　　大明应天徐镕谨按：《文献通考》二百二十二卷中《金匮玉函经》八卷条下。晁氏曰：汉张仲景撰，晋王叔和集，设答问杂病形证脉理，参以疗治之方。仁宗朝王洙得于馆中，用之甚效，合二百六十二方。按：宋晁公武撰《郡斋读书志》，赵希弁作《附志》，此乃系《附志》所载陈振孙《书录解题》，作三卷，是。据此，并前林序云依旧名曰《金匮方论》，则王洙馆中所得名曰《金匮玉函要略方》，系五代时改名耳，所以《通考》只云《金匮玉函经》也，是《金匮玉函经》，元时已无矣。夫《金匮玉函经》八卷，东汉张仲景祖书名也。《金匮方论》三卷，《伤寒论》十卷，似西晋王叔和选集撰次后，俗传书名也。按：元、明之际，《玉函经》八卷，晦而不传。徐不及寓目，故有此说，不可从。若《金匮玉函要略方》，五代及宋，相沿书名也，今单名《金匮要略》，而去其"玉函"二字，愈远而愈失其真矣。又据晋皇甫谧《甲乙》云：仲景论广伊尹汤液，用之多验，王叔和撰次仲景选论甚精，指事施用，即今俗所分《伤寒论》《金匮要略》是也。孙真人《千金》云：江南诸师，秘仲景伤寒方法不传。是叔和选论，思邈亦未曾研也。惟文潞公《药准》云：仲景为群方之祖。朱奉议《活人书》云：古人治伤寒有法，治杂病有方，葛稚川作《肘后》，孙真人作《千金》，陶隐居作《集验》，玄晏先生作《甲乙》，其论伤寒治法者，长沙太守一人而已。华佗指张长沙《伤寒论》为"活人书"，昔人又以"金匮玉函"名之，其重于世如此。然其言雅，非精于经络，不能晓会。若孙思邈则未能详仲景之用心者，是宋时才分《伤寒论》《金匮要略》为二书也。成聊摄《明理论》云：自古诸方历岁浸远，难可考评，惟仲景之方，最为众方之祖。是以仲景本伊尹之法，伊尹本神农之经，医帙之中，特为枢要，参合法古，不越毫末，乃大圣之所作也。刘河间《原病式》云：自黄帝之后二千五百有余年，有《仲景方论》一十六卷，使后之学者有可根据，文亦玄奥，以致今之学者尚为难焉。故今人所习，皆近代方论而已，但究其末而不求其本。唯近世朱奉议多得其意，遂以本仲景之论，而兼诸书之说，作《活人书》，其言直，其类辩，使后学者易为寻检施行，故今之用者多矣。据河间十六卷之言，此时仲景书，尚未分伤寒、杂病为二门也，或《金匮玉函经》八卷，坊间分作十六卷，亦未可知。按：河间就仲景自序等而言之耳，金时必无为十六卷者焉。故东垣《内外伤辨感论》曰：易张先生云：仲景药为万世法，号群方之祖，治杂病若神，后之医者，宗《内经》法，学仲景心，可以为师矣。王海藏《此事难知》云：余读医书几十载矣，所仰慕者，仲景一书为尤，然读之未易洞达其趣，欲得一师指之，遍国中无有能知者。故于《医垒元戎》云：折中汤液，万世不易之法，当以仲景为祖。又云：《金匮玉函要略》《伤寒论》，皆张仲景祖神农、法伊尹、体箕子而作也。唐宋以来，如孙思邈、葛稚川、朱奉议、王朝奉辈，其余名医虽多，皆不出仲景书。又《汤液本草》于孙、葛、朱、王外，添王叔和、范汪、胡洽、钱仲阳、成无己、陈无择，云其议论方定，增减变易，千状万态，无有一毫不出于仲景者；洁古张元素，其子张璧，东垣李明之，皆祖张仲景汤液，惜乎世莫有能知者。又云：仲景广汤液为大法，晋宋以来号名医者，皆出于此。又按丹溪《局方发挥》或问曰：仲景治伤寒一百一十三方，治杂病《金匮要略》二十有三门，何也？答曰：仲景诸方，实万世医门之规矩准绳也，后之欲为方圆平直者，必于是而取则焉。曰：《要略》之方，果足用乎？曰：天地气化无穷，人身之病，亦变化无穷，仲景之书载道者也。医之良者，引例推类，可谓无穷之应用。借令略有加减修合，终难踰越矩度。又曰：圆机活法，《内经》具举，与经意合者，仲景书也。仲景因病以制方，《局方》制药以俟病，据数家说，是元末及我国朝初医家方分伤寒杂病为二家也。只因聊摄七十八岁撰成《明理论》，八十岁时注完《伤寒论》，未暇注《金匮论》，所以俗医分为二门，致今时众口一辞，诮仲景能治伤寒，而不能疗杂证也。冤哉！余素慨《金匮方论》与《伤寒论》睽离孤处，及《注解伤寒论》又《明理论》，乖散失群，已近五百年，因谋诸新安师古吴君，校寿一梓，成济暌而得会遇，庶业医音，弗致得此失彼，各自专门为粗陋，又冀华剑复合，昌镜再圆，天作之合云尔。

万历戊戌孟夏吉日匿迹市隐逸人谨识

金
匮
玉
函
要
略
综
概

　　案张仲景自序曰：作《伤寒杂病论》合十六卷，而梁《七录》《张仲景辨伤寒》十卷，新唐《艺文志》《伤寒卒病论》十卷，此乃今所传《伤寒论》所谓十六卷中之十卷，其六卷，则杂病论，即今《金匮要略》，其遗佚者。元·邓珍序中亦尝论之。考《千金方》。"江南诸师秘《仲景要方》不传"。隋·巢元方作《病源论》，其《伤寒门》中有《伤寒论》文，而不著仲景之名，盖据《小品》所引而收载乎。然于其《妇人三十六疾》，则云：仲景义最玄深，非愚浅能解。巢氏岂特寓目于《杂病论》，而未及《伤寒论》耶。孙思邈晚年，获仲景原本，收《翼方》第九卷、第十卷中，而他门并无引仲景者，孙氏岂特得研《伤寒论》，而未及见《杂病论》耶。后天宝中，至王焘撰《外台秘要》，载此书方药，而云出张仲景《伤寒论》，乃其不易旧目者，原书或仅存于台阁中，而王氏特得窥之耶。详见《伤寒综概》中。意者仲景之书，自晋经隋唐，或显或晦，或离或合，其传不一如此。盖唐时有合《伤寒杂病论》，改名《金匮玉函》以传之者，今《玉函经》，亦是系乎唐末人所号，即是《伤寒论》之异本，如其总例，则于晋及六朝经方中，而凑合所撰，疑出于道家者流也。后人因删略其要，约为三卷，更名曰《金匮玉函要略》欤。不尔，则其所以名要略之义，竟不可晓焉。况林亿序云，《伤寒》文多节略，《伤寒》乃有《伤寒全本》，故知其多节略，至《杂病》则虽无他本可考，以《伤寒》例之，则其节略旧文可复知也。林序又云：依旧名曰《金匮方论》。徐镕因谓王洙馆中所得，名曰《金匮玉函要略方论》，系五代时改名耳。然《周礼·疾医职》，贾公彦疏：张仲景《金匮》云：神农能尝百药，则炎帝者也。今《要略》无此文，岂系其所删略耶。以此知唐时已有《金匮》之目，必非五代时改名也。而隋及旧、新唐志中，无仲景《金匮玉函》，究其目之所由，《晋书·葛洪传》云：洪著《金匮药方》百卷。据《肘后方》及《抱朴子》，自云所撰百卷，名曰《玉函方》，则二者必是一书。葛洪又着《玉函煎方》五卷，见《隋志》。由是观之，《金匮玉函》，原是葛洪所命书，即唐人尊宗仲景者，遂取而为之标题，以珍秘不出之故，著录失其目欤。林亿《金匮玉函经》疏云：缘仲景有金匮录，故以"金匮玉函"名，取宝而藏之义也。按："仲景金匮"，他书无其目，唯宋本及俞桥本、赵开美本，林序后，有一小序云："仲景金匮录"云云，仅出于此，予每疑之，然宋本已载之，则此必唐末作《要略》者所撰，其文原于《肘后方·序》及《抱朴子》，味其旨趣，泛滥不经，亦是道流之笔耳。《汉志》有《堪舆金匮》十四卷，《高纪》如淳云：金匮，犹金縢也。师古曰：以金为匮，保慎之义。王子年《拾遗记》：周灵王时，浮提之国，献神通善书二人，佐老子撰《道德经》，写以玉牒，编以金绳，贮以玉函。《神仙传》：卫叔卿入太华山，谓其子度世曰：汝归，当取吾斋室西北隅，大柱下玉函，函中有神素书，取而按方合服之，一年可能乘云而行。《淮南·要略训》高诱注曰：鸿烈二十篇，略数其要，明其所指，序其微妙，论其大体也。命名之义，岂其出于此耶。皇甫谧云：仲景垂妙于定方。《晋书·本传》陶弘景云：惟仲景一部，最为众方之祖，又悉依《本草》，但其善诊脉明气候，以意消息之尔。出《本草序例》。二氏距仲景未远，其言如此。然而《要略》中方论，尽有不合绳墨者，故今人或云某论非仲景之旧，或云某方非仲景之真，肆意删改，以为复古，程林辈亦已论之。此误也。巢氏《病源》引《小品》云：华佗之精微，方类单省，而仲景经有侯氏黑散、紫石英方，皆数种相出入节度。陈延之以晋初人，其言亦如是。此他至篇末宋人附方，《千金》《外台》中，引仲景者颇多，岂知今之致疑者，尽非仲景之本论原方乎？此宜存而不议焉。近代清·姚际恒著《古今伪书考》云：《金匮玉函经》又名《金匮要略》，称汉·张仲景撰，晋·王叔和集。按：此非仲景撰，乃后人伪托者，盖概论也。历览史志，《伤寒论》《玉函经》及《要略》之外，仲景书目，犹载数部。《黄素方》二十五卷、《伤寒身验方》一卷、《评病要方》二卷，以上出《七录》；《疗妇人方》二卷，出《隋志》；陈自明《妇人良方》云：男子妇人伤寒，仲景治法，别无异议，比见民间，有《妇人伤寒》方书，称仲景所撰而王叔和为之序，以法考之，间有可取，疑非古方，特假圣人之名，以信其说于天下也。《张仲景方》卷十五，《太平御览》引《张仲景方序论》，载仲景及张伯祖卫沈事。见《隋志》及旧、新《唐志》；《脉经》《五脏荣卫论》《五脏论》《疗黄经》《口齿论》，各一卷，出《宋志》。凡十部，五十卷，今无一存，实可惜矣。宽政甲寅春正月晦书于日光山中永观精舍，丹波元简（廉夫）撰。

余向者撰《伤寒论辑义》，而又辑《金匮方论》之义，属草于文化丙寅九月十日，呵冻挥汗，未竟一期，至今年八月六日而讫，如《综概》一篇，乃十余年前所著，今略加改窜，以揭卷首。所校诸本，曰宋本不载《杂疗》

以下、曰徐镕本收于《医统正脉》中、曰俞桥本、曰赵开美本也。采辑注家：徐者，彬也《论注》；程者，林也《直解》；沈者，明宗也《编注》；魏者，荔彤也《本义》；尤者，怡也《心典》；鉴者，《医宗金鉴》也。程云：明初有赵以德注，嗣后有胡引年注，方论讹舛甚多。此间二家，并无传。其体例，一如《伤寒辑义》，因不别作序及凡例，唯恐考据未确，舛漏犹多，不敢示之大方，聊以授儿辈云。

栎荫拙者元简识
男元胤　元坚　对读

目　　录

卷 四

卷 五

卷 六

卷 一

脏腑经络先后病脉证第一

论十三首　脉证三条

问曰：上工治未病，何也？师曰：夫治未病者，见肝之病，知肝传脾，当先实脾，四季脾旺不受邪，即勿补之；中工不晓相传，见肝之病，不解实脾，惟治肝也。夫肝之病，补用酸，助用焦苦，益用甘味之药调之。酸入肝，焦苦入心，甘入脾，脾能伤肾，肾气微弱，则水不行；水不行，则心火气盛；则伤肺，肺被伤，则金气不行；金气不行，则肝气盛，则肝自愈。此治肝补脾之要妙也。肝虚则用此法，实则不在用之。经曰："虚虚实实，补不足，损有余。"是其义也，余脏准此。赵本，"心火气盛"下，更有"心火气盛"四字；"肝气盛"下，有"故实脾"三字，并是。

〔程〕治未病者，谓治未病之脏腑，非治未病之人也。愚谓见肝补脾则可，若谓补脾则伤肾，肾可伤乎？火盛则伤肺，肺可伤乎？然则肝病虽愈，又当准此法，以治肺治肾，五脏似无宁日也。伤字当作制字看，制之，则五脏和平，而诸病不作矣。

〔尤〕按《素问》云：邪气之客于身也，以胜相加，肝应木而胜脾土，以是知肝病当传脾也。实脾者，助令气旺使不受邪，所谓治未病也。设不知而徒治其肝，则肝病未已，脾病复起，岂上工之事哉。肝之病，补用酸者，肝不足则益之以其本味也，与《内经》以辛补之之说不同。然肝以阴脏而含生气，以辛补者，所以助其用；补用酸者，所以益其体。言虽异，而理各当也。助用苦焦者，《千金》所谓心旺则气感于肝也。益用甘味之药调之者，越人所谓损其肝者，缓其中也。酸入肝以下十五句，疑非仲景原文，类后人谬添注脚，编书者误收之也。盖仲景治肝补脾之要，在脾实而不受肝邪，非补脾以伤肾，纵火以刑金之谓，果尔，则是所全者少，而所伤者反多也。且脾得补而肺将自旺，肾受伤必虚及其子，何制金强木之有哉？细按语意，见肝之病以下九句，是答上工治未病之辞，补用酸三句，乃别出肝虚正治之法，观下文云肝虚则用此法，实则不在用之，可以见矣，盖脏腑惟虚者受之，而实者不受，脏邪惟实则能传，而虚则不传，故治肝实者，先实脾土，以杜滋蔓之祸，治肝虚者，直补本宫，以防外侮之端，此仲景虚实并举之要旨也。后人不察肝病缓中之理，谬执甘先入脾之语，遂略酸与焦苦，而独于甘味，曲穷其说，以为是即治肝补脾之要妙。昔贤云：诐辞知其所蔽，此之谓耶。

〔鉴〕中工不晓虚实，虚者泻之，是为虚虚；实者补之，是为实实，非其义也。上工知其虚实，补其不足，损其有余，是其义也。

按：《七十七难》曰："经言上工治未病，中工治已病者，何谓也？然，所谓治未病者，见肝之病，则知肝当传之与脾，故先实其脾气，无令得受肝之邪，故曰治未病焉。"云云。《八十一难》曰："经言无实实虚虚，损不足而益有余。"并本条之义也。"伤肾"，《三因》引本经作"制肾"，程注盖本于此。"肝虚"，《三因》作"虚肝"。今据尤注，以十五句为注脚，则文义相接，旨趣明晰，不必作虚肝也。

夫人禀五常，因风气而生长，风气虽能生万物，亦能害万物，如水能浮舟，亦能覆舟。若五脏元真通畅，人即安和。客气邪风，中人多死。千般疢难，不越三条：一者，经络受邪，入脏腑，为内所因也；二者，四肢九窍，血脉相传，壅塞不通，为外皮肤所中也；三者，房室金刃，虫兽所伤。以此详之，病由都尽。若人能养慎，不令邪风干忤经络；适中经络，未流传腑脏，即医治之。四肢才觉重滞，即导引、吐纳、针灸、膏摩，勿令九窍闭塞；更能无犯王法、禽兽灾伤，房室勿令竭乏，服食节其冷、热、苦、酸、辛、甘，不遗形体有衰，病则无由入其腠理。腠者，是三焦通会元真之处，为血气所注；理者，是皮肤脏腑之文理也。"禀"，徐彬本、沈本、《金鉴》，作"秉"。"才"，赵本作"纔"。

〔沈〕此条是书中大旨，通部之纲领，前人误编次章，兹冠于首以正头绪，不致纷纭也。五常者，五行也，夫人秉五常，即秉天地五行阴阳之常气。气，即风也，然风即东方甲乙，生发之气为四时六气之首，而天气化生，长养万物，必随八风动荡之机而发，发则寒暑燥湿火，相随应时而化，人感此气而成。谓因风气而生长，然风有邪正；正风者，即温和之风，生育万物也；邪风者，乃飘飘之风，肃杀万物。故以风气虽能生万物，亦能害万物，如水能浮舟，亦能覆舟之譬。五脏元真通畅，人即安和者，谓人之内气不虚，则不受邪而为病也。若天气寒时而反热，热时而反寒，为客气邪风，中人多死，乃谓冲方来者，伤人之风也。凡人身之病不出表里阴阳，内因、外因、不内外之三因，故曰：千般疢难，不越三条：一者，经络受邪入脏腑，为内所因，即大邪中表，感冒风寒，传经入里，乃经络受邪之病也；二者，邪从四肢九窍，入于血脉，肌肉筋骨，壅塞不通，即拘挛、瘫痪、风痹之类，为外皮肤所中，是躯壳，井荥俞合募原，受邪为病也；三者不从六淫，而因房室、虫兽所伤，为不内外因，即自作劳伤之病也。《灵枢》曰：虚邪不能独伤人，必因身形之虚，而后客之，故得三焦之气，统领气血津液，充溢脏腑腠理，则邪不能入，所谓病则无由入其腠理。然三焦之气，充溢躯壳脏腑，肌肉皮肤，相合罅隙之路为腠，故为三焦通会元真之处，为血气所注。而精津血液，溉灌滋渗，脏腑筋骨，肌肉皮肤，出入之窍为理，故为皮肤脏腑之文理，总皆赖三焦之气，充溢脏腑，津液实之，则腠理密，而不受邪为病也。

〔尤〕按，陈无择《三因方》，以六淫邪气所触为外因，五脏情志所感为内因，饮食、房室、跌仆、金刃所伤，为不内外因。盖仲景之论，以客气邪风为主，故不从内伤外感为内外，而以经络脏腑为内外。无择合天人表里立论，故以病从外来者为外因，从内生者为内因，其不从邪气情志所生者，为不内外因，亦最明晰，虽与仲景并传可也。

〔程〕腠理一作膲理，三焦出气，以温肌肉，元真之所凑会，血气之所灌渗也。理者，有粗理，有小理，有密理，有分理，有肉理，此皮肤之理也；腑之环廻周叠，脏之浓薄结直，此脏腑之理也。

按：文子曰：人者，天地之心，五行之端。是以禀天地五行之气而生。荀子曰：水所以载舟，亦所以覆舟。疢，疹同，疾也。陶弘景《肘后百一方》，以内疾、外发、他犯三者，分为上、中、下三卷，盖本于此条，而义少异。无择则根据陶氏，所以与本条之旨不同。忤，逆也，戾也。《一切经音义》云：凡人自摩自捏，伸缩手足，除劳去烦，名为导引。若使别人握搦身体，或摩或捏，即名按摩也。《庄子·刻意》曰：吹呵呼吸，吐故纳新，熊经鸟伸，为寿而已。《道书》：口吐浊气曰吐故，鼻纳清气曰纳新，此所谓内丹、外丹也。膏摩，即摩膏之谓。《玉函经·总例》云：汤散丸药，针灸膏摩，一如其法。《金鉴》，以为按摩，误。

问云：病人有气色见于面部，愿闻其说。师曰：鼻头色青，腹中痛，苦冷者死。〔原注〕一云腹中冷，若痛者死。**鼻头色微黑者，有水气；色黄者，胸上有寒；色白者，亡血也，设微赤非时者死；其目正圆者痉，不治。又色青为痛，色黑为劳，色赤为风，色黄者便难，色鲜明者有留饮。**

〔徐〕此段乃医家之望法也。

〔鉴〕色者，青赤黄白黑也。气者，五色之光华也。

〔程〕《内经》曰：精明五色者，气之华也。故五色微胗[1]，可以目察。鼻者，明堂也。明堂润泽以清，则无病。

〔尤〕鼻头，脾之部；青，肝之色；腹中痛者，土受木贼也；冷则阳亡，而寒水助邪，故死。肾者主水，黑，水之色，脾负而肾气胜之，故有水气。色黄者，面黄也，其病在脾，脾病则生饮，故胸上有寒。寒，寒饮也。色白亦面白也，亡血者不华于色，故白；血亡则阳不可更越，设微赤而非火令之时，其为虚阳上泛无疑，故死。目正圆者阴之绝也，痉为风强病，阴绝阳强，故不治。痛则血凝泣而不流，故色青。劳则伤肾，故色黑。经云：肾虚者，面如漆柴也。风为阳邪，故色赤。脾病则不运，故便难。色鲜明者有留饮。经云：水病人，目下有卧蚕，面目鲜泽也。

〔徐〕目为五脏精华之所聚，神气之所生，正圆则目睛不转，而至于痉。是阴绝。产妇多痉。亦主阴也。今之正圆，阴绝无疑。故曰不治。

按：《灵·五色篇》曰：青黑为痛，黄赤为风。余当参考。

师曰：病人语声寂然，喜惊呼者骨节间病；语声喑喑然不彻者，心膈间病；语声啾啾然细而长者，头中病。〔原注〕一作痛。

〔徐〕此段乃医家闻法也。语声寂寂然喜惊呼者，骨节间病，谓静嘿属阴，而厥阴肝木，在志为惊，在声为呼。令寂寂而喜惊呼，知属厥阴，深入骨节间矣。语声喑喑然不彻者，心膈间病，谓声虽有五脏之分，皆振响于肺金，故亮而不哑。今喑喑然不彻，是胸中大气不转，壅塞金气，故不能如空谷之音，所以知病在胸中膈间。经谓中盛脏满，气胜伤恐者，声如从室中

---

① 胗：音zhēn，同"诊"。察看；诊察。

言，是中气之湿也，其即此欤！语声啾啾然细而长者，头中病，谓头中有病，则唯恐音气之上攻，故抑小其语声，而引长发细耳。

〔魏〕此亦约举其一二以该之，示人引伸触类之义也。

《医灯续焰》云：欲言复寂，忽又惊呼，非深入骨节之病，不如此也。况骨节中属大筋，筋为肝合，骨乃胆主，惊呼亦出于肝胆故耳。喑喑，低渺之声，听不明彻，必心膈间有所阻碍。啾啾，细长之声，头中有湿，混其清阳，故发声如此也。

按：《金鉴》云："头"字当是"腹"字。语声啾啾然细长者，谓唧唧哝哝小而悠长也，因不敢使气急促动中，故知腹中病也。腹中有病而有气急促动中者，此说未为得矣。

师曰：息摇肩者，心中坚；息引胸中上气者，咳；息张口短气者，肺痿唾沫。

〔魏〕又就气息示之。息摇肩，息而肩动也，心中坚，邪气坚痞于心中，格阻其正气之升降，故息而肩摇也。而邪实正虚，犹当加意也。息引胸中上气者咳，咳则气乱而逆，故息引胸中，其气逆上，此咳家之息。而虚实之邪，又当别为谛审矣。息张口短气者，肺脏津枯气耗之可验者也，故知为肺痿而兼有唾沫之外证可征信焉。盖必津枯气耗，而后口干沫黏，反欲多唾，唾又无津而但沫也，此肺病之洞然者也。

〔鉴〕摇肩，谓抬肩也。心中坚，谓胸中壅满也。呼吸引胸中之气上逆，喉中作痒梗气者，咳病也。呼吸张口，不能续，自似喘而不抬肩者，短气病也。咳时唾痰，嗽也。若咳唾涎沫不已，非咳病也，乃肺痿也。

师曰：吸而微数，其病在中焦，实也，当下之即愈，虚者不治。在上焦者，其吸促；在下焦者，其吸远，此皆难治。呼吸动摇振振者，不治。

〔尤〕息兼呼吸而言，吸则专言入气也。中焦实则气之入者，不得下行，故吸微数，数犹促也，下之则实去气通而愈；若不系实而系虚，则为无根失守之气，顷将自散，故曰不治。或云：中焦实而元气虚者，既不任受攻下，而又不能自和，故不治，亦通。其实在上焦者，气不得入而辄还，则吸促，促犹短也；实在下焦者，气欲归而不骤及，则吸远，远犹长也。上下二病，并关脏气，非若中焦之实，可从下而去者，故曰难治。

〔魏〕至于呼吸之间，周身筋脉动摇振振然，是阳已脱而气已散矣，又何以为治，故言不治也。

上俱就气息，以决人之生死，人之生死原乎气，就此决之，诚一定而无舛者矣。

按：《金鉴》云：吸促之"促"字，当是"远"字；吸远之"远"字，当是"促"字。方合病义，必传写之讹。此说于义相畔，不可从。

师曰：寸口脉动者，因其旺时而动，假令肝旺色青，四时各随其色。肝色青，而反色白，非其时色脉，皆当病。

〔鉴〕寸口者，统言左右三部脉也。脉动法乎四时，命乎五脏，然必因其旺时而动，则为平脉也。假令肝旺于春，随其时，色当青，脉当弦，此不病之色脉也。若色反白，脉反浮，此非其时，乃病之色脉也。四时准此。

〔徐〕谓鼓而有力为动。

问曰：有未至而至，有至而不至，有至而不去，有至而大过，何谓也？师曰：冬至之后，甲子夜半少阳起，少阳之时，阳始生，天得温和。以未得甲子，天因温和，此为未至而至也；以得甲子，而天未温和，为至而不至也；以得甲子，而天大寒不解，此为至而不去也；以得甲子，而天温如盛夏五六月时，此为至而太过也。

〔尤〕上之"至"谓时至，下之"至"谓气至，盖时有常数而不移，气无定刻而或迁也。冬至之后甲子，谓冬至后六十日也。盖古造历者，以十一月甲子朔夜半冬至，为历元。依此推之，则冬至后六十日，当复得甲子，而气盈朔虚，每岁递迁，于是至日不必皆值甲子。当以冬至后六十日花甲一周，正当雨水之候为正。雨水者，冰雪解散而为雨水，天气温和之始也。云少阳起者，阳方起而出地，阳始生者，阳始盛而生物，非冬至一阳初生之谓也，窃尝论之矣。夏至一阴生，而后有小暑、大暑；冬至一阳生，而后有小寒、大寒，非阴生而反热，阳生而反寒也。天地之道，否不极则不泰；阴阳之气，剥不极则不复。夏至六阴尽于地上，而后一阴生于地下，是阴生之时，正阳极之时也；冬至六阳尽于地上，而后一阳生于地下，是阳生之时，正阴极之时也。阳极而大热，阴极而大寒，自然之道也。则所谓阳始生天得温和者，不得与冬至阳生同论也审矣。至未得甲子，而天大寒不解，或如盛夏五六月时，则气之有盈有缩，为候之或后或先，而人在气交之中者，往往因之而病，惟至人为能与时消息而无忤耳。

按： "冬至之后，得甲子少阳旺"云云，本见于《七难》，而易通卦验，演而论之，文繁不录。

师曰：病人脉浮者在前，其病在表；浮者在后，其病在里，腰痛背强，不能行，必短气而极也。

〔**徐**〕以前后分浮脉之阴阳而定表里，此仲景创论也。

〔**沈**〕此以关脉前后分表里，而辨内伤外感也。前者，关前寸口脉也，寸口属阳主表，而浮者在前，邪在于表，即风中于前之外感也；后者，关后尺脉也，尺脉属阴主里，而浮者在后，为病在里，即内伤精血之病也。两尺主肾，其脉贯脊，阴虚阳盛，则见脉浮，精血虚而受邪，痹着不行，不能上贯于脊，腰痛背强不能行，精虚不能摄气归源，气反上逆，故短气而急也。

按：《十四难》：前大后小，即头痛、目眩；前小后大，即胸满、短气。张世贤注云：前者谓寸，后者谓尺。正与本条之义合矣。扬雄《方言》：极，疲也。沈训急，未知何据。

问曰：经云厥阳独行，何谓也？师曰：此为有阳无阴，故称厥阳。

〔**程**〕厥阳，即阳厥也。以其人秋冬夺于所用，有阳无阴。《内经》谓肾气日衰，阳气独胜，故手足为之热，此厥阳独行之义也。

按： "经云"，今《内经》《难经》无所考。

问曰：寸脉沉大而滑，沉则为实，滑则为气，实气相搏，血气入脏即死，入腑即愈，此为卒厥，何谓也？师曰：唇口青，身冷，为入脏，即死；如身和汗自出，为入腑，即愈。

〔**尤**〕实谓血实，气谓气实，实气相抟者，血与气并而俱实也。五脏者，藏而不泻，血气入之，卒不得还，神去机息，则唇青身冷而死；六腑者，传而不藏，血气入之，乍满乍泻，气还血行，则身和汗出而愈。经云：血之与气，并走于上，则为大厥，厥则暴死。气复反则生，不反则死是也。按：出《素调经论》。

〔**沈**〕邪气入脏，神明昏愦，卒倒无知，谓之卒厥。

按： 寸脉，通三部而言。血气，程本作厥气。《金鉴》云："寸脉沉大而滑，沉则为实，滑则为气，实气相抟之"十八字，文理不顺，衍文也。血气之"血"字，当是"厥"字，始与卒厥相合，必传写之讹也。并似有理，然据尤注，义不相乖，姑从之。

问曰：脉脱入脏即死，入腑即愈，何谓也？师曰：非为一病，百病皆然。譬如浸淫疮，从口起流向四肢者，可治；从四肢流来入口者，不可治。病在外者可治，入里者即死。

〔尤〕脉脱者，邪气乍加，正气被遏，经隧不通，脉绝似脱，非真脱也，盖暴厥之属。经曰：趺阳脉不出，脾不上下，身冷肤硬。又曰：少阴脉不至，肾气微，少精血，为尸厥，即脉脱之谓也。厥病入脏者，深而难出，气竭不复，则死；入腑者，浅而易通，气行汗出即愈。浸淫疮，疮之浸淫不已，《外台》所谓转广有汁，流绕周身者也。从口流向四肢者，病自内而之外，故可治；从四肢流来入口者，病自外而之里，故不可治。李玮西云：病在外二句，概指诸病而言，即上文"百病皆然"之意。"入里者死"，如痹气入腹，脚气冲心之类。

〔鉴〕赵良曰：脱者去也，经脉乃脏腑之隧道，为邪气所逼，故绝气脱去其脉而入于内。

问曰：阳病十八，何谓也？师曰：头痛，项、腰、脊、臂、脚掣痛。阴病十八，何谓也？师曰：咳、上气喘、哕、咽、肠鸣、胀满、心痛、拘急。五脏病各有十八，合为九十病。人又有六微，微有十八病，合为一百八病，五劳、七伤、六极、妇人三十六病，不在其中。清邪居上，浊邪居下，大邪中表，小邪中里，槃饪之邪，从口入者，宿食也。五邪中人，各有法度，风中于前，寒中于暮，湿伤于下，雾伤于上，风令脉浮，寒令脉急，雾伤皮腠，湿流关节，食伤脾胃，极寒伤经，极热伤络。"槃饪"，赵本作"槃饪"，是；徐作"槃饨"，沈作"槃饪"，非。

〔程〕阳病属表而在经络，故一头痛、二项、三腰、四脊、五臂、六脚掣痛，此病在三阳，三六一十八病；阴病属里而在脏腑，故一咳、二上气喘、三哕、四咽、五肠鸣胀满、六心痛拘急，此病在三阴，三六一十八病，合为九十病也。

〔沈〕六微者，小邪中里，邪袭六腑。

〔鉴〕此章曰十八、曰九十等文，乃古医书之文，今不可考，难以强释。五劳七伤等说，亦详在《千金》，故不复注也。头痛，项、腰、脊、臂、脚掣痛，病皆在外，故为阳病也；咳、上气、喘、哕、咽、肠鸣、胀满、心痛、拘急，病皆在内，故为阴病也；清邪居上，谓雾邪本乎天也；浊邪居下，谓湿邪本乎地也。六淫天邪，故名大邪，六淫伤外，故曰中表也；七情人邪，故名小邪，七情伤内，故曰中里也。䅽饪者，饮食也。饮食之邪，从口而入，食伤隔夜不化，故名曰宿食也。五邪，谓风、寒、湿、雾、饮食也。夫五邪之中人，莫不各以类而从。前者早也，风中于早，从阳类也。寒中于暮，从阴类也。雾邪清轻，故伤皮肤。湿邪浊重，故流关节。饮食失节，故伤脾胃。

〔尤〕经脉阴而伤于寒，络脉阳而伤于热，合而言之，无非阳邪亲上，阴邪亲下，热气归阳，寒气归阴之理。

按：十八病、九十病，《金鉴》不释为是。六微亦未详何义。程云：见《千金》，未有所考。咽，沈以为咽痛，恐非。《广韵》，咽一结切，音噎，哽咽也。盖咽中哽塞之谓。䅽，赵本释音，䅽音谷，即谷也。按：此古文异构，详见于方氏《通雅》。饪，熟食也。《金鉴》欲改作馨，且以极寒为饮食之寒热，并不可从。唐大烈《吴医汇讲》以馨饪解之，亦非也。

尤云：大邪漫风，虽大而力散，故中于表；小邪户牖隙风，虽小而气锐，故中于里。程云：风寒即大邪，故从表入；䅽饪，即小邪，故从口入，即后食伤脾胃也。二说亦通。

问曰：病有急当救里救表者，何谓也？师曰：病医下之，续得下利，清谷不止，身体疼痛者，急当救里，后身体疼痛，清便自调者，急当救表也。

〔沈〕此病分表里，治有先后也。问急当救里救表者，乃病在表，而医反下之，诛伐无过，致伤脾胃之气，所以下利清谷不止，然虽身疼表证未解，当救误下之逆为急，不可姑虑表邪，以致内伤下脱，必俟元阳恢复，清便自调之后，急当救表。然表当急救何也？盖恐内阳初复未充，外邪陷入，又变结胸痞满耳。详见《伤寒论辑义·太阳中篇》。

夫病痼疾加以卒病，当先治其卒病，后乃治其痼疾也。

〔鉴〕赵良曰：痼疾，病已沉痼，非旦夕可取效者；卒病，谓卒然而来新感之病，可取效于旦夕者，乘其所入未深，急去其邪，不便稽留而为患也。且痼疾之人，正气素虚，邪尤易传，设多瞻顾，致令两邪相合，为患不浅，故仲景立言于此，使后学者，知所先后也。

师曰：五脏病各有得者愈，五脏病各有所恶，各随其所不喜者为病。病者素不应食，而反暴思之，必发热也。

〔程〕《内经》曰：肝色青，宜食甘；心色赤，宜食酸；肺色白，宜食苦；脾色黄，宜食咸；肾色黑，宜食辛，此五脏得饮食而愈者。肝病愈于丙丁，起于甲乙；心病愈于戊己，起于丙丁；脾病愈于庚辛，起于戊己；肺病愈于壬癸，起于庚辛；肾病愈于甲乙，起于壬癸，此五脏自得其位而愈者。五脏所恶，心恶热，肺恶寒，肝恶风，脾恶湿，肾恶燥，各随其所恶而不喜者为病也。若病人素不食，而暴食之，则食入于阴，长气于阳，必发热也。"暴思之"，娄全善作"暴食之"，为是。

按：病者素不应食以下，必是别条，沈、尤辈接上为义，未免强解。《瘥后劳复病篇》曰：病人脉已解，而日暮微烦，以病新瘥，人强与谷，脾胃气尚弱，不能消谷，故令微烦，损谷则愈。正与此条相发。

夫诸病在脏欲攻之，当随其所得而攻之，如渴者，与猪苓汤。余皆仿此。

〔尤〕无形之邪，入结于脏，必有所据，水、血、痰、食，皆邪薮也。如渴者，水与热得，而热结在水，故与猪苓汤利其水，而热亦除；若有食者，食与热得，而热结在食，则宜承气汤下其食，而热亦去；若无所得，则无形之邪，岂攻法所能去哉。猪苓汤方见后消渴证中。

〔鉴〕如渴者之下，当有"小便不利"四字，必传写之遗也。脏者里也。

湿病脉证第二

论一首　脉证十二条　方十一首

太阳病，发热无汗，反恶寒者，名曰刚痉。〔原注〕一作痓，余同。○沈、柯、魏，并作"痉"，是。《玉函》《千金翼》"反"上有"而"字。

〔徐〕此条与下条，即《伤寒论》辨寒伤荣、风伤卫法也，取以为痉病刚柔之别，省文也。盖痓即痉，强直之谓也。痉病必有背项强直等的证，故曰痉，即省文不言。但治痉病，刚柔之辨，最为吃紧，故特首拈无汗、反恶寒为刚，有汗、不恶寒为柔，以示辨证之要领耳。

〔程〕痉病者，以太阳病发汗太多，荣血已亡，风寒易中，故筋脉劲急，作刚、柔二痉也，寒邪内入于荣，郁于肌肤则发热，凝其血脉则无汗。无汗为表实，不应恶寒，今反恶寒者，以寒邪严厉，从卫入荣，卫亦因之而不阖，故反恶寒也，其痉故名曰刚。

按： 成无己曰：痓当作痉，传写之误也。痉，恶也，非强也。今考"痓"，恶也，见张揖《广雅》，而《说文》痉，强急也。成说为是。《圣济总录》云：痉，又谓之痓者，痓痉一类，古人特以强直名之。郭白云云：痉是病名，痓是病证。杨氏《直指方》、李氏《永类钤方》，遂立痉痓门，皆不考耳。《金鉴》云：反恶寒之"反"字，衍文也。玩痉病之条，自知当恶寒也。今考《甲乙经》，引本条文，无"反"字，则知《金鉴》之说，有所据也。然钱氏《溯源集》云：发热无汗，本应恶寒，而曰反恶寒者，不当恶之词也，然而非也，以时头热面赤，目脉皆赤之见证，似乎热甚，而仍身热足寒，头项强急而恶寒，故曰反也。反者，甚之词。依此解，则反字不必删而义自通。庞安时，作反不恶寒，亦不可从。

太阳病，发热汗出，而不恶寒，名曰柔痉。

〔程〕风伤于卫，则发热，开其腠理则汗出，汗出当恶寒，今不恶寒者，以风为阳邪，木性曲直和软，虽汗出，亦不恶寒，其痉故名曰"柔"。

按： 程刚、柔之解，误。徐则为柔软之义。痉病以强急得名，岂有柔软者乎？其说尤非。《金鉴》云：太阳病发热、无汗、恶寒为实邪。名曰刚痉者，强而有力也，发热汗出、不恶寒为虚邪，名曰柔痉者，强而无力也。此注近是。然以有力、无力分刚柔者，未为得矣。盖刚柔乃阴阳之义，阴阳乃虚实之谓。表实故称以刚，表虚故称以柔。《神巧万全方》云：太阳病发热、不恶寒、无汗，为阳痉；发热、不恶寒、汗出，为阴痉。又《活人书》云：刚痉属阳痉，柔痉属阴痉。《活人续集解惑论》云：合面而卧为阴痉，仰目者为阳痉。其义可见耳。

太阳病，发热，脉沉而细者，名曰痉，为难治。《伤寒论》《玉函经》《脉经》，并无"为难治"三字。

〔徐〕古人以强直为痉，外证与伤寒相似，但其脉沉细，而项背反张，强硬如发痫状为异耳。如前二条既以无汗有汗分刚柔为辨，此复以脉沉细为辨。

《溯源集》云：邪在太阳，若中风之脉，则当浮缓，伤寒之脉，则当浮紧。此则同是太阳发热之表症，而其脉与中风伤寒特异，反见沉细者，因邪不独在太阳之表也，则表里皆有风寒邪气，浸淫于皮肤筋骨、脏腑经络之间，非若中风伤寒之邪，先表后里，以次传变之可比，乃邪之甚而病之至者，乃难治危恶之证也。所以《金匮》此条之下，有"为难治"三字。

太阳病，发汗太多，因致痉。

〔鉴〕太阳病当发汗，若发汗太过，腠理大开，表气不固，邪气乘虚而入。因成痉者，乃内虚所召入也，宜以桂枝加附子汤主之，固表温经也。由此推之，凡病出汗过多，新产、金疮破伤出血过多，而变生此证者，皆其类也。

《溯源集》云：《生气通天论》云，阳气者，精则养神，柔则养筋，阳气衰微，不能嘘养其筋骨，故筋脉劲急而成痉。所以《太阳篇》云：太阳病，医发汗，遂漏不止，四肢拘急，难以屈伸者，桂枝加附子汤主之。痉之见症，虽又甚焉，亦理之相似者也。

张氏《医通》云：真武汤。

夫风病下之则痉，复发汗，必拘急。

〔程〕风伤于卫，若下之，虚其阴血，风乘其虚而陷于荣血之中，血不荣筋，因作痉。四肢为诸阳之本，复发汗以虚其阳，必令四肢拘急。

张氏《医通》云：附子汤。

疮家虽身疼痛，不可发汗，汗出则痉。

〔鉴〕疮家初起，毒热未成，法当汗散，已经溃后，血气被伤，虽有身痛表证，亦不可发汗，恐汗出血液愈竭，筋失所养，因而成痉。或邪风乘之，亦令痉也。

〔徐〕产后多致痉，阴虚液脱之故。产后误汗下而致，或亦有之，故仲景不另出方，听人消息。

张氏《医通》云：芍药甘草附子汤。

《巢源·金疮中风痉候》云：夫金疮痉者，此由血脉虚竭，饮食未复，

金匮玉函要略辑义

未盈月日，荣卫伤穿，风气得入五脏受寒则痉。其状，口急背直，摇头马鸣，腰为反折，须臾大发，气息如绝，汗出如雨。不及时救者，皆死。凡金疮卒无汗者，中风也；边自出黄汁者，中水也。并欲作痉，急治之。又《腕折中风痉候》云：夫腕折伤皮肉，作疮者，慎不可当风及自扇，若风入疮内，犯诸经络，所致痉。痉者，脊背强直，口噤不能言也。按：此后世所谓"破伤风"也；其"中水"者，谓之"破伤湿"。见《三因方》《巢源》，又有《产后中风痉候》。附载于《妇人产后病》。

病者身热足寒，颈项强急，恶寒，时头热，面赤目赤，独头动摇，卒口噤，背反张者，痉病也。若发其汗者，寒湿相得，其表益虚，即恶寒甚；发其汗已，其脉如蛇。〔原注〕一云，其脉浛浛。○《伤寒论》作"目脉赤，独头面摇"，无"若发其汗"以下二十五字；"痉病也"作"为痉也"。《玉函》《脉经》无"若发其汗"以下十七字。《脉经》作"痉病发其汗已，其脉浛浛如蛇"。"相得"，程、徐作"相搏"。"浛浛"，赵本作"沧沧"。

〔鉴〕诸家以刚、柔二痉，列为首条，今以此为第一条者，盖刚、柔之辨，俱从此条分出。痉病之最备者，宜冠诸首。

〔程〕身热头热，邪在太阳也；面赤目赤，足阳明之正系目系。邪在阳明也。颈属阳明，项属太阳，邪在二经，则颈项强急恶寒也。阳明之脉挟口，故卒口噤；太阳之脉，循背上头，故头独摇，背反张也。此其人必汗下、亡血之后，正气已虚而邪气但胜于上，其足则寒，此痉病之证具见也。

〔鉴〕李𢔩曰：手三阳之筋，结入于颔颊，足阳明之筋，上挟于口。风寒乘虚，入其筋则挛，故牙关急而口禁。

〔尤〕寒湿相得者，汗液之湿，与外寒之气，相得不解，而表气以汗而益虚，寒气得湿而转增，则恶寒甚也。

〔沈〕其脉坚劲，动犹如蛇，乃臂挣纽奔迫之状。

《溯源集》云：上文有脉无证，此条有证无脉，合而观之，痉病之脉证备矣，身热者，风寒在表也；足寒者，阴邪在下也；颈项强急、背反张者，太阳之经脉四行，自巅下项、夹背脊而行于两旁，寒邪在经，诸寒收引，其性劲急，邪发则筋脉抽掣，故颈项强急、背如角弓之反张，所谓筋所生病也。恶寒者，寒邪在表，则当恶寒，在下焦而阳气虚衰，亦所当恶也。时头热面赤、目脉赤者，头为诸阳之会，阳邪独盛于上，所以足寒于下也。时者，时或热炎于上，而作止有时也。头面为诸阳之所聚，乃元首也，不宜动

卷
一

摇，因风火扇动于上，故独头面动摇，卒然口噤而不言也。

按：《金鉴》云："若发其汗"六句，与上文义不属，与后之"为欲解，脉如故，反伏弦者痉"句，文义相属；宜分于彼，然今考此六句，其意不明晰，疑是他篇错简，《伤寒论》亦无之，宜删。

暴腹胀大者，为欲解；脉如故，反伏弦者，痉。沈本，"脉"上有"其"字。"伏"，《玉函》《脉经》作"复"。

〔程〕暴腹胀大为欲解，于理不顺。脉伏弦，即后条伏坚之意。

〔鉴〕"暴腹胀大者"句，衍文也，当删之。

夫痉脉，按之紧如弦，直上下行。〔原注〕一作筑筑而弦，《脉经》云，痉家，其脉伏坚，直上下。○按：《脉经》云十二字，旧本大书，与原文同，今依赵本为细注。《玉函》《脉经》作"筑筑而弦"。

〔尤〕紧如弦，即坚直之象。李氏曰：上下行者，自寸至尺，皆见紧直之脉也。

〔鉴〕痉之为病，其状劲急强直，故其脉亦劲急强直。按之紧，劲急之象也；如弦，直行之象也。

按：紧，不散也；弦，不缓也；如字，当读为而，《玉函》《脉经》可证。

痉病有灸疮，难治。

〔徐〕治痉，终以清表为主，有灸疮者，经穴洞达，火热内盛，阴气素亏，即后栝楼桂枝汤、葛根汤，嫌不远热，大承气汤更虑伤阴，故曰难治。

〔尤〕有灸疮者，脓血久溃，穴俞不闭。娄全善云：即破伤风之意。盖阴伤而不胜风热，阳伤而不任攻伐也。故曰难治。

《玉函经》栝楼桂枝汤后，出一条云：脊强者，五痉之总名，其证卒口噤，背反张而瘛疭，诸药不已，可灸身柱、大椎、陶道。按：根据此则痉病不必禁灸也。

太阳病，其证备，身体强几几然，脉反沉迟，此为，栝楼桂枝汤主之。《玉函》无"反"字。

〔尤〕太阳证备者，赵氏谓：太阳之脉，自足上行，循背至头项，此其所过之部而为之状者，皆是其证是也。几几，背强连颈之貌。沉本痉之脉，迟非内寒，乃津液少而荣卫之行不利也，伤寒项背强几几，汗出恶风者，脉必浮数，为邪风盛于表。此证身体强几几然，脉反沉迟者，为风淫于外，而津伤于内，故用桂枝则同，而一加葛根以助其散，一加栝楼根兼滋其内，则不同也。

〔沈〕此出柔痉之方也。虽不言有汗之柔痉，此用桂枝汤和荣卫，而解太阳卫分之邪，栝楼能清胸膈之热，不出有汗风伤卫之大法，可以意会。

〔程〕几几，俯仰不自如之貌。按，《说文》：几字，无钩挑，有钩挑者，乃几案之几字也。几，乃鸟之短羽，象小鸟毛羽未盛之形，飞几几也，故凫字从几，盖形容其颈项强急之意。○简按：《明理论》："几"音"殊"，"几"，引颈之貌。"几"，短羽鸟也。短羽之鸟，不能飞腾，动则先伸引其头尔，项背强者，动亦如之，非若几案之几而偃屈也。程注本于此为是。《本事方》为几足之义。《三因》方，作"兀兀"。《证治准绳》引《诗·幽风》"赤鸟几几"为解，并不可从。

栝楼桂枝汤方

栝楼根二两 ○程、沈作三两　桂枝三两　芍药三两　甘草二两 ○徐、沈有"炙"字　生姜三两 ○徐、沈有"切"字　大枣十二枚 ○徐、沈有"擘"字

上六味，以水九升，煮取三升，分温三服，取微汗。汗不出，食顷，啜热粥发。

按：《神农本经》云：栝楼根，治消渴身热，烦满大热。

《三因》栝楼桂枝汤，治柔痉，身体强兀兀然，脉反沉迟，自汗。即本方。

又，桂枝栝楼根汤，治伤风汗下不解，郁于经络，随气涌泄，衄出清血，或清气道闭，流入胃管，吐出清血，遇寒泣之，色必瘀黑者。

于本方，加川芎等份。

太阳病，无汗而小便反少，气上冲胸，口噤不得语，欲作刚痉，葛根汤主之。

〔尤〕无汗而小便反少者，风寒湿甚，与气相持，不得外达，亦并不下行也。不外达，不下行，势必逆而上冲，为胸满，为口噤不得语，驯至面赤头摇，项背强直，所不待言，故曰欲作刚痉。葛根汤，即桂枝汤加麻黄、葛根，乃刚痉无汗者之正法也。

葛根汤方《三因》名葛根麻黄汤。

葛根四两　麻黄三两，去节　桂二两，去皮 ○《伤寒论》作"桂枝"。当补"枝"字

芍药二两 ○赵作三两，非　甘草二两，炙　生姜三两 ○《伤寒论》有"切"字　大枣十二枚 ○《伤寒论》有"擘"字

上七味，㕮咀，以水一斗，先煮麻黄、葛根，减二升，去沫，内诸药，煮取三升，去滓，温服乙升，覆取微似汗，不须啜粥，余如桂枝汤法将息及禁忌。"一斗"，赵作"七升"，非。

柯氏《来苏集》云：葛根味甘气凉，能起阴气而生津液，滋筋脉而舒其牵引，故以为君。麻黄、生姜，能开玄府腠理之闭塞，祛风而去汗，故以为臣。寒热俱轻，故少佐桂、芍，同甘、枣以和里。此于麻桂二汤之间，衡其轻重，而为调和表里之剂也。葛根与桂枝，同为解肌和里之药，故有汗、无汗，下利、不下利，皆可用，与麻黄专于治表者不同。

按：《神农本经》曰：葛根，气味甘辛平，治消渴，身大热，起阴气。柯氏以为发表生津之品，全本于《本经》，而刚痉所主，亦在乎此，实卓见也。徐、沈诸家，皆以为解阳明之邪者，非。

痉为病，〔原注〕一本痉字上有刚字。胸满口噤，卧不著席，脚挛急，必齘齿，可与大承气汤。《玉函》《脉经》作"刚痉为病"；"必"上有"其人"二字。徐、沈，"齘"作"介"。

〔程〕胸满，即气上冲胸之互文。卧不著席，亦反张之互词也，庞安常曰，病卧不著席者，小儿腰背去席二指，大人手侧掌，为难治。邪在太阳则挛急，邪在阳明则口噤，《灵枢经》曰：热而痉者，死。腰折，瘛疭，噤齘也。出《热病篇》。齘，切齿也，噤之甚者则切。《灵枢·热病篇》有啮齿，当是齘齿之类。痉病属表，属虚，未可与承气下也。当详之。

〔鉴〕此申痉病入里，以明其治也。痉病而更胸满，里气壅也；卧不著席，反张甚也；脚挛急，劲急甚也；必齘齿，牙紧甚也。此皆阳明热盛灼筋，筋急而甚之象，故以大承气汤直攻其热，非攻阳明之实也。

柯氏《伤寒论翼》云：六气为病，皆能发热，然寒与热相因，暑与湿相从，独燥与湿相反。湿病多得之地气，燥病多得之内因，此病因之殊也。《病机十九条》，燥症独无。若诸痉项强，皆属于湿，愚窃疑之。今本论有痉、湿之分，又曰："太阳病，发汗太多，因致痉"，则痉之属燥无疑也。夫痉以状命名，因血虚而筋急耳。六气为患，皆足以致痉，然不热则不燥，不燥则不成痉矣。又云：治风寒，不惜津液，所以发汗太多，因致痉者多矣。夫痉本有由来，一经妄治，即奇形毕现。项背强几几，是痉之征兆，故用葛根；

身体强，是痉之已著，故用栝楼根；卧不著席，脚挛急，口噤齿龂，是痉之剧甚，故用大黄、芒硝。无非取多津液之品以滋养阴血，不得与当汗不汗者同例也。

大承气汤方

大黄四两，酒洗　厚朴半斤，炙，去皮　枳实五枚，炙　芒硝三合

上四味，以水一斗，先煮二物，取五升，去滓，内大黄，煮取二升，去滓，内芒硝，更上火微一二沸，分温再服，得下止服。"火微"，宋版《伤寒论》，作"微火"。

《三因》，"大承气汤，治刚痉"云云，以阳明养宗筋，阳明者，胃也。风湿寒入于胃，则热甚，宗筋无以养，故急，直利阳明，以治其能养也。

按：《甲乙经》云：刚痉，太阳中风，感于寒湿者也。其脉往来进退，以沉迟细，异于伤寒热病。《巢源》《千金》并云：风邪伤于太阳经，复遇寒湿，则发痉也。于是成无己以降，皆宗其说，无复异论焉。特至张介宾则云：病在筋脉，筋脉拘急，所以反张，其病在血液，血液枯燥，所以筋挛也。柯氏因而以燥证断之，其说固确矣。故徐、沈诸家，凡以寒湿注之者，皆不可凭也。

徐氏《兰台轨范》云：痉病乃伤寒坏证，小儿得之，犹有愈者，其余则百难疗一。其实者，或有因下而得生，虚者竟无治法。《金匮》诸方，见效绝少。

按：《千金方》云：病发身软，时醒者，谓之痫也；身强直，反张如弓，不时醒者，谓之痉也。此痫、痉之辨也。所谓痫，即《圣惠方》以降，称惊风，急惊，即阳痫；慢惊，即阴痫。二证自判然矣。沈云：方中行《伤寒条辨》谓小儿角弓反张，手足抽搦，后世儿科，总名惊风误治，谓非惊风，亦为痉病。余详此乃少阴、少阳客热所至，为惊为瘈，感冒热邪所致，实非惊风，并非痉，故详及之。沈此说极是，惜似不知惊风即是古之痫焉。

太阳病，关节疼痛而烦，脉沉而细〔原注〕一作缓**者，此名湿痹**〔原注〕《玉函》云：中湿。**湿痹之候，小便不利，大便反快，但当利其小便。**

〔**尤**〕湿为六淫之一，故其感人，亦如风寒之先在太阳。但风寒伤于肌腠，而湿则流入关节，风脉浮，寒脉紧，而湿脉则沉而细；湿性濡滞，而气重著，故亦名痹。痹者，闭也。其人平日土德不及而湿动于中，由是气化

不速，而湿侵于外，外内合邪，为关节疼痛，为小便不利，大便反快。治之者必先逐内湿，而后可以除外湿，故曰当利其小便。东垣亦云：治湿不利小便，非其治也。然此为脉沉而小便不利者设耳，若风寒在表，与湿相抟，脉浮恶风，身重疼痛者，则必以麻黄、白术、薏苡、杏仁、桂枝、附子等，发其汗为宜矣。

《溯源集》云：夫湿者，六气之一也。然一气之中，犹有别焉，雾露之气，为升于地之轻清而上腾者，故为湿中之清，伤人皆中于上；雨雪泥水之湿，为著于地之重浊而在下者，为湿中之浊，伤人皆中于下。经云：清邪中上，浊邪中下，所以《金匮要略》云：湿伤于下，雾伤于上，雾伤皮腠，湿流关节也。亦称太阳病者，以风寒暑湿之邪，皆由卫气不密，其气得从皮毛而入，以荣卫皆属太阳故也。关节，筋骨肢节之间也。以雨露水湿之气，因卫阳不能外固，由太阳，而流入于关节筋骨之间，致肢节疼痛而烦扰不宁；其脉沉而细者，寒湿流于皮肉筋脉之间，血凝气滞，荣卫不快于流行也。寒湿内淫，则三焦不能施化，气化不得流行，其人小便不利，是以水谷不能泌别，湿气流溢于大肠，故大便不得燥结而反快也。若此者，不必以燥湿为治，其湿气淫溢，非燥湿之所能胜，故但当利其小便。小便利，则谷水分而湿淫去矣。此条盖论雨雪、泥水、地气之湿，乃湿中之浊者，故曰但当利其小便。若雾露之清邪，即当以微似汗解之矣。然利小便句，当察其脉证机宜，未可泛然以淡渗为治也。脉既沉细，关节已疼，而小便不利，则阴寒可知，自当以寒湿为治，责之下焦无火，膀胱之气化不行，则五苓散及甘草附子汤之类，当意在言表。

《活人书》云：若小便不利，大便反快，当利其小便，宜甘草附子汤、五苓散。《至真要论》云：治湿之法，不利小便，非其治也。

《医说》引《信效方》云：春夏之交，人病如伤寒，其人汗自出，肢体重痛，转仄难，小便不利，此名风湿，非伤寒也。阴雨之后卑湿，或引饮过多，多有此证，但多服五苓散，小便通利，湿去则愈。切忌转泻发汗，小误必不可救。初虞世云：医者不识，作伤风治之，发汗、下之必死。按：此盖与本条之证同，附以备考。

湿家之为病，一身尽疼〔原注〕一云疼烦，**发热，身色如熏黄也。**《玉函》作"一身疼烦"。

〔程〕脾主身之肌肉，湿为寒邪，郁于肌中不得散，则一身尽疼发热也。

阳明瘀热，则黄色鲜明如橘子；太阴寒湿，则黄色黧暗如烟熏。

　　成无己云：身黄如橘子色者，阳明瘀热也，此身色如似熏黄，即非阳明瘀热。身黄发热者，栀子柏皮汤主之，为表里有热，则身不疼痛，此一身尽疼，非伤寒客热也，知湿邪在经而使之。脾恶湿，湿伤则脾病而色见，是以身发黄者，为其黄如烟熏，非正黄色也。张卿子云：湿热，即栀子柏皮汤证也，此白术附子汤症。《溯源集》云：湿邪充塞，浸灌于表里肌肉肢节之间，所以一身尽疼而身色如熏黄也。熏黄者，如烟熏之状，黄中带黑而不明润也。盖黄家有阴阳之别，阳黄则明润，阴黄则黑暗而无光泽。身如橘子色者，湿热停蓄所致，属阳黄。此一身尽疼，已属寒湿之邪，流于关节，而身色如似熏黄，即阴黄之属也，当于寒湿中求之。

　　湿家，其人但头汗出，背强，欲得被覆向火，若下之早则哕，或胸满，小便不利，〔原注〕一云利。**舌上如胎者，以丹田有热，胸上有寒，渴欲得饮而不能饮，则口燥烦也**。"不利"，《玉函》作"利"，《脉经》无"烦"字，似是。庞氏《总病论》"烦"作"故"。《神巧万全方》"胎"作"苔"；"胸上"作"胸中"。

　　〔**程**〕湿为阴邪，阴邪客于阴，则阳上越而不行于腠理肌肉，故但头汗出。背为阳，寒湿胜则阳虚，故背强，欲得被覆向火也。若当表邪未解之时，误以阳明内湿之热，上越之头汗，而早下之，则虚其胃，湿干于胃，则哕。寒客于上，则胸满。亡其津液，则小便不利。以寒湿在上，故舌上如苔而实非胎也。丹田有热者，以下后里虚，上焦阳气，因虚而陷于下焦，为丹田有热；表中寒气，乘虚而客于胸上，为胸上有寒。唯其丹田有热则渴欲饮水，胸上有寒不能散水，虽得水，而不能饮，故口燥烦也。

　　〔**魏**〕口但燥，而心发烦。

　　《溯源集》云：舌上如胎者，若热邪入胃，则舌上或黄、或黑、或芒刺、或干硬、或燥裂，皆胎也。此云如胎，乃湿滑而色白，似胎非胎也，此因寒湿之邪，陷入于里而在胸膈；命门之真阳，不得上升而在下焦。上下不通，故曰：丹田有热，胸中有寒。下焦之真火，既不得上达，即所谓清阳不升，是下焦无蒸腾之用，气液不得上腾，而为涕唾，故渴。又以寒湿在胸，道路阻绝，故虽欲得水，而不能饮，则口燥而烦渴也。仲景虽不立治法，然以理推之，下文之桂枝附子汤、甘草附子汤，即其治也。前人拟小陷胸汤，恐非其治，即五苓散、理中汤，虽近于理，犹未尽善。按：以上三方，见张卿子注。何也？以但能温中而不能解外，故必以用桂枝者为妥也。

按：胸上有寒，丹田有热，诸注欠详，第程、钱二氏，义似稍通，然犹未清晰。因考此寒热互误，黄连汤条云：胸中有热，胃中有邪气。邪气，即寒也。方中用干姜、桂枝，其义可见耳。他诸泻心汤、乌梅丸之类，悉为上热下冷设。《巢源》有冷热不调之候云：阳并于上则上热，阴并于下则下冷，而无上冷下热之证，其故何也？盖火性炎上，水性就下，病冷热不调，则热必浮于上，寒必沉于下，是所以无下热上冷之候也。凡误下之证，下焦之阳骤虚，气必上逆，则上焦之阳，反因下而成实，以火气不下行，故为上热下冷之证。此条证亦然。舌上如胎而口燥者，上热之征；渴欲得饮而不能饮者，下冷之验。与厥阴病"心中疼热，饥而不能食"，虽有饮食之别，其理则一也。故如此证，亦必非寒热错杂之剂，则难奏效，学人宜致思焉。

湿家下之，额上汗出，微喘，小便利〔原注〕一云，不利**者死，若下利不止者，亦死。**

〔尤〕湿病在表者宜汗，在里者宜利小便，苟非湿热蕴积成实，未可遽用下法。额汗出微喘，阳已离而上行；小便利，下利不止，阴复决而下走，阴阳离决，故死。一作小便不利者死，谓阳上游，而阴不下济也，亦通。

〔鉴〕李玮西云：湿家当利小便，以湿气内瘀，小便原自不利，宜用药利之。此下后里虚，小便自利，液脱而死，不可一例概也。

风湿相搏，一身尽疼痛，法当汗出而解，值天阴雨不止，医云此可发汗，汗之病不愈者，何也？盖发其汗，汗大出者，但风气去，湿气在，是故不愈也。若治风湿者，发其汗，但微微似欲出汗者，风湿俱去也。《伤寒论》《玉函》《脉经》冒"问曰"二字；"盖"作"答曰"二字。《玉函》"雨"下有"溜"字；"湿气在"作"湿气仍在"。《脉经》作"湿气续在"。《玉函》《脉经》"医"作"师"。成本作"似欲汗出"。

〔徐〕此言风湿当汗解而不可过也。谓风湿相抟疼痛，原当汗解，值天阴雨，则湿更甚，可汗无疑，而不愈何故？盖风性急，可骤驱，湿性滞，当渐解。汗大出则骤风去，而湿不去，故不愈。若发之微，则出之缓，缓则风湿俱去矣。然则湿在人身，黏滞难去，骤汗且不可，而况骤下乎。故前章曰下之死，此但云不愈，见用法不当而非误下比也。

〔程〕兹条为治湿汗之严律。

王宇泰云：风湿宜汗，桂枝加白术黄芪防己汤。张卿子云：风湿相抟，法当汗出而解，如麻黄加术汤，使微微蒸发，表里气和，风湿俱去。

湿家病，身疼发热，面黄而喘，头痛，鼻塞而烦，其脉大，自能饮食，腹中和无病，病在头中寒湿，故鼻塞，内药鼻中则愈。〔原注〕《脉经》云：病人喘，而无"湿家病"以下至"而喘"十三字。○按："十三字"当作"十一字"。《伤寒论》作"湿家病，身上疼痛"。

〔**沈**〕此湿淫于上，与湿从下受不同也。湿邪感于太阳，与肺气相合，气郁于表，故身疼发热，面黄而喘，头痛鼻塞而烦也，邪居于表，故脉大，自能饮食者，腹中和而无病，当责病在头中寒湿，寒湿者，以湿属阴故也。盖鼻为肺窍，肺气受湿，则鼻塞，故当纳药鼻中，搐去黄水，俾肺气通调，大气一转，肌腠开而湿痹解矣。

〔**魏**〕瓜蒂散方。瓜蒂，上一味，为末吹鼻中。

《溯源集》云：病浅不必深求，毋庸制剂，但当以辛香开发之药，内之鼻中，以宣泄头中之寒湿则愈。朱奉议及王氏《准绳》，俱用瓜蒂散。

湿家身烦疼，可与麻黄加术汤发其汗为宜，慎不可以火攻之。

〔**鉴**〕赵良曰：湿与寒合，令人身疼。大法：表实成热，则可发汗。无热是阳气尚微，汗之恐虚其表。是证虽不云热而烦，以生烦由热也，所以服药不敢大发其汗。且湿亦非暴汗可散，用麻黄汤治寒，加术去湿，使其微汗耳。不可火攻，火攻则增其热，必有他变，所以戒人慎之。喻昌曰：麻黄加术，则虽发汗，不至多汗，而术得麻黄，并可以行表里之湿。

〔**程**〕若以火攻之，则湿热相抟，血气流溢，迫而为衄，郁而为黄，非其治法。

麻黄加术汤

麻黄三两，去节　桂枝二两，去皮　甘草二两，炙　○按：据麻黄汤，本方当一两　杏仁七十个，去皮尖　白术四两　○按：术分苍、白，始出于《名医别录》，此"白"字后人所加，宜删

上五味，以水九升先煮麻黄，减二升，去上沫，内诸药，煮取二升半，去滓，温服八合，覆取微似汗。

《三因》麻黄白术汤：治寒湿身体烦疼，无汗，恶寒。发热者。即本方。

《千金翼》治多睡，欲合眼，则先服以止睡方。

麻黄去节　白术各五两　甘草一两, 炙

上三味，以日中时，南向捣筛为散，食后以汤服方寸匕，日三服。

病者一身尽疼，发热，日晡所剧者，名风湿。此病伤于汗出当风，或久伤取冷所致也，可与麻黄杏仁薏苡甘草汤。《玉函》《脉经》作"日晡即剧"，非。

〔鉴〕病者，谓一身尽痛之病患也。湿家一身尽痛，风湿亦一身尽痛，然湿家痛，则重著不能转侧；风湿痛，则轻掣不可屈伸。此痛之有别者也。湿家发热蚤暮不分微甚；风湿之热，日晡所必剧，盖以湿无来去，而风有休作，故名风湿。原其由来，或为汗出当风，或为久伤取冷，相合而致，则麻黄杏仁薏苡甘草汤，发散风湿，可与也明矣。

〔尤〕痓病非风不成，湿痹无寒不作，故以麻黄散寒，薏苡除湿，杏仁利气，助通泄之用，甘草补中，予胜湿之权也。

麻黄杏仁薏苡甘草汤方

麻黄去节, 半两, 汤泡　○按：《外台》作"四两"；无"汤泡"二字，是。　甘草一两, 炙　○按：《外台》作"二两"，是。　薏苡仁半两　○按：《外台》作"半升"，是。　杏仁十个, 去皮尖炒　○按：《外台》作"二两"，无"炒"字；徐、沈亦删"炒"，是。

上锉麻豆大，每服四钱匕，水盏半，煮八分，去滓，温服，有微汗，避风。

按：此方剂小，而煎法与诸方异，盖后人所改定，《外台·脚气门》所载却是原方。分两注于各药下。云：湿家始得病时，可与薏苡麻黄汤。引《古今录验》。方后云：上四味，㕮咀，以水五升，煮取二升，分再服，汗出即愈。湿家烦疼，可以甘草麻黄汤发汗，不瘥，更合。饮家，加白术四两，名白术麻黄汤是也。薏苡，《本经》云：治风湿痹；《别录》云：除筋骨中邪气。本方证，比之于麻黄加术汤证，湿邪滞著较深，故用此等品。

风湿，脉浮、身重、汗出恶风者，防己黄芪汤主之。

〔鉴〕脉浮，风也，身重，湿也，寒湿则脉沉，风湿则脉浮。若浮而汗不出恶风者，为实邪，可与麻黄杏仁薏苡甘草汤汗之。浮而汗出恶风者，为虚邪，故以防己、白术以去湿，黄芪、甘草以固表，生姜、大枣以和荣卫也。赵良曰：身重，乃风湿在皮毛之表，故不作疼。虚其卫气，而湿著为身重，故以黄芪实卫，甘草佐之，防己去湿，白术佐之。然则风湿二邪，无散风之药何耶？盖汗多，知其风已不留，以表虚而风出入乎其间，因之恶风尔。惟实其卫，正气壮则风自退，此不治而治者也。

〔尤〕风湿在表，法当从汗而解，乃汗不得发，而自出，表尚未解而已虚，汗解之法不可守矣。故不用麻黄出之皮毛之表，而用防己驱之肌肤之里，然非芪、术、甘草，焉能使卫阳复振，而驱湿下行哉？

防己黄芪汤方

防己一两 ○按：《千金》《外台》作"四两"，是。　**甘草**半两，炒 ○按：《水气病篇》："炒"作"炙"；《外台》作"一两"，是。　**白术**七钱半 ○按：《千金》作"三两"，是。　**黄芪**一两一分，去芦 ○按：《千金》《外台》作"五两"，是。

上锉麻豆大，每抄五钱匕，生姜四片，大枣一枚，水盏半，煎八分，去滓温服，良久再服。喘者，加麻黄半两；胃中不和者，加芍药三分；气上冲者，加桂枝三分；下有陈寒者，加细辛三分。服后当如虫行皮中，从腰下如冰，后坐被上，又以一被绕腰下，温令微汗瘥。"冰"赵本作"水"。"绕腰下"，赵、徐、沈、《金鉴》作"绕腰以下"。

按：此方分两煎法，亦系于后人改定，《千金》却是原方，作生姜三两，大枣十二枚，云：上六味，㕮咀，以水六升，煮取三升，分三服，服了坐被中，欲解如虫行皮，卧取汗。《千金》无方名。《脉经》作防己汤。《活人书》名汉防己汤。

《溯源集》云：脉浮，汗出恶风，似乎风邪在表，应用桂枝，而仲景又侦知其卫气已虚，皮肤不密，毛孔不闭，所以汗出、恶风，乃湿家之表虚者，故用防己利水，以黄芪固表，白术、甘草，燥湿补中而已。皆因其表气已虚，卫阳不固。并微似汗之桂枝，亦不轻用矣。非用意渊深而能制方若是耶。

伤寒八九日，风湿相搏，身体疼烦，不能自转侧，不呕不渴，脉浮虚而涩者，桂枝附子汤主之。若大便坚，小便自利者，去桂加白术汤主之。"渴"下，《千金翼》有"下已"二字；《外台》有"下之"二字。《太阳下编》"若"下有"其人"二字；"坚"作"硬"。宋版注：一云脐下心下硬。《脉经》作"去桂加术附子汤"，是。

〔鉴〕谓此风湿之病，虽得之伤寒八九日，而不呕不渴，是无伤寒里病之证也。脉浮虚涩，是无伤寒表病之脉也。脉浮虚，表虚风也。涩者，湿也。身体烦疼，风也。不能转侧，湿也。乃风湿相抟之身体疼痛，非伤寒骨节疼痛也。与桂枝附子汤温散其风湿，从表而解也。若脉浮实者，则又当以麻黄加术汤，大发其风湿也。如其人有是证，虽大便硬，小便自利，而不议下者，以其非邪热入里之硬，乃风燥湿去之硬，故仍以桂枝附子汤。去桂枝者，以大便坚，小便自利，不欲其发汗，再夺津液也。加白术者，以身重着湿在肌分，用以佐附子，逐水气于皮中也。

〔尤〕脉浮虚而涩，知风湿外持，而卫阳不正，故以桂枝汤去芍药之酸收，加附子之辛温，以振阳气而敌阴邪。若大便坚，小便自利，知其在表之阳虽弱，而在里之气犹治，则皮中之湿，自可驱之于里，使从水道而出，不必更发其表，以危久弱之阳矣。故于前方去桂枝之辛散，加白术之苦燥，合附子之大力健行者，于以并走皮中而逐水气，亦因势利导之法也。

按： 去桂加白术之义，未得其详。沈云：若中虚邪陷，逼迫津液，偏渗前阴，不润肠间，则大便坚，小便自利，所以去走表之桂枝，加白术，安中而生荣血津液，滋润肠间之燥耳。白术润燥，恐误。

《溯源集》云：湿在里，则小便不利，大便反快。大便硬，则湿不在里；小便利，则湿气已去，不须汗泄，故去桂枝。想风湿之后，寒湿之余气未尽，身体尚疼，转侧未便，故仍用去桂枝之白术附子汤也。

桂枝附子汤方

桂枝四两，去皮　生姜三两，切　附子三枚，炮，去皮，破八片　甘草二两，炙
大枣十二枚，擘

上五味，以水六升，煮取二升，去滓，分温三服。

《溯源集》云：风邪非桂枝不能汗解，寒邪非附子不足以温经，非生姜亦不能宣发。甘草、大枣，缓姜、附之性，助桂枝而行津液也。此方乃《太阳上编》误下之后，脉促、胸满、微恶寒之桂枝去芍药汤而加附子，非汗后遂漏不止之桂枝加附子汤也。桂枝附子汤，乃去芍药者，故另立一名，而无加字；桂枝加附子汤，乃不去芍药者，即于桂枝全汤中加入，故多一加字。观仲景立法处方，无不各有深意。

《三因》术附汤：治冒雨湿着于肌肤，与胃气相并，或腠开汗出，因浴得之。即于本方，加白术、茯苓。

白术附子汤方

白术二两　附子一枚半，炮，去皮　甘草一两，炙　生姜一两半，切　大枣六枚

上五味，以水三升，煮取一升，去滓，分温三服。一服觉身痹，半日许再服，三服都尽，其人如冒状，勿怪，即是术附并走皮中逐水气，未得除故耳。《太阳下编》：白术四两，附子三枚，甘草二两，生姜三两，大枣十二枚，擘；《外台》同。魏云："如冒"。《法律》改为"如蜩"，不敢从。

《溯源集》云：即术附汤也。因承上文桂枝附子汤加减，故云去桂枝加白术汤也。古方术上，无白字，故称术附汤。成本《伤寒论》，误附桂枝加附子汤后。方中用附子二枚，古之附子，乃山野所生，或小于今之种莳者，亦未可为定法，恐是后人传写之误。以愚意度之，当以应用之分两为度。桂枝四两，即宋之一两八分，元则较重于宋，今更重矣。生姜三两，即宋之八钱。附子若用一枚，约重一两二三钱，炮过可得干者三钱半，若分三次服，亦不为过。前人有古方不可治今病之说，皆不知古今斤两不同故也。

《三因》生附白术汤：治中风湿，昏闷恍惚，胀满身重，手足缓纵，漐漐自汗，失音不语，便利不禁。于本方，干姜代生姜，去大枣。

曾氏《活幼口议》云：术附汤，治小儿脏腑虚寒，泄泻洞利，手足厥冷。即本方，干姜代生姜，去大枣。

风湿相搏，骨节疼烦，掣痛不得屈伸，近之则痛剧，汗出短气，小便不利，恶风不欲去衣，或身微肿者，甘草附子汤主之。"疼烦"，成本《伤寒论》作"烦疼"。

〔沈〕此阳虚邪盛之证也。风湿伤于荣卫，流于关节经络之间，邪正相搏，骨节疼烦掣痛，阴血凝滞，阳虚不能轻跷，故不得屈伸，近之则痛剧也。卫阳虚而汗出，里气不足则短气而小便不利，表阳虚而恶风不欲去衣，阳伤气滞，故身微肿。然表里阴阳正虚邪实，故用甘术附子助阳健脾除湿，固护而防汗脱，桂枝宣行荣卫，兼去其风，乃补中有发，不驱邪而风湿自除。盖风湿证须识无热自汗，便是阳气大虚，当先固阳为主。

喻氏《尚论篇》云：此条复互上条之意，而辨其症之较重者。痛不可近，汗出短气，恶风不欲去衣，小便不利，或身微肿，正相搏之最剧处。方氏《条辨》云：或，未定之词，身微肿，湿外薄也，不外薄则不肿，故曰或也。

甘草附子汤方

甘草二两，炙　　附子二枚，炮，去皮　　白术二两　　桂枝四两，去皮

上四味，以水六升，煮取三升，去滓温服一升，日三服。初服得微汗则

解，能食汗出复烦者，服五合，恐一升多者，服六七合为妙。"妙"，宋版《伤寒论》，作"始"；徐、沈作"佳"。

徐氏《方论》云：此与桂枝附子汤证，同是风湿相抟，然后彼以病浅寒多，故肢体为风湿所困，而患止躯壳之中；此则风湿两胜，挟身中之阳气，而奔逸为灾，故骨节间，风入增劲，不能屈伸，大伤其卫，而汗出短气恶风，水亦乘风作势而身微肿，其病势方欲扰乱于肌表，与静而困者不侔矣。此方附子除湿温经，桂枝祛风和荣，术去湿实卫，甘草补诸药，而成敛散之功也。

《溯源集》云：虽名之曰甘草附子汤，实用桂枝去芍药汤，以汗解风邪，增入附子、白术，以驱寒燥湿也。

《千金·脚气门》四物附子汤即是。后方云：体肿者，加防己四两；悸气，小便不利，加茯苓三两，既有附子，今加生姜三两。《三因》方名之六物附子汤。《外台》载《古今录验》附子汤，即本方。

《三因》桂枝附子汤，主疗同本条。即本方。

太阳中暍，发热恶寒，身重而疼痛，其脉弦细芤迟，小便已，洒洒然毛耸，手足逆冷；小有劳，身即热，口前开板齿燥。若发其汗，则其恶寒甚；加温针，则发热甚；数下之，则淋甚。《伤寒论》作"口开前板齿燥"，诸家注本亦同，宜改。《伤寒论》"恶寒甚"上无"其"字。《玉函》《脉经》作"发热益甚"。《脉经》"淋"上有"复"字。

〔程〕《内经》曰：先夏至为病温，后夏至为病暑。又曰：热病者，皆伤寒之类也。以其太阳受病，与伤寒相似，亦令发热恶寒，身重而疼痛也。《内经》曰：寒伤形，热伤气。气伤，则气消而脉虚弱，所以弦细芤迟也。小便已毛耸者，阳气内陷，不能卫外，手足亦逆冷也。劳动则扰乎阳，故小劳身即热也。《内经》曰：因于暑汗，烦则喘喝，故热盛则口开，口开则前板齿燥也。发汗虚其阳，则恶寒甚。温针动火邪，则发热甚。下之亡津液，则淋甚也。按：此注本于成氏。

《溯源集》云：太阳中暍而发热恶寒，不云汗出而又不渴，是以知其非阳邪独盛之暍也。脉弦则阴邪劲急，细则元气已虚，芤则脉空，迟则为寒。小便已洒洒然毛耸者，小便虽通，其茎中艰涩可知，卫阳已虚，恶寒之状可见，乃下焦无火，气化不快于流行也。四肢为诸阳之本，手足逆冷者，是阳虚而气不达于四肢也。凡此皆阴寒无火之脉症也。小有劳身即热者，起居动静间，小有劳动，即扰动其阳气，而虚邪伏暑，即因之而发热也。口开前板齿燥者，脉虽弦细芤迟，症虽手足逆冷，以小劳而鼓动其阳邪，身热而枯燥其津液，虽不渴，而板齿燥矣。若发其汗，则卫阳愈虚，阳虚则生外寒，故恶寒甚。若加温针，则火力内攻，必反助其暑热之阳邪，故发热甚。邪不在里，而数下之，适足以败坏真阳，使下焦愈冷，气化不行，小便艰涩而淋甚也。

喻氏《医门法律》云：夏月人身之阳，以汗而外泄，人身之阴，以热而内耗，阴阳两俱不足。仲景于中暍，禁汗、下、温针。汗则伤其阳，下则伤其阴，温针则引火热内攻，故禁之也。而其用药，但取甘寒生津保肺，固阳益阴为治，此等关系最钜。《伤寒选录》云：徐氏曰此条无治法，东垣以清暑益气汤主之，所谓发千古之秘也。按：《医垒元戎》：黄芪汤，治中暍，脉弦细芤迟。人参、白术、黄芪、甘草、茯苓、芍药、生姜各等份，正为此条证设。东垣方有黄柏，专治长夏湿热之证，与本条之证自别。

太阳中热者，暍是也。汗出恶寒，身热而渴，白虎加人参汤主之。

《伤寒论》"渴"下有"也"字，无"白虎加人参汤主之"八字；以此条揭中暍之首，沈本《金鉴》亦举之首条。《玉函》《脉经》，无"加人参"三字。

〔沈〕此言正暑病也。邪之伤人，无有不从皮毛而入，故曰太阳中热。〔鉴〕汗出恶寒，身热而渴，颇似太阳温热之病，但温热无恶寒，以热从里生，故虽汗出而不恶寒也。中暍暑邪由表而入，故汗出恶寒也。究之于渴，温热之渴，初病不过欲饮，中暍之渴，初病即大引饮也。用白虎加人参汤主之者，盖以益气为主，清暑热次之也。李彣曰：热伤气，气泄则汗出，气虚则恶寒，热蒸肌腠则身热，热伤津液则作渴。此恶寒身热，与伤寒相类。然所异者，伤寒初起无汗不渴，中暍初起，即汗出而渴也。

《溯源集》云：暍者，盛夏暑热中之邪气也。此条先言本证之情形如此，而以中热二字，通解暍字之义，即《内经·热论》所谓病暑也。王肯堂云：中暍、中暑、中热，名虽不同，实一病也。谓之暍者，暑热当令之时，其气因暑为邪耳，非即夏月暑热当令之正气也，即《热论》所谓"后夏至日者，为病暑"是也。暍乃暑热之邪，其气本热，不待入里，故中人即渴也。暍为夏至以后之病，阳极阴生之后，阴气已长，当暑汗大出之时，腠理开张，卫阳空疏，表气已虚，不能胜受外气，故汗出恶寒也。是热邪乘腠理之虚，而为暍证也，故以白虎加人参汤主之，即用石膏以治时令暑热之邪，又加人参以补汗出之表虚，添津液而治燥渴也。按：钱氏辨洁古、东垣中暑、中热之误甚详。然非本条之所干，且文词繁冗，故不载此。

按:《淮南·人间训》云：夫病温而强之食，病暍而饮之寒，此众人之所以为养也。可见古"温""暍"对言也。而《说文》"暍伤暑也",《玉篇》"中热也"，以此推之，中暍之"中"字似赘，然而先贤立命，必有令人不可思议者，宜置而不论焉。

白虎加人参汤方

知母六两　　**石膏**一斤，碎　○《太阳上篇》有"绵裹"二字，诸本同。　　**甘草**二两　○《太阳上篇》有"炙"字，诸本同。　　**粳米**六合　　**人参**三两

上五味，以水一斗，煮米熟汤成，去滓，温服一升，日三服。

〔**程**〕白虎，西方神名也，其令为秋，其政清肃，凉风至白露降，则溽暑潜消，以此汤有彻暑热之功，行清肃之政，故以白虎名之。表有热者，散以石膏之辛寒；里有热者，降以知母之甘苦。热则气伤，人参用以生津而益气；石膏过于寒凉，甘草、粳米之甘，用以和胃补中，共除中热，而解表里。

按:《直指方》：竹叶石膏汤，治伏暑内外热炽，烦躁大渴。正是与本条用白虎之证同。

太阳中暍，身热疼重，而脉微弱，此以夏月伤冷水，水行皮中所致也。一物瓜蒂汤主之。《伤寒论》《玉函》《脉经》无"一物瓜蒂汤主之"七字。

〔**程**〕脉虚身热，得之伤暑，此证先中于热，再伤冷水，水气留于腠理皮肤之中，则身热疼重也。与瓜蒂汤，以散水气。

〔**鉴**〕李彣曰：中暍邪在表，故身热。伤冷水，故身疼重。暑伤气，气虚故脉微弱也。

《溯源集》云：暍症三条，有本证、变证之不同，此条言其变证。身热，太阳之证也。不言汗出、恶寒者，邪气较轻于前也。疼重者，身体重而疼痛也。伤寒则有身疼腰痛、骨节疼痛之证，而湿家亦有筋骨烦疼、一身尽疼、关节疼痛之证。此以中暑之阳邪，而亦有此寒湿之证，是或饮冷水，或以冷水盥濯，水寒留著，渗入皮中所致也。中暑之脉本虚，又以水寒所伤，故尤见微弱也。论中不立治法，而《金匮要略》有一物瓜蒂汤主之。王肯堂云：瓜蒂一物散，或曰五苓散，愚窃以理推之，若暑邪盛，而表证甚者，当以瓜蒂之苦寒，上涌下泄，使水去而表邪亦去，以因吐得汗，有发散之义也。若身热微而表证少，但脉微弱，而疼重，水行皮中者，则水寒较胜，自当用

五苓散，使从水道气化而出可也，

一物瓜蒂汤方

瓜蒂二七个 ○赵本"七"作"十"。

上锉，以水一升，煮取五合，去滓，顿服。

〔程〕《本草》云：瓜蒂味苦寒，主大水，身面四肢浮肿。用之以散皮肤水气，苦寒又可胜热也。

按：此方与证不对，恐是错出。《伤寒论》《玉函》《脉经》并不载，可以为佐证矣。

百合狐惑阴阳毒病证治第三

论一首 证三条 方十二首

论曰：百合病者，百脉一宗，悉致其病也。意欲食复不能食，常默然，欲卧不能卧，欲行不能行，饮食或有美时，或有不用闻食臭时，如寒无寒，如热无热，口苦，小便赤，诸药不能治，得药则剧吐利，如有神灵者，身形如和，其脉微数。每溺时头痛者，六十日乃愈；若溺时头不痛，淅然者，四十日愈；若溺快然，但头眩者，二十日愈。其证或未病而预见，或病四、五日而出，或病二十日、或一月微见者，各随证治之。"默然"，赵本作"默默"。"不用闻食臭"之"用"字，徐、沈作"欲"。"微见"，《巢源》作"复见"；《千金》作"后见"。魏"快"作"快"，非。

〔尤〕百脉一宗者，分之则为百脉，合之则为一宗，悉致其病，则无之非病矣，然详其证，意欲食矣，而复不能食；常默然静矣，而又躁不得卧；饮食或有时美矣，而复有不用闻食臭时；如有寒如有热矣，而又不见为寒不见为热；诸药不能治，得药则剧吐利矣，而又身形如和。全是恍惚去来，不可为凭之象，惟口苦、小便赤、脉微数，则其常也。所以者何？热邪散漫，未统于经，其气游走无定，故其病亦去来无定。而病之所以为热者，则征于脉，见于口与便，有不可掩然者矣。夫膀胱者，太阳之腑，其脉上至巅顶，而外行皮肤。溺时头痛者，太阳乍虚，而热气乘之也；淅然、快然，则递减矣。夫乍虚之气，溺已即复，而热淫之气，得阴乃解。故其甚者，必六十日之久，诸阴尽集，而后邪退而愈，其次四十日，又其次二十日，热瘥减者，愈瘥速也。此病多于伤寒热病前后见之，其未病而预见者，热气先动也，其病后四五日，或二十日，或一月见者，遗热不去也，各随其证以治，具如下文。

按：魏氏以此证，断为气病，而今验之于病者，气病多类此者，然下条百合诸方，并似与气病不相干，故其说虽甚巧，竟难信据。《千金》云：伤寒虚劳，大病已后，不平复，变成斯疾。其状恶寒而呕者，病在上焦也，二十三日当愈；其状腹满微喘，大便坚，三、四日一大便，时复小溏者，病在中焦也，六十三日当愈；其状小便淋沥难者，病在下焦也，三十三日当愈。各随其证治之。思邈所论如此，参之于本条，明是百合病，别是一种病，尤注颇详，故今从之。张氏《医通》有治百合病医案一则，当参考。

百合病，发汗后者，百合知母汤主之。《千金》作"百合病，已经发汗之后，更发者"，下文例并同。

〔尤〕人之有百脉，犹地之有众水也，众水朝宗于海，百脉朝宗于肺，故百脉不可治，而可治其肺。百合味甘平微苦，色白入肺，治邪气，补虚清热，故诸方悉以之为主，而随证加药治之，用知母者，以发汗伤津液故也。

〔魏〕百合病，用百合，盖古有百合病之名，即因百合一味，而瘳此疾，因得名也。如《伤寒论》条内云："太阳病桂枝证"，亦病因药而得名之义也。

按：《本草》苏颂云：仲景治百合病，凡四方，病名百合而用百合治之，不识其义，今得魏注而义自明，后世有病名河白者，以河白草治之，出《证治大还》，即与此同义。

百合知母汤方

百合七枚，擘　知母三两，切

上先以水洗百合，渍一宿，当白沫出，去其水，更以泉水二升，煎取一升，去滓，别以泉水二升，煎知母，取一升，去滓，后合和，煎取一升五合，分温再服。《外台》"滓别"之间，有"置之一处"四字。

百合病，下之后者，滑石代赭汤主之。《外台》"滑石"上，有"百合"二字；尤本仍之。

〔魏〕至下之后，不用知母，而以滑石代赭汤主之者，以重坠之品，随下药之势使邪自下泄也。用代赭石之涩，涩大便也。用滑石之滑，利小便也。

〔徐〕加之泉水，以泻阳而阴气自调也。

滑石代赭汤方

百合七枚，擘　滑石三两，碎，绵裹　代赭石如弹丸大一枚，碎，绵裹

上先以水洗百合，渍一宿，当白沫出，去其水，更以泉水二升，煎取一升，去滓，别以泉水二升，煎滑石、代赭，取一升，去滓，后合和重煎，取一升五合，分温服。《外台》"滓别"间，有"置一厢"三字，"别"作"又"。

百合病吐之后者，用后方主之。

〔鉴〕百合病不应吐而吐之，不解者，则虚中，以百合鸡子汤，清而补之也。

〔尤〕《本草》鸡子安五脏，治热疾，吐后脏气伤而病不去，用之不特安内，亦且攘外也。

百合鸡子汤方

百合七枚，擘　鸡子黄一枚

上先以水洗百合，渍一宿，当白沫出，去其水，更以泉水二升，煎取一升，去滓，内鸡子黄，搅匀，煎五分，温服。

百合病，不经吐、下、发汗，病形如初者，百合地黄汤主之。

〔鉴〕百合一病，不经吐、下、发汗，病形如初者，是谓其病迁延日久，而不增减，形证如首章之初也。以百合地黄汤，通其百脉，凉其百脉。

〔尤〕此则百合病正治之法也，盖肺主行身之阳，肾主行身之阴，百合色白入肺，而清气中之热；地黄色黑入肾，而除血中之热。气血既治，百脉俱清，虽有邪气，亦必自下。服后大便如漆则热除之验也。《外台》云：大便当出黑沫。

百合地黄汤方

百合七枚，擘　生地黄汁一升

上以水洗百合，渍一宿，当白沫出，去其水，更以泉水二升，煎取一升，去滓，内地黄汁，煎取一升五合，分温再服。中病，勿更服，大便常如漆。"常"，赵本作"当"，是；徐、沈、尤，并同。

〔程〕如漆，地黄汁也。

按：程注亲验之说，今从之。地黄汁，服之必泻利，故云中病勿更服。

百合病，一月不解，变成渴者，百合洗方主之。

〔尤〕病久不解而变成渴，邪热留聚在肺也。单用百合渍水外洗者，以

皮毛为肺之合，其气相通故也。洗已食煮饼，按《外台》云：洗身讫，食白汤饼，今馎饦也。《本草》粳米、小麦，并除热止渴，勿以咸豉者，恐咸味耗水而增渴也。

百合洗方

上以百合一升，以水一斗，渍之一宿，以洗身。洗已食煮饼，勿以盐豉也。

《总病论》云：煮饼，是切面条，汤煮水淘过，热汤渍食之。《活人书》注云：煮饼，即淡熟面条也。张师正《倦游录》云：凡以面为食煮之，皆谓汤饼。

百合病，渴不瘥者，栝楼牡蛎散主之。

〔尤〕病变成渴，与百合洗方而不瘥者，热盛而津伤也。栝楼根苦寒，生津止渴，牡蛎咸寒，引热下行，不使上烁也。

栝楼牡蛎散方

栝楼根　牡蛎煅，等分

上为细末，饮服方寸匕，日三服。

百合病，变发热者，〔原注〕一作发寒热。**百合滑石散主之。**

〔鉴〕百合病，如寒无寒，如热无热，本不发热，今变发热者，其内热可知也，故以百合滑石散主之，热从小便而除矣。

百合滑石散方

百合一两，炙　滑石三两

上为散，饮服方寸匕，日三服，当微利者止服，热则除。

《千金》一本云：治百合病，小便赤涩，脐下坚急，《外台》同。

郭白云云：仲景以药之百合治百合病。与《神农经》主治不相当，千古难晓其义，是以孙真人言，伤寒杂病，自古有之，前古名贤，多所防御，至于仲景，时有神功，寻思旨趣，莫测其致，所以医人不能钻仰万一也。然百合之为物，岂因治百合之病而后得名哉，或者病须百合可治，因名曰百合乎，少时见先生言，以百合汤，治一仆病得愈，余是时未甚留意，不解仔细详看，虽见其似寒似热，似饥似饱，欲行欲卧，如百合之证，又自呼其姓名，有终夕不绝声，至醒问之，皆云不知，岂所谓如有神灵者耶。

百合病，见于阴者，以阳法救之；见于阳者，以阴法救之，见阳攻阴，复发其汗，此为逆。见阴攻阳，乃复下之，此亦为逆。《脉经》"阳法"作"阴法"；"阴法"作"阳法"。

〔沈〕此治百合病之要法也。微邪伏于荣卫，流行而病表里，当分阴阳，以施救治可也。

〔鉴〕百合一病，难分阴阳表里，故以百合等汤主之。若病见于阴者，以温养阳之法救之；见于阳者，以凉养阴之法救之。即下文见阳攻阴，或攻阴之后，表仍不解，复发其汗者，此为逆。见阴攻阳，或攻阳之后，里仍不解，乃复下之者，此亦为逆也。

〔徐〕《内经》所谓用阴和阳、用阳和阴，即是此义。故诸治法，皆以百合为主，至病见于阳，加一二味以和其阴，病见于阴，加一二味，以和其阳。

按：《千金》云：百合病，见在于阴而攻其阳，则阴不得解也，复发其汗，为逆也；见在于阳而攻其阴，则阳不能解也，复下之，其病不愈。文异意同。

狐惑之为病，状如伤寒，默默欲眠，目不得闭，卧起不安，蚀于喉为惑，蚀于阴为狐，不欲饮食，恶闻食臭，其面乍赤、乍黑、乍白。蚀于上部则声喝。〔原注〕一作嗄。甘草泻心汤主之。《巢源》作"目挛不得闭"。《外台》作"目瞑不得眠"。"为狐"之下，《巢源》《外台》有"狐惑之病并"五字。"其面目"，《外台》无"目"字。《脉经》《千金》《外台》并无"甘草"二字，然方则载甘草泻心汤。《巢源》《外台》"喝"作"嗄"。○按：《字书》喝，于遏切，音餲，嘶声。嗄，先齐切，音西，声破曰嗄。

〔程〕此证因伤寒而变斯疾，故初得犹状伤寒，病后犹肠胃空虚，而有热则虫上下作。虫上作，则蚀咽喉为惑；虫下作，则蚀二阴为狐。《灵枢经》曰：虫动则令人悗心。是以起卧不安，虽默默欲眠，而目不得闭。虫闻食臭则求食，故恶闻食臭而不欲饮食也。虫动胃虚则面目之色无定，是以乍赤、乍黑、乍白也。

〔徐〕毒盛在上，蚀于喉为惑，谓热淫如惑乱之气，感而生惑也；毒偏在下，侵蚀于阴为狐，谓柔害而幽隐，如狐性之阴也。蚀者，若有食之而不见其形，如日月之蚀也。

〔尤〕狐惑虫病，即巢氏所谓蟨病也。盖虽虫病，而能使人惑乱而狐疑，故曰狐惑。至生虫之由，则赵氏所谓湿热停久，蒸腐气血而成瘀浊，于是风化所腐而成虫者当矣。甘草泻心，不特使中气运而湿热自化，抑亦苦辛杂用，足胜杀虫之任。

〔鉴〕狐惑，牙疳、下疳等疮之古名也，近时惟以疳呼之。下疳即狐也，蚀烂肛阴；牙疳即惑也，蚀咽腐龈，脱牙穿腮破唇。每因伤寒病后，余毒与湿溺之为害也。或生斑疹之后，或生癖疾下利之后，其为患亦同。甘草泻心汤，必传写之误也，姑存之。

《医说》云：古之论疾，多取像取类，使人易晓。以时气声嗄咽干，欲睡复不安眠，为狐惑，以狐多疑惑也。

郭白云云：狐惑，蟨病，多因医者汗、吐、下太过，又利小便，重亡津液，热毒内攻，脏腑焦枯，虫不得安，故上下求食。亦有不发汗，内热焦枯而成者。凡人之喉及阴肛，比他肌肉津润，故虫缘津润而食之。蟨病又不止因伤寒而成，多自下感，或居湿地，或下利久而得。当于蟨中求之。按：此说极是，但至言虫不得安，上下求食，岂有此理。蚀是蚀烂之义，湿热郁蒸所致，非虫实食喉及肛之谓也。

甘草泻心汤方

甘草四两 ○按：据《伤寒论》当有"炙"字。 黄芩 人参 干姜各三两 黄连一两 大枣十二枚 ○按：据《伤寒论》当有"擘"字。 半夏半升 ○按：赵本作"半斤"，非。

上七味，水一斗，煮取六升，去滓，再煎，温服一升，日三服。按：据《伤寒论》，"味"下脱"以"字。"三服"下，《外台》有"兼疗下利不止，心中偪偪坚而呕，肠中鸣者方"十八字。

按：窦氏《疮疡全书》、李氏《医学入门》并用三黄泻心汤，盖因《脉经》单作泻心汤耶。三黄泻心汤，《吐衄篇》称泻心汤。

蚀于下部，则咽干，苦参汤洗之。《巢源》"干"下有"此皆由湿毒瓦斯所为也"九字。

蚀于肛者，雄黄熏之。《千金》《外台》"肛"下有"外"字，程本"黄"下有"散"字。

雄黄

上一味，为末，筒瓦二枚，合之烧，向肛熏之。〔原注〕《脉经》云：病人或从呼吸上蚀其咽，或从下焦蚀其肛阴，蚀上为惑，蚀下为狐，狐惑病者，猪苓散主之。○徐、程删此注。

〔徐〕下部毒盛，所伤在血，而咽干，喉属阳，咽属阴也，药用苦参熏洗，以去风清热而杀虫也。蚀于肛，则不独随经而上侵咽，湿热甚而糜烂于下矣，故以雄黄熏之，雄黄之杀虫去风解毒更力也。

苦参汤方原本缺，徐、沈、尤本及《金鉴》所载如下。

苦参一升

以水一斗，煎取七升，去滓熏洗，日三服。按：尤本《金鉴》并无"服"字，是。

苦参汤方徐镕《附遗》云：以庞安时《伤寒总病论》补之；程同。

苦参半斤　槐白皮　野狼牙根各四两

上锉，以水五升，煎三升半，洗之。

按：二方未知何是，然以理推之，用苦参一味为佳。用苦参一味，治龋齿，见于《史记·仓公传》；亦取乎清热杀虫，《脉经》所载猪苓散，楼氏《纲目》云未考。按：《证类》猪苓条，《图经》云黄疸病及狐惑病，并猪苓散主之。猪苓、茯苓等份，杵末，每服方寸匕，水调下。盖此方也。

病者脉数，无热，微烦，默默但欲卧，汗出，初得之三四日，目赤如鸠眼，七八日目四眦〔原注〕一本此有黄字。**黑，若能食者，脓已成也，赤小豆当归散主之。**《玉函》《脉经》作"目四眦皆黄"。《总病论》"眦"作"周"。

〔鉴〕数主疮主热，今外无身热，而内有疮热，疮之热在于阴，故默默但欲卧也。热在于阳，故微烦汗出也。然其病初得之三四日，目赤如鸠眼者，是热蕴于血，故眦络赤也。七八日四眦皆黑者，是热瘀血腐，故眦络黑也。若不能食，其毒尚伏诸里；若已能食，其毒已化成脓也。

〔程〕能食者，邪气散漫，不在脏腑而在阴肛，烂肉腐肌而成脓矣。

〔尤〕按此一条，注家有目为狐惑病者，有目为阴阳毒者，要之亦是湿热蕴毒之病，其不腐而为虫者，积而为痈；不发于身面者，则发于肠脏，亦病机自然之势也。仲景意谓与狐惑阴阳毒，同源而异流者，故特论列于此欤。

赤小豆当归散方

赤小豆三升，浸令芽出，曝干　当归十两　○按：原本缺两数，今根据宋本及俞本补之。《千金》作"三两"；徐镕《附遗》引庞安时：当归一两。

上二味，杵为散，浆水服方寸匕，日三服。

〔程〕当归主恶疮疡，赤小豆主排痈肿，浆水能调理脏腑，三味为治痈脓已成之剂，此方蚀于肛门者，当用之。按，后先血后便，此近血也，亦用此汤。以大肠肛门，本是一源，病虽不同，其解脏毒则一也。浆，酢也。炊粟米热，投冷水中，浸五六日，生白花，色类浆者。按：浆水法，出《本草蒙筌》。

张氏《医通》云：此方治肠痈、便毒及下部恶血诸疾。

阳毒之为病，面赤斑斑如锦纹，咽喉痛，唾脓血，五日可治，七日不可治，升麻鳖甲汤主之。《脉经》无"鳖甲"二字。

阴毒之为病，面目青，身痛如被杖，咽喉痛，五日可治，七日不可治，升麻鳖甲汤去雄黄、蜀椒主之。《肘后》"七日不可治"作"过此死"三字。《脉经》《千金》"升麻"以下十字，作"甘草汤"三字。

〔尤〕毒者，邪气蕴蓄不解之谓。阳毒非必极热，阴毒非必极寒。邪在阳者为阳毒，邪在阴者为阴毒也。而此所谓阴阳者，亦非脏腑气血之谓，但以面赤斑斑如锦纹，咽喉痛，唾脓血，其邪著而在表者谓之阳；面目青，身痛如被杖，咽喉痛，不唾脓血，其邪隐而在表之里者谓之阴耳。故皆得辛温升散之品，以发其蕴蓄不解之邪，而亦并用甘润咸寒之味，以安其邪气经扰之阴。五日邪气尚浅，发之犹易，故可治；七日邪气已深，发之则难，故不可治。其蜀椒、雄黄二物，阳毒用之者，以阳从阳，欲其速散也；阴毒去之者，恐阴邪不可劫，而阴气反受损也。

〔沈〕阴毒者，非阴寒之阴，即阴血受寒为阴而血凝不散，故成阴毒。后人不解其义，视为阴寒直中，变为阴毒，拟用霹雳散、正阳丹。按：徐、程注意，并如是。皆是未入仲景藩篱耳，惟元时王安道，辨非阴寒直中按：出《溯洄集》，可谓言直理正，惜其又云天地恶毒异气，混淆未明，使后人无所措手。按：《金鉴》本于王氏之言，遂云阴毒阳毒，即今世俗所称痧证。阴毒反去雄黄、蜀椒，必传写之讹。故治是证者，不必问其阴阳，但刺其尺泽、委中，手中十指脉络暴出之处出血，轻则用刮痧法，随即服紫金锭。此说亦叵从。

升麻鳖甲汤方

升麻二两　当归一两　蜀椒炒，去汗，一两　甘草二两　鳖甲手指大一片，炙
雄黄半两，研

上六味，以水四升，煮取一升，顿服之，老小再服，取汗。〔原注〕《肘后》

《千金方》阳毒用升麻汤，无鳖甲有桂，阴毒用甘草汤，无雄黄。○按："四升"，《肘后》作"五升"。"一升"，《玉函》《肘后》作"二升"，似是。

《兰台轨范》云：蜀椒辛热之品，阳毒用，而阴毒反去之，疑误。《活人书》加犀角等四味，颇切当。

董氏《医级》云：此汤兼治阳毒、阴毒二症，阳毒用此方治疗，阴毒亦以此方去雄黄倍川椒为治。以阴毒不吐脓血，故去雄黄；阴盛则阳衰，故倍川椒也。大抵亢阳之岁多阳毒，流衍之纪多阴毒也。但每遇此症，按法施治，曾无一验，凡遇此证，多以不治之证视之。百岁老人袁云龙曰：细详此二证，俱有咽喉痛三字，窃论疡科书，有锁喉风、缠喉风、铁蛾缠三证，其状相似，有面色赤如斑者，有面色凄惨而青黑者，有吐脓血者，有身痛如杖，有气喘息促，谵语烦躁者，总以咽喉痹痛为苦，一发之间，三五日不减，即无生理，岂非阳毒阴毒之类乎。再详其脉，缓大者生，细促者死，予见此二症，先用咽喉科利痰方治之，全活甚众。

按：《巢源》云：夫欲辨阴阳毒病者，始得病时，可看手足，指冷者是阴，不冷者是阳。又云：阳毒者，面目赤，或便脓血；阴毒者，面目青而体冷。若发赤斑，十生一死；若发黑斑，十死一生。《千金》亦云：阳毒，狂言，或走，或见鬼，或吐血下利，其脉浮大数。阴毒，短气不得息，呕逆，唇青面黑，四肢厥冷，其脉沉细紧数。由此观之，阳毒乃不得不用活人阳毒升麻汤及化斑汤之属，即后世所谓阳斑也，阴毒乃不得不用庞氏附子饮、霹雳散、正阳丹之类，即后世所谓阴斑也，而以升麻鳖甲汤一方主之者，可疑。董氏无一验之说，觉不诬矣。

疟病脉证并治第四

证二条　方六首

师曰：疟脉自弦，弦数者多热，弦迟者多寒，弦小紧者下之瘥，弦迟者可温之，弦紧者可发汗针灸也，浮大者可吐之，弦数者风发也，以饮食消息止之。"弦紧"下，《脉经》有"数"字。"风发"，《外台》作"风疾"。

〔程〕《内经》曰：疟皆生于风，其蓄作有时者何也？岐伯曰：疟之始发也，先起于毫毛，伸欠乃作，寒栗鼓颔，腰脊俱痛，寒去则内外皆热，渴欲饮水。方其寒，汤火不能温，及其热，冰水不能寒。此阴阳交争，虚实并作，邪舍于荣卫之间，风寒之气不常，故休作有时而作往来寒热也。木郁则发热，热则脉数，此邪气微者，故以饮食消息止之。经曰：五脏病各有得者愈，五脏病各有所恶，各随其不喜者为病，遂其喜恶而消息之，则疟自止。上说如此，后并无汗、吐、下、温、针灸之法，去古既远，文多简略，不可考矣。

〔徐〕疟者，半表里病，而非骤发之外病也，故《内经》曰：夏伤于暑，秋必痎疟。又曰：在皮肤之内，肠胃之外，唯其半表里，则脉必出于弦。弦者东方甲木之气，经属少阳，故曰疟脉自弦，自者，谓感有风寒，而脉唯自弦也。于是脉既有一定之象，而兼数为热，兼迟为寒，此其大纲也。

〔尤〕疟者少阳之邪，弦者少阳之脉，有是邪，则有是脉也。然疟之舍，固在半表半里之间，而疟之气，则有偏多偏少之异。故其病有热多者，有寒多者，有里多而可下者，有表多而可汗、可吐者，有风从热出，而不可以药散者，当各随其脉而施治也。徐氏曰：脉大者为阳，小者为阴，紧虽寒脉，小紧则内入而为阴矣。阴不可从表散，故曰下之愈。迟既为寒，温之无疑。弦紧不沉，为寒脉而非阴脉，非阴故可发汗、针灸也。疟脉概弦，而忽浮大，知邪在高分，高者引而越之，故可吐。既云弦数者多热矣，而复申一义云，弦数者风发，见多热不已，必至于极热，热极则生风，风生则肝木侮土而传其热于胃，坐耗津液，此非徒求之药，须以饮食消息，止其炽热，即梨汁、蔗浆，生津止渴之属，正《内经》风淫于内，治以甘寒之旨也。

按：风发，以饮食消息止之，其义未清晰，姑举二氏之说，以备考。《金鉴》云：弦小紧者之"小"字，当是"沉"字，则有可下之理。弦紧者，当是"弦浮紧"，则有可发汗之理。弦浮大者，当是"弦滑大"，则有可吐之理。且不遗本文疟脉自弦之意。此说不必矣，徐、尤之注，义自允当。

病疟，以月一日发，当以十五日愈；设不瘥，当月尽解，如其不瘥，当云何？师曰：此结为癥瘕，名曰疟母，急治之，宜鳖甲煎圆。

《脉经》自"病疟"止"师曰"此三十字无；"结"上有"疟疾"二字；无"急治之"三字。赵本"圆"作"丸"，下并同。

〔程〕五日为一候，三候为一气，一气十五日也。夫人受气于天，气节更移，荣卫亦因之以易，故交一节气当愈。不愈者，再易一气，故云月尽解也。

金匮玉函要略辑义

〔尤〕设更不愈，其邪必假血根据痰，结为癥瘕，僻处胁下，将成负固不服之势，故宜急治。鳖甲煎丸，行气逐血之药颇多，而不嫌其峻；一日三服，不嫌其急，所谓乘其未集而击之也。

〔魏〕寒热杂合之邪，在少阳，而上下格阻之气结厥阴，聚肝下之血分，而实为疟病之母气，足于生疟而不已。此所阴阳互盛，历月经年而病不除也。盖有物以作患于里，如草树之有根荄，必须急为拔去，不然旋伐旋生，有母在焉，未有不滋蔓难图者矣。

按：《玉篇》瘕，莫厚切，病瘕癖也，乃疟母之母，从广者。《三因》云：结为癥癖，在腹胁，名曰老疟，亦名曰母疟。

鳖甲煎圆方《外台》作"大鳖甲煎"，引张仲景《伤寒论》，云出第十五卷中。

鳖甲十二分，炙 ○《千金》作"成死鳖"，注云：《要略》作鳖甲三两。 乌扇三分，烧 黄芩三分 柴胡六分 鼠妇三分，熬 干姜三分 大黄三分 芍药五分 桂枝三分 葶苈一分，熬 石韦三分，去毛 浓朴三分 牡丹五分，去心 瞿麦二分 紫葳三分 半夏一分 人参一分 䗪虫五分，熬 阿胶三分，炙 蜂窠四分，炙 赤硝十二分 蜣螂六分，熬 桃仁二分

上二十三味，为末。取锻灶下灰一斗，清酒一斛五斗，浸灰，候酒尽一半，著鳖甲于中，煮令泛烂如胶漆，绞取汁，内诸药，煎为丸，如梧子大，空心服七丸，日三服。〔原注〕《千金》方用鳖甲十二片，又有海藻三分、大戟一分、䗪虫五分、无鼠妇、赤硝二味，以鳖甲煎和诸药为丸。○按：今考《千金》，无鼠妇、紫葳、赤硝，有虻虫、紫菀、海藻、大戟，凡二十四味，分两颇异，不繁引此。"浸灰候酒尽一半"，作"以酒浸灰去灰取酒"，似是。

〔程〕疟母者，邪气内抟于脏腑，血气羁留而不行，息而成积，故内结癥瘕，而外作往来寒热。《内经》曰：坚者削之，结者行之。以鳖甲，主癥瘕寒热，故以为君；邪结于血分者，用大黄、芍药、䗪虫、桃仁、赤消、牡丹、鼠妇、紫葳，攻逐血结为臣；邪结于气分者，厚朴、半夏、石韦、葶苈、瞿麦、乌羽、蜂房、蜣螂，下气利小便，以为佐；调寒热和阴阳，则有黄芩、干姜；通荣卫，则有桂枝、柴胡；和气血，则有阿胶、人参；六味又用之，以为使也。结得温即行，灶灰之温，清酒之热，所以制鳖甲，同诸药而逐癥瘕疟母。《内经》曰：治有缓急，方有大小，此急治之大方也。

按：乌扇，即射干，见《本经》，《千金》作乌羽。赤消，《活人书》云：

消石生于赤山。考《本草》：射干，散结气、腹中邪逆；鼠妇，治月闭、血瘕寒热；石韦，治劳热邪气、利水道；紫葳，治癥瘕、血闭、寒热；瞿麦，利小便、下闭血；蜂窠，治寒热邪气；䗪虫，治腹胀寒热、利大小便；蠦虫，治血积癥瘕、破坚；煅灶灰，即煅铁灶中灰尔，亦主癥瘕坚积。此方合小柴胡、桂枝、大承气三汤，去甘草、枳实，主以鳖甲，更用以上数品，以攻半表之邪、半里之结，无所不至焉。然《三因》云：古方虽有鳖甲煎等，不特服不见效，抑亦药料难备，此说殆有理焉。

师曰：**阴气孤绝，阳气独发，则热而少气烦冤，手足热而欲呕，名曰瘅疟。若但热不寒者，邪气内藏于心，外舍分肉之间，令人消铄肌肉。**"肌"，赵本作"脱"，按：《素问·疟论》曰："但热而不寒，气内藏于心，而外舍于分肉之间，令人消铄脱肉"，则赵本为是。

〔程〕瘅，热也。《内经》曰：瘅疟者，肺素有热，气盛于身，厥逆上冲，中气实而不外泄，因有所用力，腠理开，风寒客于皮肤之内，分肉之间而发，发则阳气盛，阳气盛而不衰则病矣。其气不及于阴，故但热而不寒。此肺素有热，而成瘅疟也。今所云阴气孤绝者，以热邪亢盛，热盛则气消，故烦冤少气，表里俱病，今手足热而欲呕，心阳脏也，心恶热，邪气内藏于心，外舍于分肉之间，内外燔灼，故令人消铄肌肉，此热藏于心，而为瘅疟也。然则瘅疟之所舍，属心肺两经者欤。

温疟者，其脉如平，身无寒但热，骨节疼烦，时呕，白虎加桂枝汤主之。"呕"下，《千金》有"朝发暮解，暮发朝解，名温疟"十一字。

〔程〕《内经》曰：温疟得之冬中于风寒，气藏于骨髓之中，至春则阳气大发，邪气不能自出，因遇大暑，脑髓烁，肌肉消，腠理发泄，或有所用力，邪气与汗皆出，此病藏之肾，其气先从内出之外也。如是者，阴虚而阳盛，阳盛则热矣，衰则气复反入，入则阳虚，阳虚则寒矣，故先热而后寒，名曰温疟。今但热不寒，则与瘅疟无异，意者《内经》，以先热后寒为温疟，仲景以但热不寒为温疟也。脉如平，非平也。其气不及于阴，故但热无寒。邪气内藏于心，故时呕。外出入荣卫，制其阳邪之亢害。

〔尤〕脉如平者，病非乍感，故脉如其平时也。骨节烦疼时呕者，热从肾出，外舍于其合，而上并于阳明也，白虎甘寒除热。桂枝则因其势而达之耳。

白虎加桂枝汤方

知母六两　甘草二两，炙　石膏一斤　粳米二合 ○按：《千金》作"六合"。据《伤寒论》作"六合"为是。　桂去皮，三两 ○俞本作"桂枝"，是。

上锉，每五钱，水一盏半，煎至八分，去滓，温服，汗出愈。俞本"出"下，有"即"字。按：徐、沈作"上五味以水一斗，煮米熟汤成，去滓，温服一升，日三服，一云上锉，每五钱，水盏半，煎至八分，去滓，温取，汗出愈"。尤本依前法。此盖古之煎法，其云钱、云盏，系于宋人改定。《千金》云：上四味㕮咀，以水一斗二升，煮米烂，去滓，加桂枝三两，煎取三升，分三服，覆令汗，先寒发热者愈。《外台》引《千金》：方后，《伤寒论》云用秕粳米，不熟稻米是也。

按：《圣济总录》知母汤：治温疟，骨节疼痛，时呕，朝发暮解，暮发朝解。即本方。

《活人》白虎加苍术汤：治湿温，多汗。于白虎汤中，加苍术三两。此方出《伤寒微旨》，亦仿《金匮》白虎加桂汤。

疟多寒者，名曰牡疟，蜀漆散主之。程作"牝疟"；《金鉴》同。

〔尤〕疟多寒者，非真寒也。阳气为痰饮所遏，不得外出肌表，而但内伏心间。心，牡脏也，故名牡疟。蜀漆吐疟痰，痰去则阳伸而寒愈；取云母、龙骨者，以蜀漆上越之猛，恐并动心中之神与气也。

按：尤注详备，第牡疟之解，本于喻氏《法律》，此恐非也。《外台》引本条云：张仲景《伤寒论》疟多寒者，名牝疟。吴氏《医方考》云：牝，阴也，无阳之名，故多寒名牝疟，此说得之。《金鉴》云：此言牝疟，其文脱简，《内经》已详，不复释。今考《内经》，无牝疟证，亦误。《兰台轨范》云：似当作"牝"字，诸本皆作"牡"，存考。

蜀漆散方

蜀漆洗，去腥 ○按：赵本"洗"作"烧"，非。　云母烧二日夜　龙骨等份

上三味，杵为散，未发前以浆水服半钱。温疟，加蜀漆半分，临发时，服一钱匕。〔原注〕一方"云母"作"云实"。○"浆水"，《千金》作"酢浆"；《外台》作"清浆水"。尤本删"温疟"以下十四字。《千金》注云：《要略》不用云母，用云实。

〔程〕蜀漆，常山苗也，得浆水，能吐疟之顽痰。三阴者，其道远，故于未发之先服，令药入阴分，以祛其邪；属心肺者，其道近，故于临发之时服，令药力入心肺，以祛其邪。此方乃吐顽痰、和阴阳之剂，故牝疟、温

疟，俱可服。

《医通》云：方后有云：湿疟，加蜀漆半分，而坊本误作温疟，大谬。此条本以邪伏髓海，谓之牝疟，赵以德不辨亥豕，注为邪在心而为牡，喻嘉言亦仍其误而述之，非智者之一失欤。按：危氏《得效方》云：寒热身重，烦疼胀满，名湿疟。《丹溪纂要》云：在三阴，总谓之湿疟。湿疟之称，古经方无所考，仅见于此，则其言不可从，况邪伏髓海之说，未见所据。

《仁斋直指》云：凡疟方来与正发，不可服药，服药在于未发两时之先，否则药病交争，转为深害。

按：以未发前服之语观之，即是后世所谓截疟之药也。《外台》载《广济》常山汤：常山三两，以浆水三升，浸经一宿，煎取一升，欲发前顿服之，后微吐瘥止。与本方，其意殆同矣。

附外台秘要方 程本、《金鉴》并不载附方，以下各篇同。

牡蛎汤

治牡疟。

牡蛎四两，熬　麻黄去节，四两　甘草二两　蜀漆三两　○《外台》云：若无，用常山代之。

上四味，以水八升，先煮蜀漆、麻黄，去上沫，得六升，内诸药，煮取二升，温服一升。若吐，则勿更服。

〔尤〕案此系宋·孙奇等所附，盖亦蜀漆散之意，而外攻之力较猛矣。赵氏云：牡蛎软坚消结，麻黄非独散寒，且可发越阳气，使通于外，结散阳通，其病自愈。

《外台》云：仲景《伤寒论》：牝疟多寒者，名牝疟，牡蛎汤主之。依此，则"牡"即"牝"之讹。

此方，《外台》列于蜀漆散前，云：并出第十五卷中。

柴胡去半夏加栝楼汤

治疟病发渴者，亦治劳疟。

柴胡八两　人参　黄芩　甘草各三两　栝楼根四两　生姜二两　大枣十二枚

上七味，以水一斗二升，煮取六升，去滓，再煎，取三升，温服一升，日二服。

〔徐〕《伤寒论》寒热往来为少阳，邪在半表里故也。疟邪亦在半表里，故入而与阴争则寒，出而与阳争则热，此少阳之象也。是谓少阳而兼他经之证则有之，谓他经而全不涉少阳，则不成其为疟矣。所以小柴胡亦为治疟主方，渴易半夏加栝楼根，亦治少阳成法也。攻补兼施，故亦主劳疟。

《外台》云：张仲景《伤寒论》：疟发渴者，与小柴胡去半夏加栝楼汤。《经心录》疗劳疟，出第十五卷中。

按：《巢源·劳疟候》云：凡疟积久不瘥者，则表里俱虚，客邪未散，真气不复，故疾虽暂间，小劳便发。

柴胡桂姜汤

治疟寒多，微有热，或但寒不热。〔原注〕服一剂如神。○俞本，"姜"作"薑"，非。

柴胡半斤　**桂枝**三两，去皮　**干姜**二两　**栝楼根**四两　**黄芩**三两　**牡蛎**二两，熬　**甘草**二两，炙

上七味，以水一斗二升，煮取六升，去滓，再煎，取三升，温服一升，日三服。初服微烦，复服汗出，便愈。

〔徐〕胸中之阳气，散行于分肉之间，今以邪气痹之，则外卫之阳，郁伏于内守之阴，而血之痹者，既寒凝而不散，遇卫气行阳二十五度而病发，其邪之入荣者，既无外出之热，而荣之素痹者，亦不出而与阳争，所以多寒少热，或但寒不热也。小柴胡本阴阳两停之方，寒多，故加桂枝、干姜，则进而从阳痹著之邪可以开矣。更加牡蛎，以软其坚垒，则阴阳豁然贯通，而大汗解矣。所以云一剂如神。按：栝楼根除留热，徐氏不释者何。

按：此方，《外台·疟门》无所考，本出于《伤寒·太阳中篇》。

《医通》云：小柴胡汤，本阴阳两停之方，可随疟之进退，加桂枝、干姜，则进而从阳，若加栝楼、石膏，则退而从阴，可类推矣。

中风历节病脉证并治第五

论一首、脉证三条、方十二首

夫风之为病，当半身不遂；或但臂不遂者，此为痹。脉微而数，中风使然。

〔鉴〕风病，《内经》论之详矣。但往往与痹合论，后人惑之，故仲景复言之曰：风之为病，当半身不遂，即经所谓偏枯也；或但臂不遂者，非中

风也，即痹病也。盖痹为阴病，脉多沉涩，风为阳病，脉多浮缓，今脉微而数，中风使然。其脉微者，正气虚也，数者，邪气胜也。故病风中之人，因虚而召风者，未有不见微弱之脉者也；因热而生风者，未有不见数急之脉者也。

〔沈〕此分中风与痹也。风之为病，非伤于卫，即侵于荣，故当半身不遂，谓半身之气伤而不用也。若但臂不遂，此为痹；痹者闭也，谓一节之气，闭而不仁也。于是诊之于脉，必微而数。微者，阳之微也；数者，风之数也。此中风使然，谓风乘虚入，而后使半身不遂也。

〔尤〕风彻于上下，故半身不遂；痹闭于一处，故但臂不遂。以此见风重而痹轻，风动而痹著也。风从虚入，故脉微；风发而成热，故脉数。曰中风使然者，谓痹病亦是风病，但以在阳者则为风，而在阴者则为痹耳。

按：《字汇》遂，从志也。不遂，即不从志之谓。

按：脉微而数可疑，今验风病，多脉浮大而滑，而或数或不数。

《医通》云：此即《内经·风论》所谓"各入其门户所中者"之一证也。《千金》补《金匮》之不逮，立附子散，治中风手臂不仁，口面㖞僻，专以开痹舒筋为务也。方附于下。

《千金》附子散

附子炮　桂心各五两　细辛　防风　人参　干姜各六两

上六味，捣下筛，酒服方寸匕，日三，稍增之。

寸口脉浮而紧，紧则为寒，浮则为虚，寒虚相搏，邪在皮肤；浮者血虚，络脉空虚，贼邪不泻，或左或右，邪气反缓，正气即急，正气引邪，㖞僻不遂。邪在于络，肌肤不仁；邪在于经，即重不胜；邪入于腑，即不识人；邪入于脏，舌即难言，口吐涎。《脉经》作"淤涎"。按：以上四字句，此似是。

〔尤〕寒虚相搏者，正不足而邪乘之，为风寒初感之诊也。浮为血虚者，气行脉外而血行脉中，脉浮者沉不足，为血虚也。血虚则无以充灌皮肤，而络脉空虚，并无以捍御外气，而贼邪不泻，由是或左或右，随其空处而留著矣。邪气反缓，正气即急者，受邪之处，筋脉不用而缓，无邪之处，正气独治而急，缓者为急者所引，则口目为僻，而肢体不遂。是以左㖞者邪反在右，右㖞者邪反在左。然或左或右，则有邪正缓急之殊，而为表为里，亦有经络脏腑之别。经云："经脉为里，支而横者为络，络之小者为孙。"是则络浅而经深，络小而经大，故络邪病于肌肤，而经邪病连筋骨，甚而入腑，又甚而入脏，则邪递深矣。盖神藏于脏，而通于腑，腑病则神窒于内，故不识人；诸阴皆连舌本，脏气厥不至舌下，则机息于上，故舌难言而涎自出也。

〔**沈**〕㖞僻者，邪犯阳明少阳经络，口眼歪斜是也。不遂者，半身手足不用也。周身之络，皆在肌肉皮肤之间，风邪痹于络脉，气血不行则为不仁；羁持经气，不能周行通畅，则重不胜；邪入于腑，堵塞胸间，神机不能出入鉴照，则不识人；入于五脏，并凑于心，脏真不能溉灌于舌，舌即难言。

〔**魏**〕㖞僻不遂，口㖞眼僻。心有所使而能给，则心遂，今举手手不应，举足足不应，故谓之不遂也。

〔**程**〕不识人者，经所谓蒙昧暴瘖，此邪入腑，则蒙昧不识人，入脏，则舌难言而为瘖矣；舌难言，则唇吻不收，而涎下也。

按：㖞僻不遂，《内经》所谓偏风偏枯。《巢源》有风口㖞候，又有风偏枯，风身体手足不随，风半身不随等候。即《外台》以降，所谓瘫痪风也。肌肤不仁，《巢源》有风不仁候云：其状搔之皮肤如隔衣是也。重不胜，《巢源》有风腲腿候云：四肢不收，身体疼痛，肌肉虚满，骨节懈怠，腰脚缓弱，不自觉知。又有风亸曳候云：筋肉懈惰，肢体弛缓不收摄。盖此之类也。不识人，《内经》所谓击仆，《巢源》有风癔候云：其状奄忽不知人，喉里噫噫然有声，即卒中急风是也。详见于《医说》刘子仪论。舌难言，《内经》所谓瘖痱，《巢源》有风舌强不得语候云：脾脉络胃夹咽，连舌本散舌下，心之别脉，系舌本，今心脾二脏受风邪，故舌强不得语也。由以上数义观之，正知此条，乃是中风诸证之一大纲领也，张璐则以侯氏黑散主之，误甚。

侯氏黑散　治大风四肢烦重，心中恶寒不足者。〔原注〕《外台》治风癫。

菊花四十分　白术十分　细辛三分　茯苓三分　牡蛎三分　桔梗八分　防风十分　人参三分　矾石三分　黄芩五分　当归三分　干姜三分　芎三分　桂枝三分

上十四味，杵为散，酒服方寸匕，日一服，初服二十日，温酒调服，禁一切鱼肉大蒜，常宜冷食，**六十日止，即药积在腹中不下也，热食即下矣，冷食日能助药力**。"六十日止即药积"七字，赵本作"自能助药力"五字，非。"食"下"日"字，赵本作"自"，是。

〔**徐**〕大风，概指涎潮卒倒之后也。

〔沈〕直侵肌肉脏腑，故为大风，邪困于脾，则四肢烦重；阳气虚而风未化热，则心中恶寒不足。故用参、术、茯苓健脾安土，同干姜温中补气，以菊花、防风能驱表里之风，芎䓖宣血养血为助，桂枝导引诸药而开痹著，以矾石化痰除湿，牡蛎收阴养正，桔梗开提邪气，而使大气得转，风邪得去，黄芩专清风化之热，细辛祛风而通心肾之气相交，以酒引群药，至周身经络为使也。

按：此方主疗文法，与前后诸条异，先揭方名而后治云云者，全似后世经方之例，故程氏、尤氏、《金鉴》，并云宋人所附。然《巢源·寒食散发候》云：仲景经有侯氏黑散。《外台·风癫门》载本方，引《古今录验》，无桔梗，有钟乳、矾石，方后云：张仲景此方，更有桔梗八分，无钟乳、矾石，乃知此方隋唐之人，以为仲景方，则非宋人所附较然矣。又按：依《外台》，方中有矾石、钟乳，而后方云：冷食自能助药力。后人因谓仲景始制五石散，信乎。

寸口脉迟而缓，迟则为寒，缓则为虚，荣缓则为亡血，卫缓则为中风，邪气中经，则身痒而瘾疹。心气不足，邪气入中，则胸满而短气。"中经"，沈本作"入经"。

〔尤〕迟者行之不及，缓者至而无力；不及为寒，而无力为虚也。沉而缓者为荣不足，浮而缓者为卫中风，卫在表而荣在里也。经不足而风入之，血为风动，则身痒而瘾疹；心不足而风中之，阳用不布，则胸满而短气，经行肌中，而心处胸间也。

〔沈〕荣卫未致大虚，邪气不能内入，持于经络，风血相抟，风邪主病则发身痒瘾疹，邪机外出之征。若心气不足，正不御邪，进而扰乱于胸，大气不转，津液化为痰涎，则胸满短气。盖贼风内入，最怕入心，乘胃而成死证。

按：迟者，数之反；缓者，急之反。《金鉴》改"迟"作"浮"，云：迟、缓二脉不能并见，必是传写之讹，此却非也。《医方集成》云：有中之轻者，在皮肤之间，言语微謇，眉角牵引，遍身疮癣，状如虫行，目旋耳鸣，亦谓邪气中经也。

风引汤　除热瘫痫。

大黄　干姜　龙骨各四两　桂枝三两　甘草　牡蛎各三两　寒水石　滑石

赤石脂　白石脂　紫石英　石膏各六两

上十二味，杵，粗筛，以韦囊盛之，取三指撮，井花水三升，煮三沸，温服一升。〔原注〕治大人风引，少小惊痫，瘈疭，日数十发，医所不疗，除热方。巢氏云：脚气宜风引汤。○按：《巢源·脚气候》云："脉微而弱，宜服风引汤。"

〔尤〕此下热清热之剂，孙奇以中风多从热起，故特附于此欤。中有姜桂石脂龙蛎者，盖以涩驭泄，以热监寒也。然亦猛剂，用者审之。

按：此方，亦非宋人所附。《外台·风痫门》引崔氏甚详。云：疗大人风引。少小惊痫瘈疭，日数十发，医所不能疗，除热镇心，紫石汤。方，与本方同。上十二味，捣筛，盛以韦囊，置于高凉处。大人欲服，乃取水二升，先煮两沸，便内药方寸匕，又煮取一升二合，滤去滓，顿服之；少小未满百日，服一合。热多者，日二三服，每以意消息之。永嘉二年，大人小儿，频行风痫之病，得发例不能言，或发热，半身掣缩，或五六日，或七八日死，张思惟合此散，所疗皆愈。此本仲景《伤寒论》方，《古今录验》、范汪同。《千金·风癫门》紫石散，即本方，主疗服法并同。由此观之，风引，即风痫掣引之谓，而为仲景之方甚明，程氏、尤氏辈亦何不考也。但除热瘫痫四字，义未允，刘氏《幼幼新书》作"除热去瘫痫"；楼氏《纲目》作"除热癫痫，"王氏《准绳》同。其改"瘫"作"癫"，于理为得矣。

汪氏《医方集解》云：侯氏黑散、风引汤，喻氏虽深赞之，亦未知其果当以此治风而获实验乎，抑亦门外之揣摩云尔也。

防己地黄汤　治病如狂状，妄行独语不休，无寒热，其脉浮。

防己一分　桂枝三分　防风三分　甘草一分　○赵本，"分"并作"钱"，非。

上四味，以酒一杯，渍之一宿，绞取汁，生地黄二斤，㕮咀，蒸之，如斗米饭久，以铜器盛其汁，更绞地黄汁，和，分再服。

〔尤〕赵氏云：狂走谵语，身热脉大者，属阳明也，此无寒热，其脉浮者，乃血虚生热，邪并于阳而然。桂枝、防风、防己、甘草，酒浸取汁，用是轻清，归之于阳，以散其邪；用生地黄之甘寒，熟蒸使归于阴，以养血除热，盖药生则散表，熟则补衰，此煎煮法，亦表里法也。

《兰台轨范》云：此方他药轻，而生地独重，乃治血中之风也，此等法最宜细玩。

按：此方程氏、《金鉴》，并不载，盖以为宋人所附也，未知果然否？《千金·风眩门》所收。却似古之制，今录于下以备考。

防己地黄汤　治言语狂错，眼目霍霍，或言见鬼，精神昏乱。

防己　甘草各二两　桂心　防风各三两　生地黄五斤，别切，勿合药，渍，疾小轻用二斤

上五味，㕮咀，以水一升，渍一宿，绞汁著一面，取滓着竹箦上，以地黄，著药滓上，于五斗米下蒸之，以铜器承取汁，饭熟，以向前药汁，合绞取之，分再服。

头风摩散方《千金》作"头风散方"。

大附子一枚，炮 ○《千金》云中形者，炮裂　**盐**等份 ○《千金》作如附子大。

上二味，为散。沐了，以方寸匕，已摩疢上，令药力行。"已"，徐、沈作"以"；尤本无。"疢"，赵本作"疾"。《千金》无"已"字，作"顶"。

按：《本草》藏器云：盐去皮肤风。此方，《外台》引《千金》。程氏、《金鉴》，并为宋人附方，是。

《三因》附子摩头散：治因沐头中风，多汗恶风，当先风一日而病甚，头痛不可以出，至日则少愈，名曰首风。即本方。

寸口脉沉而弱，沉即主骨，弱即主筋，沉即为肾，弱即为肝。汗出入水中，如水伤心，历节黄汗出，故曰历节。

〔**程**〕《圣济总录》曰：历节风者，由血气衰弱，为风寒所侵，血气凝涩，不得流通，关节诸筋，无以滋养，真邪相抟，所历之节悉皆疼痛，或昼静夜发，痛彻骨髓，谓之历节风也。节之交三百六十五，十二筋皆结于骨节之间，筋骨为肝肾所主，今肝肾并虚，则脉沉弱，风邪乘虚淫于骨节之间，致腠理疏而汗易出，汗者心之液，汗出而入水浴，则水气伤心，又从流于关节交会之处，风与湿相搏，故令历节黄汗而疼痛也。

〔**鉴**〕赵良曰：肾主水，骨与之合，故脉沉者，病在骨也。肝藏血，筋与之合，血虚则脉弱，故病在筋也。心主汗，汗出入水，其汗为水所阻，水汗相抟，聚以成湿，久变为热，湿热相蒸，是以历节发出黄汗也。

〔**尤**〕案后《水气篇》中云："黄汗之病，以汗出入水中浴，水从汗孔入得之。"合观二条，知历节、黄汗，为同源异流之病。其瘀郁上焦者，则为黄汗，其并伤筋骨者，则为历节也。

按："寸口脉沉"以下，止"即为肝"二十二字，《脉经》，移于下文"味酸则伤筋"之首，文脉贯通，旨趣明显，盖古本当如是矣。

跌阳脉浮而滑，滑则谷气实，浮则汗自出。

〔沈〕此诊跌阳，则知胃家内湿招风为病也。跌阳脉浮，浮为风邪入胃，滑为水谷为病，此显脉浮而滑者，乃素积酒谷湿热招风为谷气实，然内湿外风相蒸，风热外越，津液随之，故汗自出也。

〔程〕亦历节之脉。

少阴脉浮而弱，弱则血不足，浮则为风，风血相搏，即疼痛如掣。

〔程〕少阴肾脉也，胗在太溪。若脉浮而弱，弱则血虚，虚则邪从之，故令浮弱。风血相抟，则邪正交争于筋骨之间，则疼痛如掣。

〔尤〕跌阳少阴二条合看，知阳明谷气盛者，风入必与汗偕出，少阴血不足者，风入遂著而成病也。

盛人脉涩小，短气，自汗出，历节疼，不可屈伸，此皆饮酒，汗出当风所致。"自"，原本作"血"，今根据诸本改之。

〔魏〕盛人者，肥盛而丰浓之人也，外盛者中必虚，所以肥人多气虚也。气虚必短气，气虚必多汗，汗出而风入筋骨之间，遂历节疼痛之证见矣。

〔尤〕缘酒客湿本内积，而汗出当风，则湿复外郁，内外相召，流入关节，故历节痛不可屈伸也。合三条观之，汗出入水者，热为湿郁也；风血相抟者，血为风动也；饮酒汗出当风者，风湿相合也。历节病因，有是三者不同，其为从虚所得则一也。

诸肢节疼痛，身体尪羸，脚肿如脱，头眩短气，温温欲吐，桂枝芍药知母汤主之。"尪"，赵本作"尪"，沈、尤、《金鉴》同；魏作"尪"。按：此当作"尪"。《脉经》作"尪瘰"，非。

〔魏〕湿热在体，风邪乘之而历节成矣，于是掣痛之势如脱，甚不可奈。湿上甚而为热，热上甚而引风，风上甚而耗气冲胸，头眩短气，温温欲吐，皆风邪、热邪、湿邪合为患者也。主之以桂枝芍药知母汤，以桂枝、防风、麻黄、生姜之辛燥，治风治湿；白术、甘草之甘平，补中；芍药、知母之酸寒、苦寒，生血清热，是风、湿、热三邪，并除之法也。其间加附子，走湿邪于经队中，助麻、桂为驱逐，非以温经也，况此方，乃通治风、湿、热三邪之法。非嵩 ① 为瘦人出治也。肥人平日阳虚于内者多，非扶助其阳气，则邪之入筋骨间者，难于轻使之出，用附子于肥人，尤所宜也，勿嫌其辛温，而云不可治血虚内热之证也。瘦人阴虚，火盛之甚，加芍药，减附子，又可临时善其化裁矣。

按：历节，即《痹论》所谓行痹、痛痹之类，后世呼为痛风，丹溪有《痛风论》，见于《格致余论》，知是元以降之称。《三因》《直指》称白虎历节风是也。白虎病，见于《外台》引《近效》云：其疾昼静而夜发，发即彻髓酸疼，乍歇，其疾如虎之啮，故曰白虎病。此即历节风也，而别为一证，恐非。盖风、寒、湿三气杂至，合而所发，痛久则邪盛正弱，身体即尪羸也。痹气下注，脚肿如脱，上行则头眩短气，扰胃则温温欲吐，表里上下皆痹，故其治亦杂揉，桂、麻、防风发表行痹，甘草、生姜和胃调中，芍药、知母和阴清热，而附子用知母之半，行阳除寒，白术合于桂、麻，则能祛表里之湿，而生姜多用，以其辛温，又能使诸药宣行也。与越婢加术附汤，其意略同。沈氏则谓脾、胃、肝、肾俱虚，非也。"温温"，《金鉴》改作"嗢嗢"，不必然。详见于《伤寒论辑义》。

桂枝芍药知母汤方

桂枝四两　芍药三两　甘草二两　麻黄二两　生姜五两　白术五两　知母四两
防风四两　附子二两，炮 ○ "二两"赵作"一枚"。

上九味，以水七升，煮取二升，温服七合，日三服。按：《千金》《外台》防风汤，"七升"作"一斗"；"二升"作"三升"。

《外台》《古今录验》防风汤，主身体四肢节解，疼痛如堕脱，肿，案之皮急，头眩短气，温温闷乱如欲吐。

即本方，去麻黄。

《千金》防风汤，主疗与《外台》同。

于本方，无麻黄、附子，有半夏、杏仁、芎䓖。

味酸则伤筋，筋伤则缓，名曰泄；咸则伤骨，骨伤则痿，名曰枯；枯泄相搏，名曰断泄。荣气不通，卫不独行，荣卫俱微，三焦无所御，四属断绝，身体羸瘦，独足肿大。黄汗出，胫冷。假令发热，便为历节也。"四属"，程作"四肢"，此条程、魏接下乌头汤为一条，非。

〔徐〕此论饮食伤阴，致荣卫俱痹，足肿胫冷，有类历节，但当以发热

---

① 嵩：音 zhuān，同"专"。

别之也。谓饮食既伤阴，然味各归其所喜政，酸为肝之味，过酸则伤筋，筋所以束骨而利机关，伤则缓漫不收，肝气不敛，故名曰泄。咸为肾之味，过咸则伤肾，肾所以华发而充骨，伤则髓竭精虚，肾气痿惫，故名曰枯。肝肾者，人之本也，肾不荣而肝不敛，根销源断故曰断泄。饮食伤阴，荣先受之，乃荣气不通，荣卫本相依，荣伤，卫不独治，因循既久，荣卫俱微，三焦所以统领内气而充贯四肢者也，失荣卫之养，而无所恃以为御，御者摄也，四属之气不相统摄而断绝，四属者，四肢也。元气既惫，身体羸瘦，足尤在下，阳气不及，肿大胫冷，荣中气郁，则热而黄汗，然此皆阴分，病非历节，历节挟外之湿邪而重且痛也，唯外邪必发热，故曰假令发热，是表分亦有邪，从肌肉而历关节，便为历节。

〔尤〕虚病不能发热，历节则未有不热者，故曰假令发热，便为历节。后《水气篇》中又云："黄汗之病，两胫自冷，假令发热，此属历节。"盖即黄汗历节而又致其辨也。

〔鉴〕名曰断泄之"泄"字，当是"绝"字，始与下文相属，必是传写之讹。

按：《平脉法》，林亿注：四属者，谓皮、肉、脂、髓。成注亦同。

病历节，不可屈伸、疼痛，乌头汤主之。《脉经》作"疼痛不可屈伸"，是。

〔沈〕此寒湿历节之方也。经谓风寒湿三气合而为痹，此风少，寒湿居多，痹于筋脉关节肌肉之间，以故不可屈伸疼痛，即寒气胜者，为痛痹是也。所以麻黄通阳出汗散邪而开痹著，乌头驱寒而燥风湿，芍药收阴之正，以蜜润燥，兼制乌头之毒，黄芪、甘草固表培中，使痹著开而病自愈，谓治脚气疼痛者，亦风寒湿邪所致也。

乌头汤方　治脚气疼痛，不可屈节。尤本"治"上有"亦"字。程、《金鉴》删"治"以下九字。按：此后人所添，今从之。

麻黄　芍药　黄芪各三两　**甘草**炙　**川乌**五枚，㕮咀，以蜜二升，煎取一升，即出乌头　○按："甘草"原本及赵、程、魏、《金鉴》，并欠两数；俞、徐、沈、尤，并云三两，未知何据。

上五味，㕮咀四味，以水三升，煮取一升，去滓，内蜜煎中，更煎之，服七合，不知，尽服之。

张氏《医通》云：乌头善走入肝，逐风寒，故筋脉之急者，必以乌头治之。然以蜜煎，取缓其性，使之留连筋骨，以利其屈伸，且蜜之润，又可益血养筋，兼制乌头燥热之毒。

《千金》大枣汤，治历节疼痛。

于本方，去芍药、附子，加乌头、大枣、生姜。

矾石汤　治脚冲气衝心。"衝"赵作"冲"；程本、《金鉴》，不载此方，至篇末五方并删。

矾石二两　○《杂疗方》作半斤。

上一味，以浆水一斗五升，煎三五沸，浸脚良。此方《杂疗·救卒死篇》，无"浆"字。《千金翼》"浸"下有"洗"字。

〔**尤**〕脚气之病，湿伤于下，而气冲于上。矾石味酸涩，性燥，能却水收湿解毒，毒解湿收，上冲自止。

按：《千金》论脚云：魏周之代，盖无此疾，所以姚公《集验》殊不殷勤，徐王撰录未以为意。《外台》苏长史云：晋宋以前，名为缓风，古来无脚气名。由此观之，此方亦是宋以前人所附，非仲景原方明矣。程云凡仲景方经，证在前而方在后，未有方在前而证在后者。固然。

附　　方

《古今录验》续命汤

治中风痱，身体不能自收，口不能言，冒昧，不知痛处，或拘急不得转侧。〔原注〕姚云：与大续命同，兼治妇人产后去血者及老人小儿。○按：《外台·风痱门》，载《古今录验》西州续命汤即是；"冒昧"下有"不识人"三字。《千金》名大续命汤，而西州续命汤，主疗与此同，无人参，有黄芩，分两亦异，主疗与姚同。

麻黄　桂枝　当归　人参　石膏　干姜　甘草各三两　**芎䓖　杏仁**四十枚《千金》用芎䓖三两。《外台》麻黄三两，芎䓖一两，余各二两，杏仁与本方同。俞本，芎䓖一两五钱，非。

上九味，以水一斗，煮取四升，温服一升，当小汗，薄覆脊，凭几坐，汗出则愈。不汗，更服，无所禁，勿当风。并治但伏不得卧，咳逆上气，面目浮肿。"浮"，《外台》作"洪"。

〔**沈**〕《灵枢》云：痱之为病，身无痛者。四肢不收，智乱不甚，其言微，甚则不能言，不可治，故后人仿此而出方也。

〔**尤**〕痱者，废也，精神不持，筋骨不用，非特邪气之扰，亦真气之衰也。麻黄、桂枝所以散邪；人参、当归所以养正；石膏合杏仁助散邪之力；

金匮玉函要略辑义

甘草合干姜，为复气之需。乃攻补兼行之法也。

按：《汉·贾谊传》云：辟者一面病，痱者一方病。师古注：辟，足病。痱，风病也。《圣济总录》云：痱，《字书》病痱而废，肉非其肉者，以身体无痛，四肢不收而无所用也。楼氏《纲目》云：痱，废也。痱，即偏枯之邪气深者，以其半身无气营运，故名偏枯；以其手足废而不收，或名痱、或偏废、或全废，皆曰痱也。知是痱，即中风之谓。《脉解篇》瘖俳，即瘖痱也。徐则谓"痱者，痹之别名"，此说本喻氏《法律》，尤误矣。《外台》本方煎法后云：范汪方，主病及用水升数，煮取多少，并同。汪云：是仲景方，本欠两味。汪为东晋人，而其言如此，正知此亦仲景旧方，原本失载，宋臣因而附之也。

虞氏《医学正传》云：《金匮要略》本方，有石膏、当归，无附子、防风、防己，愚案本方，石膏、当归，固不可无，而附子、防风、防己，尤不可缺。此恐传写者之脱简耳。简按：续命汤，《千金》《外台》所载，凡数十方，唯《外台·风身体手足不随门》《古今录验》小续命汤方中，附子、石膏并用，虞氏之言，不可从。

王氏《古方选注》云：《古今录验》者，其方录于竹简，从古至汉，始刊于《金匮》附方中，续命者，有却病延年之功。

按：十六国春秋，有卢循，遗刘裕益智粽，裕乃答以续命汤。又欧阳修有细为续命丝之句，可征二字之谓延年矣。

053

《千金》三黄汤

治中风手足拘急，百节疼痛，烦热心乱，恶寒，经日不欲饮食。《千金·贼风门》云：仲景三黄汤，"拘急"作"拘挛"。○《三因》云：兼治贼风、偏风、猥退风、半身不遂、失瘖不言。

麻黄五分　**独活**四分　**细辛**二分　**黄芪**二分　**黄芩**三分

上五味，以水六升，煮取二升，分温三服，一服小汗，二服大汗。心热加大黄二分，腹满加枳实一枚，气逆加人参三分，悸加牡蛎三分，渴加栝楼根三分，先有寒加附子一枚。"心热"，《千金》作"心中热"。《千金翼》"一枚"下，有"此仲景方神秘不传"八字。

〔魏〕亦为中风正治而少为变通者也。以独活代桂枝，为风入之深者设也。以细辛代干姜，为邪入于经者设也。以黄芪补虚以熄风也；以黄芩代石膏清热，为湿郁于下，热甚于上者设也。心热加大黄，以泄热也；腹满加枳实，以开郁行气也；气逆加人参，以补中益胃也；悸加牡蛎，防水邪也；渴加栝楼根，以肃肺生津除热也。大约为虚而有热者言治也，先有寒，即素有寒也，素有寒则无热可知，纵有热亦内真寒，外假热而已。云加附子，则方中之黄芩亦应斟酌矣，此又为虚而有寒者言治也。

《近效方》术附汤

治风虚头重眩，苦极，不知食味，暖肌补中，益精气。《外台》此下，载"甘草附子汤，主疗风湿相抟，骨节疼痛"云云三十余字。

白术二两　附子一枚半，炮，去皮　甘草一两，炙

上三味，锉，每五钱匕，姜五片，枣一枚，水盏半，煎七分，去滓，温服。

〔徐〕肾气空虚，风邪乘之，漫无出路，风挟肾中浊阴之气，厥逆上攻，致头中眩苦至极，兼以胃气亦虚，不知食味，此非轻扬风剂可愈。故用附子暖其水脏，白术、甘草暖其土脏，水土一暖，犹之冬月井中，水土既暖，阳和之气，可以立复，而浊阴之气，不驱自下矣。

按：《外台·风头眩门》所载《近效》白术附子汤，有桂枝而无生姜、大枣。上四味，切，以水六升，煮取三升，分为三服，日三，初服得微汗即解。能食，复烦者，将服五合以上愈。此本仲景《伤寒论》方，即是甘草附子汤也，而此所载，去桂加术附子汤，且煎法及分两，宋人所改，不知何以差谬如此，盖孙奇等失之不检也。

崔氏八味丸

治脚上入，少腹不仁。

干地黄八两　山茱萸　薯蓣各四两　泽泻　茯苓　牡丹皮各三两　桂枝　附子炮，各一两

上八味，末之，炼蜜和丸，梧子大。酒下十五丸，日再服。

〔尤〕肾之脉，起于足而入于腹，肾气不治，湿寒之气，随经上入，聚于少腹，为之不仁，是非驱湿散寒之剂，所可治者，须以肾气丸补肾中之气，以为生阳化湿之用也。

按：《外台·脚气不随门》载崔氏方。凡五条，第四条云：若脚气上入少腹，少腹不仁，即服张仲景八味丸，方用泽泻四两，附子二两，桂枝三两，山茱萸五两，余并同于本书。旧唐《经籍志》《崔氏纂要方》十卷，崔知悌撰。新唐《艺文志》崔行功撰。所谓崔氏其人也，不知者或以为仲景收录崔氏之方，故详及之。

金匮玉函要略辑义

《千金方》越婢加术汤

治肉极，热则身体津脱，腠理开，汗大泄，厉风气，下焦脚弱。

麻黄六两　　石膏半斤　　生姜二两　　甘草二两　　白术四两　　大枣十五枚

上六味，以水六升，先煮麻黄，去上沫，纳诸药，煮取三升，分温三服，恶风，加附子一枚，炮。

按：徐、沈以厉风为癞，甚误矣。《外台》引《删繁·肉极论》曰："凡肉极者，主脾也，脾应肉，肉与脾合，若脾病则肉变色"云云，脾风之状，多汗，阴动，伤寒，寒则虚，虚则体重怠惰，四肢不欲举，不欲饮食，食则咳，咳则右胁下痛，隐隐引肩背，不可以动转，名曰厉风是也。又按：《千金·肉极门》不见方，云"方见七卷中"，而今考之七卷中，《脚气门》所载越婢汤，有附子，故《外台·肉极门》引《千金》，亦有附子。煎法后云"一名起脾汤"，而《脚气门》越婢汤方后注云"此仲景方，本云越婢加术汤"。又无附子。胡洽云：若恶风者，加附子一枚，多冷痰者，加白术。盖孙奇等，彼是凑合所录，故与《外台》有少异焉。

卷 二

血痹虚劳病脉证并治第六

论一首　脉证九条　方九首

问曰：血痹病从何得之？师曰：夫尊荣人，骨弱肌肤盛，重因疲劳汗出，卧不时动摇，加被微风，遂得之。但以脉自微涩，在寸口、关上小紧，宜针引阳气，令脉和紧去则愈。"因"，赵本作"困"。"卧"上，《脉经》有"起"字；"加"作"如"。"关上"下沈本有"尺中"二字。《千金》"但"上有"形如风状"四字；"紧"上无"小"字；《脉经》并同。

〔鉴〕历节属伤气也，气伤痛，故疼痛也。血痹，属伤血也，血伤肿，故麻木也。前以明邪气聚于气分，此以明邪气凝于血分，故以血痹名之也。尊荣人，谓膏粱之人，素食甘肥，故骨弱肌肤盛重，是以不任疲劳，则汗出，汗出则腠理开。亦不胜久卧，卧则不时动摇，动摇即加被微风，亦遂得以干之。此言膏粱之人，外盛内虚，虽微风小邪，易为病也。然何以知病血痹也？但以身体不仁，脉自微涩，则知邪凝于血故也。寸口关上小紧，亦风寒微邪应得之脉也。针能导引经络取诸痹，故宜针引气血，以泻其邪，令脉不涩而和，紧去邪散，血痹自通也。

《医通》云：血痹者，寒湿之邪，痹著于血分也。辛苦劳勤①之人，皮腠致密，筋骨坚强，虽有风寒湿邪，莫之能客，惟尊荣奉养之人，肌肉丰满，筋骨柔脆，素常不胜疲劳，行卧动摇，或遇微风，则能痹著为患，不必风寒湿之气杂至而为病也。夫血痹者，即《内经》所谓"在脉则血凝不流"，仲景直发其所以不流之故，言血既痹，脉自微涩，然或寸、或关、或尺，其脉见小急之处，即风入之处也，故其针药所施，皆引风外出之法也。

---

① 勤：音 yì，劳苦。

按:《五脏生成篇》曰：卧出而风吹之，血凝于肤者为痹。王注：痹，谓痛[1]痹也。《广韵》，音顽，《巢源》《千金》，间有顽痹之文，知"顽麻"之"顽"，原是"瘅"字。此即血痹也。而《易通卦验》曰：太阳脉虚，多病血痹。郑玄注：痹者气不达，未当至为病。盖血痹之称，昉见于此。《千金》云：风痹游走无定处，名曰血痹，后世呼麻木者即是。《活人书》云：痹者闭也，闭而不仁，故曰痹也，本出于《中藏经》。

血痹阴阳俱微，寸口关上微，尺中小紧，外证身体不仁，如风痹状，黄芪桂枝五物汤主之。《千金》，作"如风状"；《脉经》作"如风落状"，并非。

〔鉴〕此承上条，互详脉证，以明其治也。上条言六脉微涩，寸口关上小紧，此条言阴阳，寸口关上俱微，尺中亦小紧，合而观之，可知血痹之脉浮沉，寸口、关上、尺中俱微、俱涩、俱小紧也。微者虚也，涩者滞也，小紧者邪也，故血痹应有如是之诊也。血痹外证，亦身体顽麻，不知痛痒，故曰：如风痹状。

〔沈〕血痹，乃阴阳荣卫俱微，邪入血分而成血痹。中上二焦阳微，所以寸口、关上脉亦见微，微邪下连营血主病，故尺中小紧。是因气虚受邪而成血痹也，用桂、芍、姜、枣，调和营卫而宣阳气，虽然，邪痹于血，因表阳失护而受邪，故以黄芪补其卫外之阳，阴阳平补，俾微邪去，而痹自开矣。

〔尤〕不仁者，肌体顽痹，痛痒不觉，如风痹状，而实非风也。以脉阴阳俱微，故不可针而可药，经所谓阴阳形气俱不足者，勿刺以针而调以甘药也。

按:《血气形志篇》王注：不仁，谓不应用则瘅痹矣。《巢源·血痹候》云：血痹者，由体虚邪入于阴经故也。血为阴，邪入于血而痹，故为血痹也。其状形体如被微风所吹，此形容顽痹之状也。风痹，诸家不注，唯《金鉴》云："不似风痹历关节流走疼痛也"，此以风痹为历节，恐误也。《巢源·风痹候》云：痹者风寒湿三气杂至，合而成痹，其状肌肉顽浓，或疼痛，由人体虚，腠理开，故受风邪也。据此则风痹乃顽麻、疼痛兼有，而血痹则唯顽麻而无疼痛，历节则唯疼痛而不顽麻，三病各异，岂可混同乎。

---

① 瘅：音 wán，手足麻木。

黄芪桂枝五物汤方

黄芪_{三两}　芍药_{三两}　桂枝_{三两}　生姜_{六两}　大枣_{十二枚} ○赵本作"十一枚",非。

上五味,以水六升,煮取二升,温服七合,日三服。〔原注〕一方有人参。
○按:《千金》用"人参三两",凡六味,故单名黄芪汤,无"五物"二字。

按: 据桂枝汤法,生姜当用三两,而多至六两者何?生姜味辛,专行脾之津液,而和营卫药中用之,不独专于发散也。成氏尝论之,其意盖亦在于此耶。

夫男子平人,脉大为劳,极虚亦为劳。尤本,"极"上有"脉"字。

〔魏〕虚劳者,因劳而虚,因虚而病也。人之气通于呼吸,根于脏腑,静则生阴,动则生阳,阴阳本气之动静所生,而动静能生气之阴阳,此二神两化之道也。故一静一动,互为其根,在天在人,俱贵和平,而无取于偏胜,偏则在天之阳愆阴伏而化育乖,在人则阳亢阴独而疾病作。然则虚劳者过于动而阳烦,失于静而阴扰,阴日益耗而阳日益盛也,是为因劳而虚,因虚而病之由然也。虚劳必起于内热,终于骨蒸,有热者十有七八,其一二虚寒者,必邪热先见,而其后日久,随正气俱衰也。夫脉大者,邪气盛也,极虚者,精气夺也,以二句揭虚劳之总,而未尝言其大在何脉,虚则何经,是在主治者,随五劳七伤之故而谛审之,岂数言可尽者乎。

〔鉴〕李彣曰:平人者,形如无病之人,经云脉病人不病者是也。劳则体疲于外,气耗于中。脉大非气盛也,重按必空濡,乃外有余而内不足之象,脉极虚则精气耗矣。盖大者,劳脉之外暴者也;极虚者,劳脉之内衰者也。

男子面色薄者,主渴及亡血,卒喘悸。脉浮者,重虚也。

〔魏〕仲景再为验辨之于色、于证、于脉以决之。男子面色薄,即不泽也,此五脏之精夺,而面色失其光润也,然光必在面皮内蕴,润必在面皮内敷,方为至厚。若夫见呈耀,则亦非正浓色矣,今言薄,则就无光润者言也,其人必患消渴及诸失亡其血之疾,因而喘于胸而悸于心。卒者,忽见忽已之谓。

〔沈〕阴血虚而阳气则盛,虚火上潜,津液不充则渴。气伤而不摄血,则亡血,虚阳上逆,冲肺卒喘,心荣虚而真气不敛,则悸。

〔尤〕脉浮为里虚,以劳则真阴失守,孤阳无根,气散于外,而精夺于内也。

男子脉虚沉弦，无寒热，短气里急，小便不利，面色白，时目瞑，兼衄，少腹满，此为劳使之然。《脉经》作"时时目瞑"。

〔鉴〕此复申虚极为劳，以详其证之义也。脉虚沉弦，阴阳俱不足也；无寒热，是阴阳虽不足而不相乘也；短气面白，时瞑兼衄，乃上焦虚而血不荣也；里急，小便不利，少腹满，乃下焦虚而气不行也。凡此脉证，皆因劳而病也，故曰：此为劳使之然。

〔程〕白为肺色，鼻为肺窍，气既不能下化，则上逆于头，故目为之瞑，迫于血而鼻为之衄也。《内经》曰：劳则气耗，其类是欤。

按： 本篇标"男子"二字者，凡五条，未详其意，诸家亦置而无说。盖妇人有带下诸病，产乳众疾，其证似虚劳而否者，不能与男子无异，故殊以男子二字别之欤。

劳之为病，其脉浮大，手足烦，春夏剧，秋冬瘥，阴寒精自出，酸削不能行。《脉经》"酸"上有"足"字；"行"下有"少阴虚满"四字。"酸削"，《巢源》作"痠廥"；《外台》作"痠削"。

卷二

〔徐〕脉大既为劳矣，而更加浮，其证则手足烦，盖阴既不足而阳必盛也。

〔魏〕邪本阴亏阳亢，内生之焰也，然亦随天时为衰旺。春夏者阳时也，阴虚之病必剧；秋冬者阴时也，阴虚之病稍瘥。火盛于上，则必阳衰于下，邪火炽于上焦，邪寒凝于下焦，阴寒即内迫，阳精自外出，为白浊、为遗精、为鬼交，皆上盛下虚之必致也。精既出夺，必益虚寒，腿脚酸软，肌肉瘦削，遂不可行立而骨痿不能起于床矣。

按： 阴寒，程云："寒"字作"虚"字看。《金鉴》直以为传写之讹，误甚矣。阴寒者，阴冷也，乃七伤之一。《巢源》云："肾主精，髓开窍于阴，今阴虚阳弱，血气不能相荣，故使阴冷也，久不已，则阴痿弱"是也。魏为阴寒之气，亦非。酸削，《巢源》作"痠廥"。《周礼·疳首疾》注云：疳，酸削也。疏云：人患头痛，则有酸嘶而痛。《千金·妇人门》酸嘶恍惚，不能起居。刘熙《释名》云：酸，逊也，逊遁在后也。言脚疼力少，行遁在后，以逊遁者也。消，弱也，如见割消，筋力弱也。即酸削，痠廥，酸嘶，酸嘶，与酸削同。

朱氏《格致余论》云：《内经》冬不藏精者，春必病温。若于此时，纵嗜欲，至春升之际，必有温热病，今人多春末夏初，患头痛脚软，食少体热，仲景谓"春夏剧，秋冬瘥"，正俗所谓注夏病也。按：本条所说，与注夏病不相干，此恐非也。

男子，脉浮弱而涩，为无子，精气清冷。〔原注〕一作泠。〇"浮"，《脉经》《巢源》作"微"。按：泠，水名，作"冷"为是。

〔沈〕此以脉断无子也。男精女血，盛而成胎，然精盛脉亦当盛。若浮弱而涩者，浮乃阴虚，弱为真阳不足，涩为精衰，阴阳精气皆为不足，故为精气清冷，则知不能成胎，谓无子也。盖有生而不育者，亦是精气清冷所致，乏嗣者可不知之而守养精气者乎。

〔尤〕精气交亏，而清冷不温，此得之天禀薄弱，故当无子。

《巢源·虚劳无子候》云：丈夫无子者，其精清如水，冷如冰铁，皆为无子之候。

夫失精家，少腹弦急，阴头寒，目眩。〔原注〕一作目眦痛。**发落，脉极虚芤迟，清谷，亡血，失精。**"目眩"，《脉经》作"目眦痛"。按：此条原本，连下桂枝龙蛎汤。今依程本，分作二条。

〔魏〕失精家，肾阳大泄，阴寒凝闭，小腹必急，小腹中之筋，必如弦之紧而不能和缓，阴头必寒。下真寒如是，上假热可征矣，火浮则目眩，血枯则发落。诊其脉必极虚，或浮大，或弱涩，不待言矣，更兼芤、迟，芤则中虚，胃阳不治；迟则里寒，肾阳无根。或便清谷，中焦无阳也；或吐衄、亡血，上焦浮热也；或梦交遗精，下焦无阳也。此虚劳之所以成而精失血亡，阴阳俱尽也。

《巢源·虚劳失精候》云：肾气虚损，不能藏精，故精漏失。其病小腹弦急，阴头寒，目眦痛，发落。令其脉数而散者，失精脉也。凡脉芤动微紧，男子失精也。

脉得诸芤动微紧，男子失精，女子梦交，桂枝龙骨牡蛎汤主之。《脉经》，"桂枝"下有"加"字。

〔尤〕脉得诸芤动微紧者，阴阳并乖而伤及其神与精也，故男子失精，女子梦交。沈氏所谓劳伤心气，火浮不敛，则为心肾不交，阳泛于上，精孤于下，火不摄水，不交自泄，故病失精，或精虚心相内浮，扰精而出，则成梦交者是也。徐氏曰：桂枝汤，外证得之，能解肌去邪气，内证得之，能补虚调阴阳，加龙骨、牡蛎者，以失精梦交为神情间病，非此不足以收敛其浮越也。

桂枝加龙骨牡蛎汤方〔原注〕《小品》云：虚弱浮热汗出者，除桂，加白薇、附子各三分，故曰二加龙骨汤。

桂枝　芍药　生姜各三两　**甘草**二两　**大枣**十二枚　**龙骨　牡蛎**各三两

上七味，以水七升，煮取三升，分温三服。

按：《小品》之文，出于《外台·虚劳梦泄精门》云：《小品》龙骨汤，疗梦失精，诸脉浮动心悸少急，隐处寒，目眶疼，头发脱者。常七日许一剂，至良。方同，煮法后云"虚羸浮热汗出"云云。又，深师桂心汤，疗虚喜梦与女邪交接，精为自出方，一名喜汤，亦与本方同。《本草》：白薇，益阴清热。

天雄散方程氏、《金鉴》，并删此方。

天雄三两，炮　**白术**八两　**桂枝**六两　**龙骨**三两

上四味，杵为散，酒服半钱匕，日三服。不知，稍增之。

〔徐〕恐失精家有中焦阳虚，变上方而加天雄、白术。

〔尤〕按：此疑亦后人所附，为补阳摄阴之用也。

按：《外台》，载范汪疗男子虚失精，三物天雄散。即本方，无龙骨。云：张仲景方，有龙骨，文仲同。知是非宋人所附也。按：天雄，《本草》大明云：助阳道，暖水脏，补腰膝，益精。

男子平人，脉虚弱细微者，喜盗汗也。"喜"，赵本作"善"。"汗"下，《脉经》有"出"字。

〔魏〕男子平人，为形若无病者言也。其形虽不病，而其脉之虚而弱，则阳已损也。细而微则阴已消也。阳损必驯至于失精，阴耗必驯至于亡血也。验其外证，必喜盗汗。阳损斯表不固，阴损而热自发。皆盗汗之由，而即虚劳之由也。

《巢源·虚劳盗汗候》云：盗汗者，因眠睡而身体流汗也。此由阳虚所致，久不已，令人羸瘠枯瘦，心气不足，亡津液故也。诊其脉，男子平人，脉虚弱微细，皆为盗汗脉也。

按：《金鉴》云：此节脉证不合，必有脱简。未知其意如何。盖虚劳盗汗，脉多虚数，故有此说乎。

人年五六十，其病脉大者，痹挟背行，若肠鸣，马刀侠瘿者，皆为劳得之。"脉"下，程有"浮"字。"若"，赵作"苦"。

〔尤〕人年五六十，精气衰矣，而病脉反大者，是其人当有风气也。痹侠背行，痹之侠背者，由阳气不足，而邪气从之也。若肠鸣、马刀、侠瘿者，阳气以劳而外张，火热以劳而上逆。阳外张，则寒动于中而为肠鸣；火上逆，则与痰相抟而为马刀、侠瘿。李氏曰：瘿生乳腋下曰马刀，又夹生颈之两旁者为侠瘿。侠者，挟也；马刀，蛎蛤之属，疮形似之，故名马刀；瘿，一作缨，发于结缨之处。二疮一在颈，一在腋下，常相联系，故俗名疬串。

按：《金鉴》云："若肠鸣"三字，与上下文不属，必是错简。"侠瘿"之"瘿"字，当是"瘰"字。每经此证，先劳后瘰、先瘰后劳者有之，从未见劳瘿先后病也，必是传写之讹。此一偏之见，不可凭也。《灵·经脉篇》少阳所生病云："腋下肿，马刀侠瘿"，而《痈疽篇》云："其痈坚而不溃者，为马刀侠缨"，潘氏《医灯续焰》释之云："马刀，蛤蛎之属，痈形似之。侠缨者，发于结缨之处，大迎之下颈侧也，二痈一在腋，一在颈，常相联系，故俗名疬串。"义尤明显，知是"瘿"当依《痈疽篇》而作"缨"，马刀、侠瘿，即《灵·寒热篇》，所谓"寒热瘰疬"，及"鼠瘘寒热"之证。张氏注云：结核连续者为瘰疬，形长如蚬蛤者为马刀。又张氏《六要》云：马刀，小蚬也。圆者为瘰疬，长者为马刀，皆少阳经郁结所致，久成疬劳是也。盖瘰疬者，未溃之称，已溃漏而不愈者为鼠瘘，其所由出于虚劳。瘿者，考《巢源》等，瘤之生于颈下，而皮宽不急，垂搥搥然者。故《说文》云："瘿，颈瘤也。"与瘰疬迥别，"瘿"乃"缨"之讹无疑矣。又按：痹挟背行，若肠鸣、马刀、侠瘿，各是一证，非必三证悉见也，故以皆字而断之。

脉沉小迟，名脱气，其人疾行则喘喝，手足逆寒，腹满，甚则溏泄，食不消化也。按：沈云："喝"当作"急"，非也。《灵·经脉篇》喝喝而喘。

〔鉴〕脉沉、细、迟，则阳大虚，故名脱气。脱气者，谓胸中大气虚少，不充气息所用，故疾行喘喝也。阳虚则寒，寒盛于外，四末不温，故手足逆

金匮玉函要略释义

冷也。寒盛于中，故腹满溏泄，食不消化也。

〔**魏**〕沉、小兼数，则为阴虚血亡，沉、小兼迟，则必阳虚气耗也，故名之曰脱气。

按：《抱朴子》曰：奔驰而喘逆，或咳、或懑，用力役体，汲汲短乏者，气损之候也。面无光色，皮肤枯腊，唇焦脉白，腠理萎瘁者，血灭之证也。所谓气损，乃脱气也。

脉弦而大，弦则为减，大则为芤，减则为寒，芤则为虚，虚寒相搏，此名为革。妇人则半产漏下，男子则亡血失精。此条亦见于《辨脉》及《妇人杂病》。

〔**程**〕人之所以有身者，精与血也。内填骨髓，外溉肌肤，充溢于百骸，流行于脏腑，乃天一所生之水，四大藉此以成形，是先天之神气，必恃后天之精血，以为运用，有无相成，阴阳相生，毋令残害。若其人房室过伤，劳倦过度，七情暗损，六淫互侵，后天之真阴已亏，先天之神气并竭，在妇人则半产胞胎，或漏下赤白，在男子则吐衄亡血，或梦交泄精。诊其脉，必弦而大，弦为寒而大为虚，既寒且虚，则脉成革矣。革者如按鼓皮，中空之象，即芤大之脉。《内经》曰："浑浑革至如涌泉，病进而危弊。"故仲景一集中，前后三致意焉。

虚劳里急，悸，衄，腹中痛，梦失精，四肢痠疼，手足烦热，咽干口燥，小建中汤主之。《外台》，无"悸衄"二字；"口燥"下有"并妇人少腹痛"六字；引《古今录验》，名芍药汤。

〔**程**〕里急，腹中痛，四肢痠疼，手足烦热，脾虚也；悸，心虚也；衄，肝虚也；失精，肾虚也；咽干口燥，肺虚也。此五脏皆虚，而土为万物之母，故先建其脾土。

〔**尤**〕此和阴阳调营卫之法也。夫人生之道，曰阴曰阳，阴阳和平，百疾不生。若阳病不能与阴和，则阴以其寒独行，为里急，为腹中痛，而实非阴之盛也。阴病不能与阳和，则阳以其热独行，为手足烦热，为咽干口燥，而实非阳之炽也。昧者以寒攻热，以热攻寒，寒热内贼，其病益甚，惟以甘酸辛药，和合成剂，调之令和，则阳就于阴，而寒以温，阴就于阳，而热以和，医之所以贵识其大要也。岂徒云寒可治热，热可治寒而已哉。或问和阴阳调营卫是矣，而必以建中者，何也？曰，中者，脾胃也，营卫生成于水谷，而水谷转输于脾胃，故中气立，则营卫流行而不失其和；又中者，四运之轴，而阴阳之机也，故中气立，则阴阳相循，如环无端，而不极于偏。是方甘与辛合而生阳，酸得甘助而生阴，阴阳相生，中气自立，是故求阴阳之和者，必于中气，求中气之立者，必以建中也。

按：里急，诸家无明解，《巢源·虚劳里急候》云：劳伤内损，故腹里拘急也。《二十九难》云：冲脉之为病，逆气里急。丁注：逆气，腹逆也。里急，腹痛也。此云腹中痛，则《巢源》为是。

小建中汤方

桂枝三两，去皮　**甘草**三两，炙　**大枣**十二枚　**芍药**六两　**生姜**三两　**胶饴**一升
上六味，以水七升，煮取三升，去滓，内胶饴，更上微火消解，温服一升，日三服。呕家不可用建中汤，以甜故也。〔原注〕《千金》疗男女因积冷气滞，或大病后、不复常，苦四肢沉重，骨肉痠疼，吸吸少气，行动喘乏，胸满气急，腰背强痛，心中虚悸，咽干唇燥，面体少色，或饮食无味，胁肋腹胀，头重不举，多卧少起，甚者积年，轻者百日，渐致瘦弱，五脏气竭，则难可复常，六脉俱不足，虚寒乏气，小腹拘急，羸瘠百病，名曰黄芪建中汤，又有人参二两。○按：此《千金·肾脏》文，本于《肘后》，"积冷气滞"作"积劳虚损"；"胸满气急"作"小腹拘急"；"胁肋腹胀，头重不举"作"阴阳废弱，悲忧惨戚"。"六脉俱不足"以下，则《肺脏门》小建中汤主疗，"六脉俱不足"作"肺与大肠俱不足"，方后注云：《肘后》用黄芪、人参各二两，名黄芪建中汤，此所引颇舛。

〔**程**〕《内经》曰：脾为中央土，以灌四旁，故能生万物而法天地，失其职，则不能为胃行其津液，五脏失所养，亦从而病也。建中者，必以甘，甘草、大枣、胶饴之甘，所以健中而缓诸急。通行卫气者，必以辛、姜、桂之辛，用以走表而通卫。收敛荣血者，必以酸，芍药之酸，用以走里而收营。营卫流行，则五脏不失权衡，而中气斯建矣。

《外台》《集验》黄芪汤，即黄芪建中汤，方后云：呕者，倍生姜。又《古今录验》黄芪汤，亦即黄芪建中汤，方后云：呕即除饴糖。《总病论》云：旧有微溏，或呕者，不用饴糖也。

虚劳里急，诸不足，黄芪建中汤主之。

〔**尤**〕里急者，里虚脉急，腹当引痛也。诸不足者，阴阳诸脉，并俱不足，而眩、悸、喘、喝、失精、亡血等证，相因而至也。急者缓之必以甘，不足者补之必以温，而充虚塞空，则黄芪尤有专长也。

金匮玉函要略辑义

黄芪建中汤方

于小建中汤内，加黄芪一两半，余依上法。

气短胸满者，加生姜；腹满者，去枣，加茯苓一两半；及疗肺虚损不足，补气加半夏三两。《千金》及《外台》引《集验》，用"黄芪三两"；"气短胸满"四字作"呕者"二字，茯苓作"四两"，"及疗"以下十四字无；方后云：此本仲景方。

〔**程**〕生姜泄逆气，故短气胸满者，加生姜。甘令中满，故去大枣。淡能渗泄，故加茯苓，茯苓能止咳逆，故疗肺虚不足。补加半夏，未详。

按：小建中汤，黄芪建中汤，考《千金》诸书，主疗及分两异同，药剂增减颇多，兹见其一二，以示运用之法。

《千金》建中汤：治五劳七伤，小腹急痛，膀胱虚满，手足逆冷，食饮苦，吐酸，痰呕泄下，少气目眩，耳聋口焦，小便自利方。

于黄芪建中汤内，加干姜、当归、人参、半夏、橘皮、附子。

又，大建中汤，治五劳七伤小腹急，脐下彭亨，两胁胀满，腰脊相引，鼻口干燥，目暗眈眈，惯惯不乐，胸中气急，逆不下食饮，茎中策策痛，小便黄赤，尿有余沥，梦与鬼神交通去精，惊恐虚乏方。

于黄芪建中汤，加远志、当归、泽泻、人参、龙骨。《千金翼》无当归。

又，前胡建中汤，治大劳虚劣，寒热呕逆，下焦虚热，小便赤痛，客热上熏头目及骨肉疼痛口干方。

于黄芪建中汤，加前胡、当归、茯苓、人参、半夏。

又芍药汤，治产后苦腹少痛方。

即小建中汤。

又云：凡身重不得食，食无味，心下虚满，时时欲下，喜卧者，皆针胃脘、太仓，服建中汤及服平胃丸。

又，坚中汤治虚劳内伤，寒热呕逆吐血方。

于小建中汤方内，加半夏三两。《千金翼》无甘草、桂心，有生地黄。

《外台》《删繁》建中汤，疗肺虚损不足，补气方。

于黄芪建中汤内，加半夏。按：原文所载即是，盖系于后人所附。程云未详，失考耳。

又，《古今录验》黄芪汤，主虚劳里急，引少腹绞痛极挛，卵肿缩疼痛。

即黄芪建中汤，方后云：呕即除饴。

又，芍药汤，主疗及方，并与本文小建中汤同。

又黄芪汤，疗虚劳里急，少腹痛，气引胸胁痛，或心痛短气。

于黄芪建中汤内，加干姜、当归。

又，建中黄芪汤，疗虚劳短气，少腹急痛，五脏不足。

于黄芪建中汤，去芍药。

又，深师黄芪建中汤，疗虚劳腹满，食少，小便多。

于黄芪建中汤内，加人参、半夏，去饴。

又，《必效》黄芪建中汤，疗虚劳下焦虚冷，不甚渴，小便数。

于黄芪建中汤内，加人参、当归，若失精，加龙骨、白薇。

又，深师黄芪汤，疗大虚不足，少腹里急，劳寒拘引脐，气上冲胸，短气言语谬误，不能食，吸吸气乏闷乱者。

于黄芪建中汤内，加半夏、人参，去饴。若手足冷，加附子。

又，大建中汤，疗内虚绝里急，少气，手足厥逆，少腹挛急，或腹满弦急，不能食，起即微汗出阴缩，或腹中寒痛，不堪劳苦，唇口舌干，精自出，或手足乍寒乍热，而烦苦酸疼，不能久立，多梦寤，补中益气方。

于黄芪建中汤内，加人参、当归、半夏、附子，去饴。

又，《小品》黄芪汤，疗虚劳胸中客热，冷癖痞满，宿食不消吐噫，胁间水气，或流饮肠鸣，不生肌肉，头痛，上重下轻，目视茫茫，恍惚志损，常燥热，卧不得安，少腹急，小便赤余沥，临事不起，阴下湿，或小便白浊伤多方。

于黄芪建中汤内，加人参、当归，去饴。有寒，加厚朴。

《苏沈良方》云：小建中汤，治腹痛如神。然腹痛按之便痛，重按却不甚痛，此止是气痛；重按愈痛而坚者，当自有积也。气痛不可下，下之愈甚，此虚寒证也。此药偏治腹中虚寒，补血尤主腹痛。《三因方》治此证，加味小建中汤，于本方内加远志。

王氏《易简方》云：或吐或泻，状如霍乱，及冒涉湿寒，贼风入腹，拘急切痛，加附子三分，名附子建中汤。疝气发作，当于附子建中汤，煎时加蜜一箸头许，名蜜附子汤。《易简》小建中汤，无饴。

张氏《医说》云：养生必用方。论虚劳不得用凉药，如柴胡、鳖甲、青蒿、麦门冬之类，皆不用服，唯服黄芪建中汤。有十余岁女子，因发热、咳嗽、喘急，小便少，后来成肿疾，用利水药得愈，然虚羸之甚，遂用黄芪建中汤，日一服，三十余日遂愈。盖人禀受不同，虚劳小便白浊，阴脏人，服橘皮煎黄芪建中汤，获愈者甚众；至于阳脏人，不可用暖药，虽建中汤不甚热，然有肉桂，服之稍多，亦反为害。要之用药亦量其所禀，审其冷热，而不可一概以建中汤治虚劳也。出《医余》。

《圣济总录·结阴门》芍药汤，治非时便血。

小建中汤，去大枣。

《直指方》黄芪建中汤，治伤湿鼻塞、身痛。

即本方，不用胶饴。

又，加味建中汤，治诸虚自汗。

于本方，加炒浮小麦。

又，黄芪建中汤，加川芎、当归，治血刺、身痛。

危氏《得效方》黄芪建中汤，治汗出污衣，甚如坏染。皆由大喜伤心，喜则气散，血随气行。兼服妙香散，金银器、麦子、麦门冬煎汤下，病名红汗。

王氏《准绳》云：小建中汤，治痢不分赤白久新，但腹中大痛者神效。其脉弦急，或涩浮大，按之空虚，或举按皆无力者是也。

《示儿仙方》建脾散，治脾痞、胁痛。

即小建中汤加缩砂。

徐氏《医法指南》小建中汤，治失血虚者。

本方，阿胶代胶饴。

虚劳腰痛，少腹拘急，小便不利者，八味肾气丸主之。方见妇人杂病中。

〔程〕腰者肾之外候，肾虚则腰痛，肾与膀胱为表里，不得三焦之阳气以决渎，则小便不利，而少腹拘急，州都之官，亦失其气化之职，此水中真阳已亏，肾间动气已损，与是方以益肾间之气，气强则便溺行，而小腹拘急亦愈矣。

按：《抱朴子》云：今医家通明肾气之丸，内补五络之散，骨填枸杞之煎，黄芪建中之汤，将服之者，皆致肥，肾气丸、黄芪建中汤，出于晋以前，可以知矣。

《肘后》云：干地黄四两，茯苓、薯蓣、桂、牡丹、山茱萸各二两，附子、泽泻一两，捣蜜丸如梧子，服七丸，日三，加至十丸。此是张仲景八味肾气丸方。疗虚劳不足，大伤饮水，腰痛小腹急，小便不利。又云：长服即去附子，加五味子，治大风冷。《千金·补肾门》同，用干地黄八两，山茱萸、薯蓣各四两，泽泻、牡丹皮、茯苓各三两，桂心、附子各二两。注仲景云：常服去附子，加五味子。姚公云：加五味子二两，苁蓉四两。张文仲云：五味子、苁蓉各四两。

《和剂局方》八味丸，治肾气虚乏，下元冷惫，脐腹疼痛，夜多漩溺，脚膝缓弱，肢体倦怠，面色黧黑，不思饮食。又治脚上冲，少腹不仁，及虚劳不足，渴欲饮水，腰重疼痛，少腹拘急，小便不利；或男子消渴，小便反多，妇人转胞，小便不通。即本方，用茯苓、牡丹皮、泽泻各三两，熟干地黄八两，山茱萸、山药各四两，附子、肉桂各二两。方后云：久服壮元阳，益精髓，活血驻颜，强志轻身。

薛氏《医按》云：八味丸，治命门火衰，不能生土，以致脾胃虚寒，而患流注鹤膝等症，不能消溃收敛，或饮食少思，或食而不化，或脐腹疼痛，夜多漩溺。经云：益火之源以消阴翳，即此方也。又治肾水不足，虚火上炎，发热作渴，口舌生疮，或牙龈溃烂，咽喉作痛，形体憔悴，寝汗等证，加五味子四两。

吴氏《方考》云：今人入房盛，而阳事愈举者，阴虚火动也。阳事先痿者，命门火衰也。是方于六味中，加桂、附，以益命门之火，使作强之官得其职矣。

王氏《小青囊》云：又治下元冷惫，心火炎上，肾水不能摄养，多唾痰涎。又治肾虚齿痛，又治肾虚淋沥。

王氏《药性纂要》云：治一少年哮喘者，其性善怒，病发寒天，每用桂附八味地黄汤及黑锡丹而平。一次用之未效，加生铁落于八味汤中，一剂而愈。

《千金》肾气丸，治虚劳肾气不足，腰痛阴寒，少便数，囊冷湿，尿有余沥，精自出，阴痿不起，忽忽悲喜。

于本方，去牡丹皮，加玄参、芍药。《千金翼》，有牡丹皮，名十味肾气丸。

《千金》又方，治肾气不足，羸瘦日剧，吸吸少气，体重耳聋，眼暗百病。

于本方，去附子、山茱萸，加半夏。《千金》肾气丸，凡五方，今录其二。

严氏加味肾气丸，治肾虚腰重脚肿，小便不利。

于本方中，加车前子、川牛膝。薛氏云：治脾肾虚，腰重脚肿，小便不利，或肚腹肿胀，四肢浮肿，或喘急痰盛，已成蛊症，其效如神。

又十补丸，治肾脏虚弱，面色黧黑，足冷足肿，耳鸣耳聋，肢体羸瘦，足膝软弱，小便不利，腰脊疼痛，但是肾虚之证。

于本方中，加鹿茸、五味子。

《医垒元戎》都气丸，补左右二肾，水火兼益。

于本方中，加五味子。

钱氏《小儿方诀》地黄丸，治肾虚解颅，或行迟、语迟等症。

于本方中，去桂枝、附子。薛氏云：治肾经虚热作渴，小便淋秘，痰气上壅；或肝经血虚燥热，风客淫气而患瘰疬结核；或四肢发搐，眼目瞤动；或肺经虚火，咳嗽吐血，头目眩晕；或咽喉燥痛，口舌疮裂；或心经血虚有火，自汗盗汗，便血诸血；或脾虚湿热，下刑于肾，腰膝不利；或疥癣、疮毒等症。并用此为主，而佐以各脏之药。此药为天一生水之剂，若禀赋不足，肢体瘦弱，解颅失音；或畏明下窜，五迟五软，肾疳肝疳；或早近女色，精气亏耗，五脏齐损，凡诸虚不足之症，皆用此以滋化源，其功不能尽述。○按：此增味颇多，今省之。

虚劳诸不足，风气百疾，薯蓣丸主之。

薯蓣丸方

薯蓣三十分　当归　桂枝　曲《千金》作"神曲"，《局方》《三因》等并同。　干地黄　豆黄卷各十分。《千金》作"大豆黄卷"。　甘草二十八分　芎䓖　麦门冬　芍药　白术　杏仁各六分　人参七分　柴胡　桔梗　茯苓各五分　阿胶七分　干姜三分　白蔹二分　防风六分　大枣

上二十一味，末之，炼蜜和丸，如弹子大，空腹酒服一丸，一百丸为剂。

〔魏〕盖人之元气在肺，元阳在肾，既剥削则难于遽复矣。全赖后天之谷气，资益其生，是荣卫非脾胃，不能通宣，而气血非饮食，无由平复也。仲景故为虚劳诸不足，而带风气百疾，立此方。以薯蓣为主，专理脾胃，上损下损，至此可以撑持。以人参、白术、茯苓、干姜、豆黄卷、大枣、神曲、甘草助之，除湿益气，而中土之令得行矣；以当归、芎䓖、芍药、地黄、麦冬、阿胶养血滋阴，以柴胡、桂枝、防风升邪散热，以杏仁、桔梗、白蔹下气开郁。惟恐虚而有热之人，资补之药，上拒不受，故为散其邪热，开其逆郁，而气血平顺，补益得纳，勿以其迂缓而舍之。

按：风气，盖是两疾。《唐书》张文仲曰："风状百二十四，气状八十，治不以时，则死及之。"是也。此方《千金》载风眩门，有黄芩，云：治头目眩冒，心中烦郁，惊悸狂癫。《外台》引《古今录验》大薯蓣丸，疗男子五劳七伤，晨夜气喘急，内冷身重，骨节烦疼，腰背强痛引腹内，羸瘦不得饮食，妇人绝孕，疝瘕诸病。服此药，令人肥白，补虚益气。凡二十四味，云：张仲景方，有大豆黄卷、曲、柴胡、白蔹、芎䓖，无附子、黄芩、石膏、黄芪、前胡，为二十一味。《外台》更有大黄、五味子、泽泻、干漆，合廿四味。《和

剂局方》大山蓣丸，与本书同。

虚劳虚烦，不得眠，酸枣汤主之。

〔尤〕人寤则魂寓于目，寐则魂藏于肝，虚劳之人，肝气不荣，则魂不得藏，魂不藏，故不得眠。酸枣仁补肝敛气，宜以为君。而魂既不归容，必有浊痰燥火，乘间，而袭其舍者，烦之所由作也，故以知母、甘草清热滋燥，茯苓、川芎行气除痰。皆所以求肝之治，而宅其魂也。

《三因》云：外热曰燥，内热曰烦。虚烦之证，内烦身不觉热，头目昏疼，口干咽燥不渴，清清不寐，皆虚烦也。

叶氏《统旨》云：虚烦者，心中扰乱，郁郁而不宁也。良由津液去多，五内枯燥，或荣血不足，阳胜阴微。

张氏《医通》云：虚烦者，肝虚而火气乘之也，故特取枣仁以安肝胆为主，略加芎䓖调血以养肝，茯苓、甘草培土以荣木，知母降火以除烦，此平调土木之剂也。

按：虚烦，空烦也，无热而烦之谓；《千金·恶阻》半夏茯苓汤，主疗空烦吐逆；《妇人良方》作虚烦，可证。

酸枣汤方

酸枣仁二升　**甘草**一两　**知母**二两　**茯苓**二两　**芎䓖**二两〔原注〕深师有生姜二两。○深师名小酸枣汤，疗虚劳不得眠烦不宁者，出于《外台》，煮法后云一方加桂二两。

上五味，以水八升，煮酸枣仁，得六升，纳诸药，煮取三升，分温三服。

《千金翼》大酸枣汤，主虚劳烦悸，奔气在胸中，不得眠方。于本方去知母，加人参、生姜、桂心。《千金》，去芎䓖，用知母，更加石膏，名酸枣汤，主疗同。

又，酸枣汤，主伤寒及吐下后，心烦乏气不得眠方。

于本方，加麦门冬、干姜。

五劳虚极，羸瘦腹满不能饮食，食伤，忧伤，饮伤，房室伤，饥伤，劳伤，经络荣卫气伤，内有干血，肌肤甲错，两目黯黑。缓中补虚，大黄䗪虫丸主之。

〔程〕此条单指内有干血而言。夫人或因七情，或因饮食，或因房劳，皆令正气内伤，血脉凝积，致有干血积于中，而尪羸见于外也。血积则不能以濡肌肤，故肌肤甲错；不能以营于目，则两目黯黑。与大黄䗪虫丸，以下干血，干血去，则邪除正旺，是以谓之缓中补虚，非大黄䗪虫丸能缓中补虚也。

按：《金鉴》云："缓中补虚"四字，当在"不能饮食"之下，必是传写之讹。然内有干血，故腹满，若虚劳证，而无腹满，则大黄䗪虫丸不中与也。《巢源》云：五劳、志劳、思劳、忧劳、瘦劳。《方言》郭注：极，疲也。喻氏《法律》云：甲错者，皮间枯涩，如鳞甲错出也。楼氏《纲目》云：索泽，即仲景所谓皮肤甲错。《山海经》，牰羊可以已腊。郭璞注：腊，体皱甲错，谓皮皱如鳞甲也。

张氏《医通》云：举世皆以参芪归地等为补虚，仲景独以大黄䗪虫等补虚，苟非神圣，不能行是法也。夫五劳七伤，多缘劳动不节，气血凝滞，郁积生热，致伤其阴，世俗所称干血劳是也。所以仲景乘其元气未漓，先用大黄、䗪虫、水蛭、虻虫、蛴螬等蠕动噉血之物，佐以干漆、生地、桃杏仁行去其血，略兼甘草、芍药以缓中补虚，黄芩以开通热瘀，酒服以行药势。待干血行尽，然后纯行缓中补虚收功。其授陈大夫百劳丸一方，亦以大黄、䗪虫、水蛭、虻虫为主，于中除去干漆、蛴螬、桃杏仁，而加当归、乳香、没药以散血结，即用人参以缓中补虚，兼助药力，以攻干血，栀子以开通热郁。服用劳水者，取其行而不滞也。仲景按证用药，不虑其峻，授人方术，已略为降等，犹恐误施，故方下注云：治一切劳瘵积滞，疾不经药坏者宜服，可见慎重之至也。此系于抄节喻氏《法律》之文，百劳丸，非仲景之方，出于《医学纲目》，而吴氏《方考》亦云：百劳丸，齐大夫传张仲景方也，未见所据。

大黄䗪虫丸

大黄十分，蒸　黄芩一两　甘草三两　桃仁一升　杏仁一升　芍药四两　干地黄十两　干漆一两　虻虫一升　水蛭百枚　蛴螬一升　䗪虫半升

上十二味，末之，炼蜜和丸小豆大，酒饮服五丸，日三服。

倪氏《本草汇言》云：仲景方，治五劳虚极羸瘦，腹满不能饮食，内有干血，肌肤甲错者。用干漆一两，炒烟尽。䗪虫十个，去足，焙燥，共为细末。大黄一两，酒煮半日。捣膏为丸，如黍米大，每服十丸，白汤送下。按：此盖后人以意减味者。李氏《纲目》䗪虫条所收，大黄䗪虫丸，乃本书《妇人产后病篇》下瘀血汤也，虽是似误，然二方并单捷，亦不可废焉。

附　方

《千金翼》炙甘草汤〔原注〕一云复脉汤○案《翼方》标以复脉汤，注：仲景名炙甘草汤。

治虚劳不足，汗出而闷，脉结悸，行动如常，不出百日，危急者，十一日死。《翼》"悸"上有"心"字；"十二"作"二十二"。

甘草四两，炙　桂枝　生姜各三两　麦门冬半升　麻仁半升　人参　阿胶各二两　大枣三十枚　生地黄一斤

上九味，以酒七升，水八升，先煮八味，取三升，去滓，内胶消尽，温服一升，日三服。《翼》云：越公杨素，患失脉七日，服五剂而复。

〔尤〕脉结，是荣气不行，悸则血亏而心无所养，荣滞血亏，而更出汗，岂不立槁乎？故虽行动如常，断云不出百日，知其阴亡而阳绝也。人参、桂枝、甘草、生姜行身之阳，胶、麦、麻、地行身之阴，盖欲使阳得复行阴中而脉自复也。后人只喜用胶、地等，而畏姜、桂，岂知阴凝燥气，非阳不能化耶。

按：《本草》：甘草，《别录》云：通经脉，利血气。大明云：通九窍，利百脉。寇宗奭云：生则微凉，炙则温。盖四逆汤之治逆冷，复脉汤之复失脉，功尚在乎甘草。《伤寒类要》：伤寒，心悸，脉结代者，甘草二两，水三升，煮一半，服七合，日一服。此单甘草汤，其义可知耳。

肘后獭肝散

治冷劳，又主鬼疰一门相染。

獭肝一具，炙干末之，水服方寸匕，日三服。"炙"，《肘后》作"阴"。

按：《本草》：獭肝，甘温有毒。《别录》治鬼疰。而《肘后》无治冷劳之文，云：尸疰，鬼疰者，即是五尸之中，尸疰，又挟诸鬼邪为害也。其病变动，乃有三十六种，至九十九种，大略令人寒热沉沉嘿嘿，不的知其所苦而无处不恶，累年积月，渐沉顿滞，以至于死，后复注易傍人，乃至灭门。觉如此候者，宜急疗之。《千金》《外台》引崔氏，并同。

《巢源·鬼注候》云：注之言住也，言其连滞停住也。人有先无他病，忽被鬼排击，当时或心腹刺痛，或闷绝倒地，如中恶之类，其得瘥之后，余气不歇，停住积久，有时发动，连滞停住，乃至于死，死后注易傍人，故谓之鬼注。刘熙《释名》云：注，注也，相灌注也。疰，即注之从疒者。

肺痿肺痈咳嗽上气病脉证治第七 《脉经》合下饮病咳嗽为一篇

论三首、脉证四条、方十五首

问曰：热在上焦者，因咳为肺痿。肺痿之病，从何得之？师曰：或从汗出，或从呕吐，或从消渴，小便利数，或从便难，又被快药下利，重亡津液，故得之。曰：寸口脉数，其人咳，口中反有浊唾涎沫者何？师曰：为肺痿之病。若口中辟辟燥，咳即胸中隐隐痛，脉反滑数，此为肺痈，咳唾脓血。脉数虚者为肺痿，数实者为肺痈。《脉经》"曰"上有"问"字；分为二条；"快药"作"駃药"，"咳唾脓血"，《脉经》《千金》分为另条；程本、《金鉴》接上"肺痈"为是。

〔尤〕此设为问答，以辨肺痿、肺痈之异。热在上焦二句，见《五脏风寒积聚篇》，盖师有是语，而因之以为问也。汗出、呕吐、消渴、二便下多，皆足以亡津液而生燥热，肺虚且热，则为痿矣。口中反有浊唾涎沫者，肺中津液，为热所迫而上行也，或云肺既痿而不用，则饮食游溢之精气，不能分布诸经，而但上溢口，亦通。按：此徐注。口中辟辟燥者，魏氏以为肺痈之痰涎脓血，俱蕴蓄结聚于肺脏之内，故口中反干燥，而但辟辟作空响燥咳而已。然按下肺痈条亦云，其人咳，咽燥不渴，多唾浊沫，则肺痿肺痈二证多同，惟胸中痛，脉滑数，唾脓血，则肺痈所独也。比而论之，痿者萎也，按：《巢源》作"肺萎"。如草木之萎而不荣，为津烁而肺焦也；痈者壅也，如土之壅而不通，为热聚而肺癀也。按：《急就篇》颜注：痈之言壅也，气壅瘩结，重肿而溃也。是。故其脉有虚实不同，而其数则一也。

〔徐〕实者即上滑字义自见。

按：肺痿非此别一病，即是后世所谓劳嗽耳。《外台·苏游传尸论》云：其初得半卧半起，号为殗殜。气急咳者，名曰肺痿。许仁则论云：肺气嗽者，不限老少，宿多上热，后因饮食将息伤热，则常嗽不断，积年累岁，肺气衰，便成气嗽，此嗽不早疗，遂成肺痿，若此将成，多不救矣。又云：肺气嗽，经久将成肺痿，其状不限四时冷热，昼夜嗽常不断，唾白如雪，细沫稠黏，喘息气上，乍寒乍热，发作有时，唇、口、喉、舌干焦，亦有时唾血者，渐觉瘦悴，小便赤，颜色青白毛耸，此亦成蒸。又云：肺气嗽，经久有成肺痈者，其状与前肺痿不多异，但唾悉成脓出。陈氏《妇人良方》

卷二

073

劫劳散证治云：劳嗽，寒热盗汗，唾中有红线，名曰肺痿，注家俱为别病，而诠释之者何？"快"与"駃"同。《梁书》姚僧垣曰：大黄快药是也。魏云：辟辟，唾声，恐非。盖辟辟，干燥貌。张氏《医通》云：言咳者，口中不干燥也。若咳而口中辟辟燥，则是肺已结痈，火热之毒，出见于口。此说近是。

程氏《医径句测》云：气虚不能化血，故血干不流，只随火势沸上，火亢乘金，不生气血而生痰，可知无血无液，而枯金被火，肺叶安得不焦。故欲退彼之火，须是补我之金，金得补而生液，则水从液滋，火从液化也。盖肺处脏之最高，叶间布有细窍，此窍名泉眼，凡五脏之蒸溽，从肺筦^①吸入之，只是气从泉眼呼出之，便成液，息息不穷，以灌溉周身者，皆从此出，此即人身之星宿海也。一受火炎，呼处成吸，有血即从此眼渗入，碍去窍道，便令人咳，咳则见血，愈咳愈渗，愈渗愈嗽，久则泉眼俱闭，吸时徒引火升喉间，或痒或呛，呼时并无液出，六叶遂枯遂焦，此肺痿之由也。

问曰，病咳逆，脉之，何以知此为肺痈？当有脓血，吐之则死。其脉何类？师曰：寸口脉微而数，微则为风，数则为热；微则汗出，数则恶寒。风则中于卫，呼气不入；热过于荣，吸而不出。风伤皮毛，热伤血脉。风舍于肺，其人则咳。口干喘满，咽燥不渴，多唾浊沫，时时振寒，热之所过，血为之凝滞，蓄结痈脓，吐如米粥。始萌可救，脓成则死。 "多唾浊沫"之"多"字，赵本作"时"。《脉经》无"血为之凝滞"之"之"字。

〔尤〕此原肺痈之由，为风热蓄结不解也，凡言风脉多浮或缓，此云微者，风入荣而增热，故脉不浮而反微，且与数俱见也。微则汗出者，气伤于热也；数则恶寒者，阴反在外也，呼气不入者，气得风而浮，利出而艰入也；吸而不出者，血得热而壅，气亦为之不伸也。肺热而壅，故口干而喘满；热在血中，故咽燥而不渴。且肺被热迫，而反从热化，为多唾浊沫；热盛于里，而外反无气，为时时振寒。由是热蓄不解，血凝不通，而痈脓成矣，吐如米粥，未必便是死证，至浸淫不已，肺叶腐败，则不可治矣，故曰始萌可救，脓成则死。

按：《金鉴》云："肺痈"之上，当有"肺痿"二字，不然，本文论肺痿

---

① 筦：音 guǎn，同"管"。

之义，则无著落，必是脱简。盖多唾浊沫，肺痿肺痈俱有之，而《金鉴》以为独肺痿有之，而肺痈所无，因为脱文，误甚。又云："脉微"之三"微"字，当是三"浮"字，"微"字文气不属，必是传写之讹，虽未知原文果然否，此可以备一说也。

危氏《得效方》云：始萌易治，脓成难治。诊其脉，数而实已成，微而涩渐愈。面色白，呕脓而止者自愈；有脓而呕食，面色赤，吐脓如糯米粥者不治。男子以气为主，得之十救二三；妇女以血为主，得之十全七八，历试屡验。

李氏《入门》云：肺痈脉数而虚，口燥咽干，胸胁隐痛，二便赤涩，咳唾脓血腥臭，置之水中则沉。

潘氏《续焰》云：试肺痈法，凡人觉胸中隐隐痛，咳嗽有臭痰，吐在水内，沉者是痈脓，浮者是痰。按：今验果如其言。又以双箸断之，其断为两段者是脓，其黏着不断者是痰，亦一试法也。

《兰台轨范》云：肺痈之疾，脓成亦有愈者，全在用药变化，汉时治法，或未全耳。

上气面浮肿肩息，其脉浮大，不治；又加利尤甚。

〔魏〕面浮肿，阳衰于中而气散于上也。肩息者，至人之息，息以踵，今息以肩，气元已铲其根，而浮游之气，呼吸于胸膈之上也。诊之脉浮大，必浮大而沉微，且欲绝也，俱为上盛下绝。加以下利，阴又下泄，阳必上越，其死尤速也。此上气之阳虚，气脱之重者。

按：上气，诸家不释，考《周礼·天官·疾医职》云：嗽上气。郑玄注：上气，逆喘也。此一节，即是肺胀不治之证。

上气喘而躁者，属肺胀，欲作风水，发汗则愈。

〔沈〕此见肺痈当有肺胀之辨也，邪伤于卫后入于营，而为肺痈。此风伤于卫，内挟痰涎，壅逆肺气，上逆奔迫，故喘而躁，是为肺胀。然有肺气壅逆，不得通调水道，水即泛滥皮肤，故曰"欲作风水"。治宜发汗驱风，从表而出，水即下渗，即下条小青龙之证也。

按：肺胀一证，诸家未有云后世某证者，考下文云"肺胀咳而上气"，又云"咳而上气，此为肺胀"，由此观之，即后世所谓呷嗽、哮嗽之属。《巢源》云：痰气相击，随嗽动息，呼呷有声，谓之呷嗽。《本事续方》云：哮嗽如拽锯是也。

肺痿吐涎沫而不咳者，其人不渴，必遗尿，小便数，所以然者，以上虚不能制下故也。此为肺中冷，必眩，多涎唾，甘草干姜汤以温之。若服汤已渴者，属消渴。"若"以下九字，《脉经》无。《千金》作"若渴者，属消渴法"六字，为细注。

〔魏〕肺痿为虚热之证矣，然又有肺痿而属之虚寒者，则不可不辨也。乃吐涎沫而不咳，其人既不渴，又遗尿，小便数者，以上虚不能制水故也。肺气既虚，而无收摄之力，但趋脱泄之势，膀胱之阳气下脱，而肺金益清冷，干燥以成痿也。肺叶如草木之花叶，有热之痿，如日炙之则枯；有冷之痿，如霜杀之则干矣。此肺冷之所以成痿也。

〔尤〕头眩、多涎唾者，经云上虚则眩，又云上焦有寒，其口多涎也。甘草、干姜，甘辛合用，为温肺复气之剂。服后病不去而加渴者，则属消渴，盖小便数而渴者为消，不渴者，非下虚，即肺冷也。

甘草干姜汤方

甘草四两，炙　干姜二两，炮

上咬咀，以水三升，煮取一升五合，去滓，分温再服。《千金》注云：《集验》《肘后》，有大枣十二枚。

按：此即用"伤寒得之便厥者，以复其阳"之甘草干姜汤，取理中之半而回其阳者。此证虽云肺中冷，其源未曾不由胃阳虚乏，故主以此方，盖与大病瘥后喜唾者，主以理中汤意略同。

咳而上气，喉中水鸡声，射干麻黄汤主之。《外台》引《小品》，"水"上有"如"字，云：此本仲景《伤寒论》方。

〔鉴〕咳逆上气，谓咳则气上冲逆也。水鸡声者，谓水与气相触之声，在喉中连连不绝也。

〔徐〕凡咳之上气者，皆为有邪也，其喉中水鸡声，乃痰为火所吸，不能下，然火乃风所生，水从风战而作声耳。故以麻黄、细辛，驱其外邪为主，以射干开结热气，行水湿毒，尤善清肺气者为臣，而余皆降逆消痰宣散药，唯五味一品，以收其既耗之气，令正气自敛，邪气自去，恐肺气久虚，不堪劫散也。

《巢源》云：肺病令人上气，兼胸膈痰满，气行壅滞，喘息不调，致咽喉有声，如水鸡之鸣也。按：水鸡二种，《本草》苏颂云：鼁[1]，即今水鸡是也，又《司马相如传》颜注：庸渠，一名水鸡，即《本草》所谓鹲[2]也。此云水鸡，盖指蛙而言，取其鸣声连连不绝耳。

射干麻黄汤方

射干十三枚，一法三两　麻黄四两　生姜四两　细辛　紫菀　款冬花各三两　五味子半升　大枣七枚　半夏大者，洗八枚一法半升

上九味，以水一斗二升，先煮麻黄两沸，去上沫，内诸药，煮取三升，分温三服。《千金》，用射干三两，半夏半升。《外台》"水"上有"东流"二字。

按：此治肺胀之方。凡本篇诸条，肺痿、肺痈之外，悉属肺胀，读者宜自知耳。

《千金》麻黄汤，治上气，脉浮，咳逆，喉中水鸡声，喘急不通，呼吸欲死。《外台》引深师，同。

于本方，去生姜、细辛、紫菀、款冬花、五味、半夏。

《圣惠》射干散　治小儿咳嗽，心胸痰壅攻咽喉作呀呷声。

于本方，去大枣、细辛、款冬、五味，加桂心，临用入蜜。

咳逆上气，时时唾浊，但坐不得眠，皂荚丸主之。"唾"，赵本作"吐"。

〔徐〕此比水鸡声，乃咳而上气中之逆甚者也。

〔尤〕浊，浊痰也。时时吐浊者，肺中之痰，随上气而时出也。然痰虽出而满不减，则其本有固而不拔之势，不迅而扫之，不去也。皂荚味辛入肺，除痰之力最猛，饮以枣膏，安其正也。

〔魏〕皂荚驱风理痹，正为其有除瘀涤垢之能也。如今用皂荚澡浴，以除垢腻，即此理也。

〔沈〕皂荚能开诸窍，而驱风痰最疾。服三丸者，是取峻药缓散之意也。

皂荚丸方

皂荚八两，刮去皮，用酥炙　○《外台》引深师作"长大皂荚一挺，去皮子，炙"不用酥炙。

上一味，末之，蜜丸梧子大，以枣膏和汤，服三丸，日三夜一服。《外台》"三丸"作"一丸"，云：《千金》《经心录》《延年》同，此本仲景《伤寒论》方，一名枣膏丸。

---

① 鼁：音 wā，古同"蛙"

② 鹲：音 dēng。

按：酥，《本草》除胸中客热。

《兰台轨范》云：稠痰黏肺，不能清涤，非此不可。

《外台》《必效》疗病喘息气急，喉中如水鸡声者，无问年月远近方。

肥皂荚两挺　　好酥一两

上二味，于火上炙，去火高一尺许，以酥细细涂之，数翻覆令得所酥尽止，以刀轻刮去黑皮，然后破之，去子皮筋脉，捣筛蜜和为丸，每日食后服一丸，如熟豆。日一服讫，取一行微利，如不利，时细细量，加以微利为度，日止一服。

咳而脉浮者，厚朴麻黄汤主之；脉沉者，泽漆汤主之。"脉沉"上，尤补"咳而"二字。原本"脉沉"以下，别列于浓朴麻黄汤方后，今依徐程诸家注本移于此。

〔尤〕此不详见证，而但以脉之浮沉为辨而异其治，按厚朴麻黄汤与小青龙加石膏汤大同，则散邪蠲饮之力居多。而厚朴辛温，亦能助表，小麦甘平，则同五味敛安正气者也。泽漆汤以泽漆为主，而以白前、黄芩、半夏佐之，则下趋之力较猛，虽生姜、桂枝之辛，亦只为下气降逆之用而已，不能发表也。仲景之意，盖以咳皆肺邪，而脉浮者气多居表，故驱之使从外出为易；脉沉者气多居里，故驱之使从下出为易，亦因势利导之法也。

〔鉴〕李彣曰：咳者，水寒射肺也。脉浮者，停水而又挟风以鼓之也。麻黄去风散肺逆，与半夏、细辛、干姜、五味子、石膏同用，即前小青龙加石膏，为解表行水之剂也。然土能制水，而地道壅塞，则水亦不行，故用厚朴疏敦阜之土，使脾气健运，而水自下泄矣。杏仁下气去逆，小麦入心经能通火气，以火能生脾助脾，而去成决水之功也。又云：脉沉为水，泽漆为君者，因其功专于消痰行水也，水性阴寒，桂枝行阳气以导之。然所以停水者，以脾土衰不能制水，肺气逆不能通调水道，故用人参、紫参、白前、甘草补脾顺肺，同为制水利水之方也。黄芩苦以泄之，半夏、生姜辛以散之也。

厚朴麻黄汤方

厚朴五两　麻黄四两　杏仁半升　石膏如鸡子大　○《千金》作"三两"　半夏半升干姜二两　细辛二两　小麦一升　五味子半升

上九味，以水一斗二升，先煮小麦熟，去滓，内诸药，煮取三升，温服一升，日三服。

《千金》厚朴麻黄汤，治咳而大逆上气，胸满喉中不利，如水鸡声，其脉浮者。方与本篇同。按：本篇唯云咳而脉浮，恐是脱遗。《千金》所载，却是旧文。

《外台》深师投杯^①汤，疗久逆上气，胸满，喉中如水鸡鸣。

于本方，去半夏、干姜、细辛、小麦、五味子。方后云：咳嗽甚者，加五味子、半夏，洗，各半升，干姜三累，经用甚良。《千金》名麻黄石膏汤，主疗、加味并同。

泽漆汤方

半夏半升 紫参五两，一作紫苑 ○按：《千金》作"紫苑"。 泽漆三斤，以东流水五斗，煮取一斗五升 生姜五两 白前五两 甘草 黄芩 人参 桂枝各三两

上九味，㕮咀，内泽漆汁中，煮取五升，温服五合，至夜尽。

按：《千金》泽漆汤，治上气其脉沉者。本篇亦似脱"上气"二字，且考《本草》紫参不载治嗽之能，其作紫苑者，似是。白前，《本草别录》云：甘微温无毒，治胸胁逆气，咳嗽上气，呼吸欲绝。

大逆上气，咽喉不利，止逆下气者，麦门冬汤主之。徐以下诸注，"大逆"改作"火逆"，唯程仍原文。按："大"作"火"，原见于楼氏《纲目》。

〔程〕大逆上气，则为喘为咳，咽喉为之不利。麦门冬、半夏以下气，粳米、大枣以补脾，甘草、人参以补肺，脾肺相生，则气得归原而大逆上气自止。

〔沈〕余窃拟为肺痿之主方也。

《巢源·上气鸣息候》云：肺主于气，邪乘于肺，则肺胀，胀则肺管不利，不利则气道涩，故气上喘逆，鸣息不通。

麦门冬汤方

麦门冬七升 ○《千金》《外台》作"三升"。 半夏一升 人参二两 甘草二两 粳米三合 大枣十二枚《外台》"半夏"下有"洗"字；"甘草"下有"炙"字。

上六味，以水一斗二升，煮取六升，温服一升，日三夜一服。

按：《外台》引《千金》，方同，云：此本仲景《伤寒论》方。

《玉函经·伤寒瘥后病篇》云：病后劳复发热者，麦门冬汤主之。方同。

《肘后方》麦门冬汤，治肺痿咳唾，涎沫不止，咽燥而渴。方同。

---

① 杯：音 bēi，古同"杯"。

《圣济总录》麦门冬汤，治肺胃气壅，风客传咽喉妨闷。方同。

喻氏《法律》云：此胃中津液干枯，虚火上炎之证，治本之良法也。于麦门、人参、甘草、粳米、大枣大补中气，大生津液队中，增入半夏之辛温一味，其利咽下气，非半夏之功，实善用半夏之功，擅古今未有之奇矣。

张氏《医通》云：此胃中津液干枯，虚火上炎之证。凡肺病有胃气则生，无胃气则死，胃气者，肺气之母气也。故于竹叶石膏汤中，偏除方名二味，而用麦冬数倍为君，兼参、草、粳米以滋肺母，使水谷之清微，皆得上注于肺，自然沃泽无虞。当知火逆上气，皆是胃中痰气不清，上溢肺隧，占据津液流行之道而然。是以倍用半夏，更加大枣，通津涤饮为先，奥义全在乎此。若浊饮不除，津液不致，虽日用润肺生津之剂，乌能建止逆下气之勋哉。俗以半夏性燥不用，殊失仲景立方之旨。

《外台》麦门冬汤，治伤寒下后，除热止渴。

于本方，去半夏、大枣、粳米，加石膏、五味子。

《活人》麦门冬汤，治劳气欲绝。

于本方，无半夏、人参，加竹叶。

肺痈，喘不得卧，葶苈大枣泻肺汤主之。

〔尤〕肺痈，喘不得卧，肺气被迫，亦已甚矣，故须峻药顿服，以逐其邪。葶苈苦寒，入肺泄气闭，加大枣甘温以和药力，亦犹皂荚丸之饮以枣膏也。

〔鉴〕赵良曰：此治肺痈吃紧之方也。肺中生痈，不泻何待？恐日久痈脓已成，泻之无益。日久肺气已索，泻之转伤，乘其血结而脓未成，当急以泻之之法夺之，况喘不得卧，不亦甚乎。

葶苈大枣泻肺汤方《千金》作"泻肺汤"。

葶苈熬令黄色，捣丸如弹子大 ○按：《本纲》附方"捣"下有"末密"二字，义始通。
大枣十二枚

上先以水三升，煮枣，取二升，去枣，内葶苈，煮取一升，顿服。

《千金》云：葶苈三两为末，大枣二十枚。上二味，先以水三升，煮枣取二升，去枣，内药一枣大，煎取七合，顿服令尽，三日服一剂。可至三四剂。《外台》引《千金》云：葶苈三两，熬令色紫。上一味，捣令可丸，以水三升，煮擘大枣二十枚，得汁二升，内药如弹丸一枚，煎取一升，顿服。《古今录验》《删繁》、仲景《伤寒论》、范汪同。

楼氏《纲目》云：孙兆视雷道矩病吐痰，顷间已及一升，喘咳不已，面色郁黯，精神不快。兆与服仲景葶苈大枣汤，一服讫，已觉胸中快利，略无痰唾矣。

咳而胸满，振寒脉数，咽干不渴，时出浊唾腥臭，久久吐脓如米粥者，为肺痈，桔梗汤主之。《千金》作"梗米粥"，《外台》引《集验》同。

〔鉴〕咳而胸满，振寒脉数，咽干不渴，时出浊唾腥臭，久久吐脓，如米粥者，此为肺痈证也，肺痈尚未成脓，实邪也，故以葶苈之剂泻之，今已溃后，虚邪也，故以桔梗之苦，甘草之甘，解肺毒排痈脓也，此治已成肺痈，轻而不死者之法也。

〔**魏**〕或其痈虽成，而脓未大成，肺叶完全，尚未腐败，亦可回生也。

桔梗汤方〔原注〕亦治血痹。○按：《千金》《外台》并无此四字，程、尤、《金鉴》，亦删之，为是。

桔梗一两 ○《千金》作"三两"，注云：《集验》用二两，《古今录验》用一两。《外台》引《集验》用二两 甘草二两 ○《外台》引《集验》有"炙"字

上二味，以水三升，煮取一升，分温再服，则吐脓血也。"则"，《千金》作"必"；《千金翼》作"不"字。《外台》作"朝暮吐脓血则瘥"，云：张文仲、《千金备急》《古今录验》、范汪同。此本仲景《伤寒论》方。《千金》云：一方有款冬花一两半。○《和剂》名如圣汤。《元戎》名甘桔二生汤。详见《伤寒辑义》。

《医垒元戎》如圣丸，治风热毒瓦斯上攻，咽喉痛痹，肿塞妨闷，及肺痈喘嗽唾脓血，胸满振寒，咽干不渴，时出浊沫气臭腥，久久咯脓，状如米粥。

龙脑另研 牛黄另研 桔梗 甘草生用，各一钱
上为细末，炼蜜丸，每两作二十丸，每用一丸噙化。

咳而上气，此为肺胀，其人喘，目如脱状，脉浮大者，越婢加半夏汤主之。《外台》引仲景《伤寒论》作："肺胀者，病人喘，目如脱状，脉浮大也。肺胀而咳者，此方主之。"

〔**尤**〕外邪内饮，填塞肺中，为胀，为喘，为咳而上气。越婢汤散邪之力多，而蠲饮之力少，故以半夏辅其未逮。不用小青龙者，以脉浮且大，病属阳热，故利辛寒，不利辛热也。目如脱状者，目睛胀突，如欲脱落之状，

壅气使然也。

《巢源》云：肺虚感微寒而成咳，咳而气还聚于肺，肺则胀，是为咳逆也。邪气与正气相搏，正气不得宣通，但逆上喉咽之间，邪状则气静，邪动则气奔上，烦闷欲绝，故谓之咳逆上气也。

越婢加半夏汤

麻黄六两 ○《外台》有"去节"二字。　石膏半斤　生姜三两　大枣十五枚　甘草二两 ○《外台》有"炙"字。　半夏半升 ○《外台》有"洗"字。

上六味，以水六升，先煮麻黄，去上沫，内诸药，煮取三升，分温三服。

肺胀咳而上气，烦躁而喘，脉浮者，心下有水，小青龙加石膏汤主之。

〔原注〕《千金》证治同，外更加"胁下痛引缺盆"。○按：今《千金》"缺盆"下更有"若有实者必躁，其人常倚伏"十一字。《外台》引仲景《伤寒论》，与本文同。

〔尤〕此亦外邪内饮相抟之证，而兼烦躁，则挟有热邪。麻、桂药中必用石膏，如大青龙之例也。又此条见证与上条颇同，而心下寒饮则非温药不能开而去之，故不用越婢加半夏，而用小青龙加石膏，温寒并进，水热俱捐，于法尤为密矣。

小青龙加石膏汤

麻黄　芍药　桂枝　细辛　甘草　干姜各三两　五味子　半夏各半升　石膏二两

上九味，以水一斗，先煮麻黄，去上沫，内诸药，煮取三升，强人服一升，羸者减之，日三服，小儿服四合。《外台》引仲景《伤寒论》云：强人一升，瘦人及老小，以意减之，日三夜一。《千金》与本文同。

《千金》麻黄汤，治肺胀咳嗽上气，咽燥脉浮，心下有水气。
于本方内，去甘草、干姜，用生姜。

《外台》《古今录验》沃雪汤，疗上气不得息卧，喉中如水鸡声，气欲绝方。
于小青龙方内，去芍药、甘草，投杯则卧，一名投杯麻黄汤。

附　方

《外台》炙甘草汤

治肺痿涎唾多，心中温温液液者。〔原注〕方见虚劳中。○按：《外台》引仲景《伤寒论》列于甘草干姜汤之后，云：并出第八卷中。

金匮玉函要略辑义

〔**沈**〕温温液液，即泛泛恶心之意也。

〔**徐**〕肺痿证，概属津枯热燥，此方乃桂枝汤去芍药，加参、地、阿胶、麻仁、麦冬也。不急于去热，而以生津润燥为主，盖虚回而津生，津生而热自化也。至桂枝乃热剂，而不嫌峻者，桂枝得甘草，正所以行其热也。

《千金》甘草汤按：此本出于《肘后》，而《千金》主疗与《外台》炙甘草汤同，但"唾多下"有"出血"二字。《千金翼》名温液汤。

甘草 按：《肘后》《千金》用二两；《外台》同；《千金翼》用三两。

上一味，以水三升，煮减半，分温三服。

〔**徐**〕肺痿之热由于虚，则不可直攻。故以生甘草之甘寒，频频呷之，热自渐化也。余姜曾病此，初时涎沫成碗，服过半月，痰少而愈，但最难喫，三四日内，猝无捷效耳。

《外台》引《集验》疗肺痿时时寒热，两颊赤气方。童子小便，每日晚取之，去初末少许，小便可有五合，取上好甘草，量病患中指节，男左女右，长短截之，炙令熟，破作四片，内小便中，置于闲净处，露一宿，器上横一小刀，明日平旦，去甘草，顿服之，每日一剂，其童子勿令吃五辛。

《千金》生姜甘草汤

治肺痿咳唾，涎沫不止，咽燥而渴。《外台》一云不渴。

生姜五两 **人参**三两 **甘草**四两 **大枣**十五枚

上四味，以水七升，煮取三升，分温三服。《外台》引《集验》云：仲景《伤寒论》《备急》、范汪、《千金》《经心录》同。

〔**沈**〕即炙甘草汤之变方也。甘草、人参、大枣扶脾胃而生津液，以生姜辛润宣行滞气，俾胃中津液溉灌于肺，则泽槁回枯，不致肺热叶焦，为治肺痿之良法也。

〔**徐**〕亦非一二剂，可以期效。

《千金》桂枝去芍药加皂荚汤

治肺痿吐涎沫。

桂枝 生姜各三两 **甘草**二两 **大枣**十枚 ○《千金》十五枚 **皂荚**乙枚，去皮子，炙焦 ○《千金》作"二两"。《外台》引《千金》作"一挺，去皮子，炙"。

上五味，以水七升，微微火煮取三升，分温三服。《千金》无"微微火"三字。

〔**沈**〕用桂枝汤，嫌芍药酸收故去之，加皂荚利涎通窍，不令涎沫壅遏肺气而致喘痿，桂枝和调营卫，俾荣卫宣行，则肺气振而涎沫止矣。

〔徐〕此治肺痿中之有壅闭者。故加皂荚以行桂甘姜枣之势。此方必略兼上气不得眠者宜之。

《外台》桔梗白散

治咳而胸满，振寒脉数，咽干不渴，时出浊唾腥臭，久久吐脓如米粥者，为肺痈。《外台》引仲景《伤寒论》作"粳米粥"，云出第十八卷中。

桔梗　贝母各三分　**巴豆**一分，去皮，熬，研如脂

上三味，为散，强人饮服半钱匕，羸者减之。病在膈上者吐脓血，膈下者泻出，若下多不止，饮冷水一杯则定。

〔徐〕此即前桔梗汤证也。然此以贝母、巴豆易去甘草，则迅利极矣。盖此等证，危在呼吸，以悠忽遗祸，不可胜数，故确见人强，或证危，正当以此急救之，不得嫌其峻，坐以待毙也。

〔沈〕以桔梗开提肺气，贝母清热而化痰涎，巴霜峻猛热剂，急破其脓，驱脓下出。

〔尤〕似亦以毒攻毒之意，然非病盛气实，非峻药不能为功者，不可侥幸一试也，是在审其形之肥瘠与病之缓急而善其用焉。

《千金》苇茎汤

治咳有微热，烦满，胸中甲错，是为肺痈。《千金》作"胸心甲错"。《千金》无方名。《外台》引《古今录验》名苇茎汤，用苇茎一升，云：仲景《伤寒论》云：苇茎，切，二升。《千金》、范汪同。

苇茎二升　**薏苡仁**半升　**桃仁**五十枚　**瓜瓣**半升

上四味，以水一斗，先煮苇茎，得五升，去滓，内诸药，煮取二升，服一升，再服当吐如脓。《千金》作"服一升，当有所见吐脓血"。

〔魏〕肺痈欲成未成之际，图治当早者也。苇小芦大，一物也。苇茎，与芦根同性，清热利水，解渴除烦；佐以薏苡仁，下气宽中；桃仁润肺滑肠，瓜瓣亦润燥清热之品。再服，当吐如脓，可见为痈虽结而脓未成，所以可治也，较之葶苈大枣汤、皂荚丸，皆得预治之治，仲景所谓始萌可救者。

〔尤〕此方具下热散结通瘀之力，而重不伤峻，缓不伤懦，可以补桔梗汤，桔梗白散，二方之偏，亦良法也。

按： 楼氏《纲目》云：苇茎即汀洲间芦荻之粗种也。苇，即芦。详见于沈括《补笔谈》。魏注为是。《圣惠方》作青苇。《三因》，用苇叶，恐非是。瓜瓣，《圣惠

方》作甜瓜子。《太平御览》引《吴普本草》：瓜瓣，瓜子也。张氏《本经逢原》云：甜瓜子，即甜瓜瓣，为肠胃内痈要药。《千金》治肺痈有苇茎汤，肠痈有大黄牡丹汤，予尝用之，然必黄熟味甜者方不伤胃是也。而《本草》马志云：诸方惟用冬瓜子，不见用甘瓜子者。潘氏《续焰》改用丝瓜瓣，并不可凭也。

《外台》苏游疗骨蒸肺痿，烦躁不能食，芦根饮子方：

芦根切讫秤　麦门冬　地骨白皮各十两　生姜十两，合皮切　橘皮　茯苓各五两

上六味，切，以水二斗，煮取八升，绞去滓，分温五服，服别相去八九里，昼三服，夜二服，覆取汗。忌酢物，未好瘥更作。若兼服，其人或胸中寒，或直恶寒及虚胀并痛者，加吴茱萸八两。○按：此亦用芦根而治肺痿，可见痈、痿虽虚实不同，然至热郁津枯则一也，故附此以备考。

肺痈胸满，胀，一身面目浮肿，鼻塞清涕出，不闻香臭酸辛，咳逆上气，喘鸣迫塞，葶苈大枣泻肺汤主之。〔原注〕方见上，三日一剂，可至三四剂，此先服小青龙汤一剂乃进，小青龙方，见咳嗽门中。○《千金》"胸"下有"胁"字；无"酸辛"二字。《外台》与本文同，唯"胸"下有"胁"字。《千金》《外台》，此条接于前泻肺汤条，按："方见上"三字衍。自"三日一剂"至"乃进"二十字，《千金》之文，而《外台》引《千金》，无此二十字，方后云：仲景《伤寒论》，范汪同。《脉经》亦载此条，明是仲景旧文，今列于附方之后者，必后人编次之误也。程氏、《金鉴》，揭为原文，删注三十二字，为是。沈、魏、尤诸家，以为附方，盖不考耳。

〔程〕痈在肺则胸胀满，肺朝百脉而主皮毛，肺病则一身面目浮肿也。肺开窍于鼻，肺气壅滞则蓄门不开，但清涕渗出，而浊脓犹塞于鼻肺之间，故不闻香臭酸辛也。以其气逆于上焦，则有喘鸣迫塞之证，与葶苈大枣汤以泻肺。

〔鉴〕是邪外塞皮毛，内壅肺气，比之喘不得卧，殆尤甚焉。亦以葶苈大枣泻肺汤者，因其脓未成故也。

奔豚气病脉证治第八

论二首　方三首

师曰：病有奔豚，有吐脓，有惊怖，有火邪，此四部病，皆从惊发得之。师曰：奔豚病，从少腹起，上冲咽喉，发作欲死，复还止，皆从惊恐得之。

〔程〕篇目止有奔豚一证，而吐脓、惊怖、火邪，皆简脱，必有缺文。经曰：太阳伤寒者，加温针必惊也。若针处被寒，核起而赤者，必作奔豚。发汗后，脐下悸者，欲作奔豚。故奔豚病从惊发而得。

〔尤〕吐脓有咳与呕之别，其从惊得之旨未详。惊怖即惊恐，盖病从惊得，而惊气即为病气也。火邪，见后惊悸部及《伤寒·太阳篇》，云："太阳病，以火熏之，不得汗，其人必躁，到经不解，必圊血，名为火邪。"然未尝云从惊发也。《惊悸篇》云："火邪者，桂枝去芍药加蜀漆牡蛎龙骨救逆汤主之。"此亦是因火邪而发惊，非因惊而发火邪也。即后奔豚证治三条，亦不必定从惊恐而得，盖是证有杂病、伤寒之异。从惊恐得者，杂病也；从发汗及烧针被寒者，伤寒也。其吐脓、火邪二病，仲景必别有谓，姑阙之以俟知者。前云惊发，后兼言恐者，肾伤于恐，而奔豚为肾病也。独，水畜也；肾，水脏也。肾气内动，上冲咽喉，如豕之突，故名奔豚。亦有从肝病得者，以肾肝同处下焦，而其气并善上逆也。

〔鉴〕张从政曰：惊者为自不知故也，恐者为自知也。

《巢源》云：夫奔豚气者，肾之积气。起于惊恐、忧思所生。若惊恐，则伤神，心藏神也。忧思则伤志，肾藏志也。神志伤动，气积于肾，而气下上游走，如豚之奔，故曰奔豚。其气乘心，若心中踊踊，如车所惊，如人所恐，五脏不定，食饮辄呕，气满胸中，狂痴不定，妄言妄见，此惊恐奔豚之状。若气满支心，心下闷乱，不欲闻人声，休作有时，乍瘥乍极，吸吸短气，手足厥逆，内烦结痛，温温欲呕，此忧思奔豚之状。诊其脉来触祝触祝者，《外台》，无两"触"字。病贲豚也。

按：《灵·邪气脏腑病形篇》云：沉厥奔豚，足不收不得前后，盖本篇所论即是也。而《难经》名肾积为奔豚，然与此自别。故杨玄操注《难经》云：又有奔豚之气，非此积病也。名同而病异，可以见耳。后世有奔豚疝气之称，见于《和剂指南》《直指方》等。即《内经》所谓"冲疝"。出于《骨空论》。疝病而为奔豚气者，张氏《医说》云：以肾气奔冲为奔豚，谓豚能奔逸，而不能远也。此解得之，沈注云：状如江豚，此说本于《丹溪心法》，决不可从。

奔豚气，上冲胸腹痛，往来寒热，奔豚汤主之。

〔徐〕此乃奔豚之气，与在表之外邪相当者也。故状如奔犹，而气上冲胸，虽未至咽喉，亦如惊发之奔犹矣。但兼腹痛，是客邪有在腹也，且往来寒热，是客邪有在半表里也。

〔沈〕是以芎、归、姜、芍疏养厥阴、少阳气血之正，而驱邪外出，以生葛、李根专解表里风热，而清奔独逆上之邪，黄芩能清风化之热，半夏以和脾胃而化客痰。

〔尤〕桂、苓为奔豚主药，而不用者，病由肾发也。

奔豚汤方《外台》引《集验》，主疗、药味并同。

甘草　芎劳　当归各二两　半夏四两　黄芩二两　生葛五两　芍药二两　生姜四两　甘李根白皮一升

上九味，以水二斗，煮取五升，温服一升，日三夜一服。

按：《本草别录》云：李根皮，大寒无毒，治消渴，止心烦逆奔豚气。知是李根皮，乃本方之主药。

《外台》《小品》奔独汤，疗虚劳五脏气乏损，游气归上。上走时，若群独相逐憧憧，时气来便自如，坐惊梦精，光竭不泽，阴痿上引少腹急痛，面乍热赤色，喜怒无常，耳聋，目视无精光。

于本方内，去芎劳、黄芩，加桂心、人参。

又，《广济》贲豚气在心，吸吸短气，不欲闻人语声，心下烦乱不安，发作有时，四肢烦疼，手足逆冷。

于本方内，去芎劳、当归、黄芩、生葛、芍药、生姜，加干姜、茯苓、人参、附子、桂心。按：本方奔豚汤证，而属虚寒者，宜用此方。

又《集验》奔独茯苓汤，疗短气五脏不足，寒气厥逆，腹胀满，气奔走冲胸膈，发作气欲绝，不识人，气力羸瘦，少腹起腾踊，如独子走上走下，驰往驰来，寒热，拘引阴器，手足逆冷，或烦热者。

于本方内，去黄芩、芍药，加茯苓、人参。

又，疗贲独气从下上者汤方。

于本方内，去甘草、芎劳、当归，加人参、桂心。

又，《小品》贲独汤，疗手足逆冷，胸满气促，从脐左右起郁冒者。

于本方内，去当归、芍药、半夏、生姜，加桂心、栝楼、人参。

又，牡蛎贲独汤，疗贲独气，从少腹起憧胸，手足逆冷。

牡蛎三两，熬　桂心八两　李根白皮一斤，切　甘草三两，炙

上四味，切，以水一斗，煮取李根皮，得七升，去滓，内余药，煮取三升，分服五合，日三夜再。

《活人》李根汤，治气上冲，正在心端。

于本方内，去芎藭、生葛，加茯苓、桂枝。

发汗后，烧针令其汗，针处被寒，核起而赤者，必发贲豚，气从少腹上至心，灸其核上各一壮，与桂枝加桂汤主之。《太阳中篇》无"发汗后"三字；"心"下有"者"字。

〔鉴〕烧针，即温针也，烧针取汗亦汗法也，针处宜当避寒，若不知谨，外被寒袭，火郁脉中，血不流行，所以有结核肿赤之患也。夫温针取汗，其法亦为迅烈矣，既针而荣不奉行作解，必其人素寒阴盛也。故虽有温针之火，但发核赤，又被寒侵，故不但不解，反召阴邪，而加针之时，心既惊虚，所以肾水阴邪，得上凌心阳而发奔豚也。奔豚者，肾水阴邪之气，从少腹上冲于心，若豚之奔也。先灸核上各一壮者，外祛其寒邪，继与桂枝加桂汤者，内伐其肾邪也。

〔魏〕灸后与桂枝加桂汤主之，意取升阳散邪，固卫补中。所以为汗后感寒，阳衰阴乘之奔豚立法也。与前条心动气驰，气结热聚之奔豚，源流大别也。

桂枝加桂汤方

桂枝五两　芍药三两　甘草二两，炙　生姜三两　大枣十二枚
上五味，以水七升，微火煮取三升，去滓，温服一升。

柯氏《方论》云：更加桂者，益火之阳而阴自平也，桂枝更加桂，治阴邪上攻，只在一味中加分两，不于本方外求他味，不即不离之妙如此。茯苓桂枝甘草大枣汤证已在里而奔豚未发，此证尚在表而奔豚已发，故有不同。

发汗后脐下悸者，欲作贲豚，茯苓甘草大枣汤主之。《太阳中篇》"后"下有"其人"二字。

〔鉴〕周扬俊曰：汗本心之液，发汗而脐下病悸者，心气虚而肾气动也。

〔程〕汗后脐下悸者，阳气虚，而肾邪上逆也，脐下为肾气发源之地，茯苓泄水以伐肾邪，桂枝行阳以散逆气，甘草、大枣甘温助脾土以制肾水。煎用甘澜水者，扬之无力，全无水性，取其不助肾邪也。

〔鉴〕欲作奔豚者，有似奔豚之状，而将作未作也。

茯苓桂枝甘草大枣汤方

茯苓半斤　甘草二两，炙　大枣十二枚　桂枝四两

上四味，以甘烂水一斗，先煮茯苓，减二升，内诸药，煮取三升，去滓，温服一升，日三服。甘烂水法，取水二斗，置大盆内，以杓扬之，水上有珠子五六千颗相逐，取用之。甘烂水法，原文为细注，今据《伤寒论》大书。"烂"，徐、沈、《金鉴》作"澜"。盖本于《玉函》甘澜之义，详见于《伤寒论辑义》。

〔徐〕仲景论证，每合数条，以尽其变，言奔豚由于惊，又言其从少腹冲至咽喉，又言其兼腹痛，而往来寒热，又言其兼核起而无他病，又言汗后脐下悸，欲作奔豚而未成者，其浅深了然，用和解，用伐肾，用桂不用桂，酌治微妙，奔豚一证，病因证治，无复剩义。苟不会仲景立方之意，则峻药畏用，平剂寡效，岂古方不宜于今哉。

《肘后》治卒厥逆上气，气支两胁，心下痛满，淹淹欲绝，此谓奔豚病，从卒惊怖忧迫得之，气从下上，上冲心胸，脐间筑筑发动，有时不疗，杀人方。

甘草二两，炙　人参二两　吴茱萸一升　生姜一斤　半夏一升　桂心三两

上六味，切，以水一斗，煮取三升，分三服。○《千金》名奔气汤，治大气上奔胸膈中，诸病发时，迫满短气不得卧，剧者便悁[1]欲死，腹中冷湿气，肠鸣相逐成结气。用桂五两，甘草三两。《外台》《广济》疗奔豚气在胸心迫满支胁方，用半夏四两，吴茱萸一两。

《圣惠方》治奔豚气上下冲走，闷乱面青，宜服此方。

甘李根皮三两　生姜二两，炒干　吴茱萸一两

上捣细罗为散，每服一钱，水一中盏，煎至六分，去滓热服。按：以上二方，盖奔豚之要药，品味亦单捷，验之颇效，故附之备考。

又方，槟榔三枚，捣罗为末　生姜汁半合

上以童子小便一大盏微过，入前药二味，搅令匀，分为三服，如人行五六里进一服，须臾下利为效。按：此《外台》《广济》疗脚气冲心闷欲死方，今移以治奔豚气，正见运用之妙，故亦附之。

胸痹心痛短气病脉证治第九

论一首 证一首 方十首

师曰：失脉当取太过不及，阳微阴弦，即胸痹而痛，所以然者，责其极虚也。今阳虚知在上焦，所以胸痹、心痛者，以其阴弦故也。"过不"间，《脉经》有"与"字。

---

① 悁：音 juàn。

〔鉴〕脉太过则病，不及亦病，故脉当取太过不及而候病也。阳微，寸口脉微也，阳得阴脉为阳不及，上焦阳虚也；阴弦，尺中脉弦也，阴得阴脉为阴太过，下焦阴实也。凡阴实之邪，皆得以上乘阳虚之胸，所以病胸痹心痛。胸痹之病轻者即今之胸满，重者即今之胸痛也。李彣曰：《内经》云：胃脉平者不可见，太过不及则病见矣。寸脉为阳，以候上焦，正应胸中部分，若阳脉不及而微，则为阳虚，主病上焦，故受病胸痹。尺脉太过，而弦则为阴盛，知在下焦，故上逆而为痛也。

〔尤〕阳主开，阴主闭，阳虚而阴干之，即胸痹而痛。痹者，闭也。

按：《灵·本藏篇》云：肺大则多饮，善病胸痹、喉痹、逆气。《巢源》云：胸痹之候，胸中愊愊如满，噎塞不利，习习如痒，喉里涩，唾燥，甚者心里强否急痛，肌肉苦痹，绞急如刺，不得俯仰，胸前皮皆痛，手不能犯，胸满短气，咳唾引痛，烦闷白汗出，或彻背膂。其脉浮而微者是也，不治数日杀人。《三因》作胸痞。

平人无寒热，短气不足以息者，实也。"平"，赵本作"凡"。

〔尤〕平人，素无疾之人也。无寒热，无新邪也；而仍短气不足以息，当是里气暴实，或痰或食或饮，碍其升降之气而然。盖短气有从素虚宿疾而来者，有从新邪暴遏而得者，二端并否，其为里实无疑，此审因察病之法也。

〔鉴〕平人，无病之人也。无寒热，无表邪也。平人无故而有短气不足以息之证，不可责其虚也。此必邪在胸中，痹而不通，阻碍呼吸，当责其实也。李彣曰：上节云责其极虚，此又云实，何也？经云：邪之所凑，其气必虚。留而不去，其病为实是也。

《明理论》云：短气者，呼吸虽数，而不能相续，似喘不摇肩，似呻吟而无痛者是也。

胸痹之病，喘息咳唾，胸背痛，短气，寸口脉沉而迟，关上小紧数，栝楼薤白白酒汤主之。

〔程〕《内经》曰：肺痹者，烦满喘而呕；心痹者，脉不通，烦则心下鼓，暴上气而喘。胸中者，心肺之分，故作喘息咳唾也。诸阳受气于胸，而转行于背，气痹不行，则胸背为痛而气为短也。寸脉沉、迟，关脉小紧，皆寒客上焦之脉。"数"字误。

按：沈云："迟"字下当有一"若"字，盖此论当以寸口脉沉而迟，为虚寒之证，关上小紧数，栝楼薤白白酒汤，为寒实之证，另作一节解，否则，岂有迟数二脉同见之理哉？此说似有理，然不如程之为误文之义长矣。

张氏《医通》云：寸口脉沉迟者，阳气衰微也；关上小紧者，胃以上有阴寒结聚，所以胸中喘息咳唾，胸背痛而短气。栝楼性润，专以涤垢腻之痰；薤白臭秽，用以通秽浊之气，同气相求也；白酒熟谷之液，色白上通于胸中，使佐药力，上行极而下耳。按：张不注及"数"脉，其意盖与程同。

栝楼薤白白酒汤方

栝楼实一枚，捣　薤白半斤　白酒七升

上三味，同煮取二升，分温再服。

按：薤白，《本草》，辛、苦、温。《别录》云：温中、散结气。杜甫《薤诗》云：衰年关膈冷，味暖并无忧。可见其以辛温而散胸膈中之结气也。白酒，注家无解，似指为酒之白者，然《灵·经筋篇》以白酒和桂云云，且饮美酒，由此观之，白酒非常酒。《千金》方，用白酨[1]浆一斗，《外台》亦引仲景《伤寒论》载本条云：栝楼薤白白酒汤主之。而方中则用白酨酒，程敬通云：酨，音再，酢浆也。知白酒，即是酢浆，今用米醋极验。

《千金》栝楼汤　主疗与本文同。

栝楼实一枚　半夏半升　薤白一斤　枳实二两　生姜四两

上五味，㕮咀，以白酨浆一斗，煮取四升，服一升，日二。仲景、《肘后》，不用生姜、枳实、半夏。《外台》引《千金》同。

胸痹不得卧，心痛彻背者，栝楼薤白半夏汤主之。《外台》引仲景《伤寒论》，"半夏"下有"白酨浆"三字。

〔尤〕胸痹不得卧，是肺气上而不下也；心痛彻背，是心气塞而不和也。其痹为尤甚矣。所以然者，有痰饮以为之援也，故于胸痹药中，加半夏以逐痰饮。

张氏《医通》云：心痛彻背者，胸中痰垢积满，循脉而溢于背，背者胸之府，故于前药，但加半夏，以祛痰积之痹逆也。

---

① 酨：音zài，古代一种酒。

栝楼薤白半夏汤方

栝楼实一枚，捣　　**薤白**三两　　**半夏**半升　　**白酒**一斗　○《外台》作"白截浆"，云：《古今录验》、范汪同。

上四味同煮，取四升，温服一升，日三服。

《圣惠方》治胸痹不得卧，心痛彻背方。

栝楼一枚　　桂心三分　　半夏一两，汤洗七遍，去滑

上件药，捣筛为散，每服三钱，以浆水一中盏，入薤白七茎，生姜半分，煎至六分，去滓，稍热频服。

胸痹，心中痞气，气结在胸，胸满，胁下逆抢心，枳实薤白桂枝汤主之；人参汤亦主之。赵本作"心中痞，留气结在胸"；徐、沈同；《外台》作"心中痞坚，留气结于胸"；"逆"下有"气"字。

〔魏〕胸痹自是阳微阴盛矣，心中痞气，气结在胸，正胸痹之病状也。再连胁下之气，俱逆而抢心，则痰饮水气俱乘阴寒之邪动而上逆，胸胃之阳气全难支拒矣。故用枳实薤白桂枝汤，阳开郁，温中降气，犹必先后煮治，以融和其气味，俾缓缓荡除其结聚之邪也。再或虚寒已甚，无敢恣为开破者，故人参汤亦主之，以温补其阳，使正气旺而邪气自消，又治胸痹从本治之一法也。

张氏《医通》云：二汤，一以治胸中实痰外溢，用薤白桂枝以解散之；一以治胸中虚痰内结，即用人参理中以清理之。一病二治，因人素禀而施，两不移易之法也。

按：《千金》治中汤、胸痹方，别标为一条。《外台》亦引仲景《伤寒论》，疗胸痹理中汤，即并人参汤，方后注云：张仲景曰：胸痹心中痞坚，留气结于胸，胸满，胁下逆气抢心，理中汤亦主之。而引范汪，出枳实薤白桂枝汤方，名枳实汤，方后云：此本仲景《伤寒论》方。

枳实薤白桂枝汤方

枳实四枚　　厚朴四两　　薤白半斤　　桂枝一两　　栝楼实一枚，捣

上五味，以水五升，先煮枳实、厚朴，取二升，去滓，内诸药，煮数沸，分温三服。《千金》，用厚朴三两，薤白一斤。

人参汤方

人参　　甘草　　干姜　　白术各三两

金匮玉函要略辑义

上四味，以水八升，煮取三升，温服一升，日三服。

〔程〕此即理中汤也。中气强则痞气能散，胸满能消，胁气能下，人参、白术所以益脾，甘草、干姜所以温胃，脾胃得其和，则上焦之气开发，而胸痹亦愈。

胸痹，胸中气塞，短气，茯苓杏仁甘草汤主之；橘枳姜汤亦主之。《千金》《外台》，无"橘枳姜汤亦主之"七字。

〔鉴〕胸痹，胸中急痛，胸痹之重者也；胸中气塞，胸痹之轻者也。

〔程〕膻中为气之海，痹在胸中，则气塞短气也。《神农经》曰：茯苓主胸胁逆气，杏仁主下气，甘草主寒热邪气，为治胸痹之轻剂。

茯苓杏仁甘草汤方《千金》名茯苓汤。《外台》引《千金》，方后云：仲景《伤寒论》同。

茯苓三两　　**杏仁**五十枚　　**甘草**一两

上三味，以水一斗，煮取五升，温服一升，日三服。不瘥，更服。

《外台》《古今录验》疗气忽发满胸急方。

于本方中，去甘草，加橘皮。

橘皮枳实生姜汤方《千金》无方名。《外台》作橘皮枳实汤。

橘皮一斤　○《外台》作半斤。　　**枳实**三两　○《外台》作四枚。　　**生姜**半斤

上三味，以水五斤，煮取二斤，分温再服。〔原注〕《肘后》《千金》云：治胸痹，胸中愊愊如满噎塞，习习如痒，喉中涩，燥唾沫。○《外台》引仲景《伤寒论》，主疗与《肘后》《千金》同，方后云：《肘后》《小品》、文仲、深师、范汪、《古今录验》《经心录》《千金》同。

〔程〕气塞气短，非辛温之药，不足以行之，橘皮、枳实、生姜，辛温，同为下气药也。《内经》曰：病有缓急，方有大小。此胸痹之缓者，故用君一臣二之小方也。

胸痹缓急者，薏苡仁附子散主之。《外台》引《古今录验》，"痹"下有"偏"字。

〔程〕寒邪客于上焦则痛急，痛急则神归之，神归之则气聚，气聚则寒邪散，寒邪散则痛缓，此胸痹之所以有缓急者，亦心痛去来之义也。薏苡仁以除痹下气，大附子以温中散寒。

〔鉴〕李彣曰：缓急者，或缓而痛暂止，或急而痛复作也。薏苡仁入肺利气，附子温中行阳，为散服，则其效更速矣。

按："缓急"之"缓"，或谓"绞"字之讹，此说似是而却非。《外台》，

载胸痹心下坚痞缓急方四首,《圣惠》亦同,故知程、李之解是也。

薏苡仁附子散方

薏苡仁_{十五两}　大附子_{十枚,炮}

上二味,杵为散,服方寸匕,日三服。

按:《外台》引《古今录验》,载薏苡仁散二方:初一方,用薏苡仁五百
枚、甘草三两,后一方与本方同,唯用薏苡仁一千五百枚,云:此方出僧
深,范汪同。仲景方,用薏苡仁十五两。

《圣惠方》薏苡仁散,治胸痹心下坚痞缓急。

薏苡仁_{二两}　附子_{二两,炮}　甘草_{一两,炙}

上捣筛为散,每服三钱,以水一中盏,入生姜半分,煎至六分,去滓,
稍热频服之。

心中痞,诸逆心悬痛,桂枝生姜枳实汤主之。《肘后》,"痛"下有"心下
牵急懊痛"六字。

〔程〕心中痞,即胸痹也。诸逆,如胁下逆抢心之类,邪气独留于上,
则心悬痛。枳实以泄痞,桂枝以下逆,生姜以散气。

〔尤〕诸逆,该痰饮、客气而言;心悬痛,谓如悬物动摇而痛,逆气使
然也。

〔鉴〕心悬而空痛,如空中悬物,动摇而痛也。用桂枝生姜枳实汤,通
阳气破逆气,痛止痞开矣,潘氏《续焰》云:悬者,悬阁之义,不在胃,而
悬留于腹胁间也。

桂枝生姜枳实汤方《外台》,载仲景《伤寒论》:心下悬痛,诸逆大虚者,桂心生姜枳
实汤,方同。

桂枝　生姜_{各三两}　枳实_{五枚}　○徐、沈、尤,"枚"作"两"。《外台》有"炙"字。

上三味,以水六升,煮取三升,分温三服。

《千金》桂心三物汤,治心下痞诸逆悬痛。

桂心_{二两}　胶饴_{半斤}　生姜_{二两}

上药切,以水四升,煮二味,取三升,去滓,内饴,分三服。

心痛彻背,背痛彻心,乌头赤石脂丸主之。

〔鉴〕心痛彻背,尚有休止之时,故以栝楼薤白白酒加半夏汤平剂治之,

此条心痛彻背，背痛彻心，是连连痛而不休，则为阴寒邪甚，浸浸乎阳光欲熄，非薤白白酒之所能治也，故以乌头赤石脂丸主之。方中乌、附、椒、姜，一派大辛大热，别无他顾，峻逐阴邪而已。李彣曰：心痛在内而彻背，则内而达于外矣；背痛在外而彻心，则外而入于内矣。故既有附子之温，而复用乌头之迅，佐干姜行阳，大散其寒；佐蜀椒下气，大开其郁。恐过于大散大开，故复佐赤石脂入心以固涩而收阳气也。

赤石脂丸方《外台》引仲景《伤寒论》，云：《千金》《必效》、文仲、范汪、《经心录》等同。

蜀椒一两，一法二分 ○《外台》作二分。 **乌头**一分，炮 **附子**半两，炮，一法一分 ○《外台》作一分。 **干姜**一两，一法一分 ○《外台》作二分。 **赤石脂**一两，一法二分 ○《外台》作二分。

上五味，末之，蜜丸，如梧子大，先食服一丸，日三服。不知，稍加服。《千金》，名乌头丸，用乌头六铢，附子、蜀椒各半两，注云：范汪，不用附子；崔氏，用桂半两为六味。

《外台》云：此方，丹阳有隐士出山，云：得华佗法，若久心痛，每旦服三丸，稍加至十丸，尽一剂，遂终身不发。

九痛丸　治九种心痛。《外台》引《千金》，名附子丸。○徐本，标附方二字；沈同。程云：非仲景方。并是。

附子三两 ○《千金》用二两。 **生野狼牙**一两，炙香 ○《千金》用生野狼毒四两；《外台》同。 **巴豆**一两，去皮心，熬，研如脂 **人参 干姜 吴茱萸**各一两 ○《千金》用干姜二两。

上六味，末之，炼蜜丸，如梧子大，酒下，强人初服三丸，日三服；弱者二丸。兼治卒中恶，腹胀痛，口不能言；又治连年积冷，流注心胸痛，并冷冲上气，落马坠车血疾等，皆主之。忌口如常法。"冲"，赵本作"肿"，非。

〔**程**〕九痛者，一虫心痛，二注心痛，三风心痛，四悸心痛，五食心痛，六饮心痛，七冷心痛，八热心痛，九去来心痛。按：以上见《千金》本方主疗。虽分九种，不外积聚、痰饮、结血、虫注、寒冷而成。附子、巴豆散寒冷而破坚积，野狼牙、茱萸杀虫注而除痰饮，干姜、人参理中气而和胃脘，相将治九种之心痛。巴豆除邪杀鬼，故治中恶，腹胀痛，口不能言；连年积冷，流注心胸痛，冷气上冲。皆宜于辛热，辛热能行血破血，落马坠车，血凝血积者，故并宜之。

腹满寒疝宿食病脉证治第十

论一首　脉证十六条　方十三首

趺阳脉微弦，法当腹满，不满者必便难，两胠[①]**疼痛，此虚寒从下上也，当以温药服之。**《脉经》"必"下有"下部闭塞大"五字；《千金》同。《千金》作"此虚寒气从下向上"。赵，脱"当"字。

〔尤〕趺阳，胃脉也；微弦，阴象也。以阴加阳，脾胃受之，则为腹满，设不满，则阴邪必旁攻胠胁而下闭谷道，为便难，为两胠疼痛。然其寒不从外入而从下上，则病自内生，所谓肾虚则寒动于中也，故不当散而当温。

〔程〕若寒实，则用后条温药下之也。

病者腹满，按之不痛为虚，痛者为实，可下之。舌黄未下者，下之黄自去。《玉函》"病者"作"伤寒"；"去"下有"宜大承气汤"五字。

〔沈〕此以手按辨腹满虚实也。按之不痛，内无痰食燥屎壅滞，即知虚寒而满，当以温药；若按之痛，乃以外手，而就内结食痰燥屎，则知内实，是可下之。而又以舌黄验定虚实，若舌有黄苔，即是湿热内蒸，为未经下过，必须下之，则黄自去而胀满自除；舌无黄苔，是近虚寒，又非下法矣。

〔魏〕无形之虚气作痞塞，则按之无物，何痛之有？倘挟有形之实物为患，如宿食在胃，疝气在少腹等是也。按之有物阻碍于脏腑之侧，焉有不痛者乎？是于按之痛否，以决其虚实之法也。

张氏《伤寒集注》云：中胃按之而痛，世医便谓有食。夫胃为水谷之海，又为仓廪之官，胃果有食，按必不痛，试将饱食之人按之痛否，惟邪气内结，正气不能从膈出入，按之则痛。又胃无谷神，脏气虚而外浮，按之亦痛，若不审邪正虚实，概谓有食，伤人必多。又按者，轻虚平按，若不得法，加以手力，未有不痛者。

[①] 胠：音 qū，腋下。

腹满时减，复如故，此为寒，当与温药。《脉经》"减"下更有"减"字。

〔**徐**〕腹满有增减，则非脏真黏着之病，所以得阳即减，得阴加满，故曰此为寒，当温药。

〔**程**〕腹满不减，故用承气下之，此腹满时减，则寒气或聚或散，当与温药以散其寒。

按：《金鉴》云：此篇无治虚寒腹满之方。"当与温药"之下，当有"宜浓朴生姜甘草半夏人参汤主之"十四字，必是脱简，阅《伤寒论·太阴篇》自知。此说觉未允焉。

病者痿黄，躁而不渴，胸中寒实，而利不止者，死。徐、沈、尤、《金鉴》，"躁"作"燥"，今从之。

〔**徐**〕痿者，黄之黯淡者也。

〔**尤**〕痿黄，脾虚而色败也。气不至，故燥；中无阳，故不渴。气竭阳衰，中上已败，而复寒结于上，脏脱于下，何恃而可以通之止之乎？故死。

按：程、魏以躁为阴躁，不可从。本条不言腹满，而徐注以为虚寒腹满，未详然否。《脉经》以此条列于《呕吐下利篇》似是。

寸口脉弦者，即胁下拘急而痛，其人啬啬恶寒也。

〔**尤**〕寸口脉弦，亦阴邪加阳之象，故胁下拘急而痛；而寒从外得，与跌阳脉弦之两胠疼痛有别，故彼兼便难，而此有恶寒也。

夫中寒家善欠，其人清涕出，发热色和者，善嚏。

〔**程**〕云寒则面惨而不和，今发热色和，则寒郁于肺经而为热也。

〔**鉴**〕中寒家，谓素有中寒病之人也。

〔**尤**〕阳欲上而阴引之，则欠；阴欲入而阳拒之，则嚏。中寒者，阳气被抑，故喜欠；清涕出，发热色和，则邪不能留，故善嚏。

〔**魏**〕此诸证俱为外感寒邪者言也。外感寒邪，于胀满病何与，以胀满病，其中亦有内外合邪者，故必明辨乎外中寒之证，所以为内中寒之应也。

按：《千金》此次一条云："凡觇病者，未脉望之，口燥清涕出喜嚏欠，此人中寒"，乃接下条连此条而为一条，知此条为下条"欲嚏不能者"发耳。

中寒其人下利，以里虚也，欲嚏不能，此人肚中寒。〔原注〕一云痛。○《千金》作"腹中痛"。

〔**尤**〕中寒而下利者，里气素虚，无为捍蔽，邪得直侵中脏也；欲嚏不能者，正为邪逼，既不能却，又不甘受，于是阳欲动而复止，邪欲去而仍留也。

〔**沈**〕阳和则嚏，而欲嚏不能，乃阴寒凝滞于里，所以肚中痛也。

夫瘦人绕脐痛，必有风冷，谷气不行，而反下之，其气必冲，不冲者，心下则痞。

〔**程**〕瘦人，虚弱人也。若绕脐作痛，必有风冷，有谷气著而不行。瘦人未可剧下而反下之，则风冷之气必上冲，如不上冲，必乘虚而结于心下为痞也。

〔**尤**〕此有似里实，而实为虚冷，是宜温药以助脾之行者也。乃反下之，谷出而风冷不与俱出，正乃益虚，邪乃无制，势必上冲，若不冲者，心下则痞。

病腹满，发热十日，脉浮而数，饮食如故，厚朴七物汤主之。《脉经》《千金》，以此条为厚朴三物汤主疗，而本方主疗云：治腹满气胀，恐是互误。

〔**徐**〕此有表复有里，但里挟燥邪，故小承气为主，而合桂、甘、姜、枣以和其表。盖腹之满，初虽因微寒，乃胃素强故表寒不入，而饮食如故，但腹满发热，且脉浮数，相持十日，此表里两病，故两解之耳，此即大柴胡之法也，但脉浮数，邪尚在太阳，故用桂枝去芍药，合小承气耳。

厚朴七物汤方《外台》引《千金》，名厚朴七味汤，主腹满气胀方。

厚朴半斤　甘草　大黄各三两　大枣十枚　枳实五枚　桂枝二两　生姜五两

上七味，以水一斗，煮取四升，温服八合，日三服。呕者，加半夏五合；下利，去大黄；寒多者，加生姜至半斤。《外台》不用生姜用干姜，云：此本仲景《伤寒论》方。

张氏《医通》云：较之桂枝加大黄汤，多枳、朴而少芍药，以枳、朴专泄壅滞之气，故用之，芍药专收耗散之阴，此腹但满而不痛，与阴血无预，故去之。

《三因》七物厚朴汤，治腹满发热。以阳并阴，则阳实而阴虚，阳盛生外热，阴虚生内热，脉必浮数，浮则为虚，数则为热，阴虚不能宣导，饮食如故，致胀满者，为热胀。即本方。

腹中寒气，雷鸣切痛，胸胁逆满呕吐，附子粳米汤主之。《千金》作"腹中塞气，胀满肠鸣切痛"。《外台》引范汪作"腹中寒气胀雷鸣"。

〔**程**〕《灵枢经》曰：邪在脾胃，阳气不足，阴气有余，则寒中肠鸣腹痛。盖脾胃喜温而恶寒，寒气客于中，奔迫于肠胃之间，故作雷鸣切痛，胸胁逆满呕吐也。附子粳米汤，散寒止逆。

张氏《医通》云：腹中寒气，奔迫上攻胸胁，以及于胃，而增呕逆，顷之胃气空虚，邪无所砥，辄入阳位则殆矣。是以除患之机，所重全在胃气，乘其邪初犯胃，尚自能食，而用附子粳米之法，温饱其胃。胃气温饱，则土厚而邪难上越，胸胁逆满之浊阴，得温无敢留恋，必还从下窍而出矣。

附子粳米汤方

附子—枚，炮　半夏半升　甘草—两　大枣十枚　粳米半升

上五味，以水八升，煮米熟，汤成，去滓，温服一升，日三服。《外台》作"以水八升煮米取熟，去米内药，煮取三升，去滓，适寒温，饮一升"，与仲景《伤寒论》同。《集验》加干姜二两。按：本条煮法，必有脱文。

〔**程**〕疗寒以热药，腹中寒气，非附子辛热不足以温之；雷鸣切痛，非甘草、大枣、粳米之甘不足以和之；逆满呕吐，非半夏之辛不足以散之。五物相需，而为佐使。

《外台》仲景论霍乱四逆，吐少呕多者，附子粳米汤主之。

方与本条同。《千金》同。

又《删繁》附子汤，疗肺虚劳损，腹中寒鸣切痛，胸胁逆满气喘。

于本方内，加宿姜、白术。"粳米"作"仓米"。

又《小品》解急蜀椒汤，主寒疝气心痛如刺，绕脐腹中尽痛，白汗出欲绝，又疗心腹痛，困急欲死，解结逐寒，上下痛良。

于本方内，加蜀椒、干姜。

《三因·胀满门》附子粳米汤，治忧怒相乘，神志不守，思虑兼并扰乱。脏气不主传导，使诸阳不舒，反顺为逆，中寒气胀，肠鸣切痛，胸胁逆满，呕吐不食。

即于本方，加干姜。

《百一选方》附子粳米汤，补虚生胃气，逐冷痰，和五脏，快胸膈，止泻利。

于本方内，加人参、黄芪、白术、川姜、木香，去大枣，用陈仓米。《活人事证方》名附子仓廪汤。

《证治要诀·翻胃门》若胃寒甚，服药而翻者，宜附子粳米汤，加丁香十粒，砂仁半钱；大便秘者，更加枳壳半钱。又呃逆门，若胃中寒甚，呃逆不已，或复呕吐，轻剂不能取效，宜附子粳米汤，加炒川椒、丁香，每服各三十五粒。

痛而闭者，浓朴三物汤主之。"痛而闭"，《脉经》作"腹满痛"。

〔魏〕闭者，即胃胀便难之证也。

〔尤〕痛而闭，六腑之气不行矣。厚朴三物汤，与小承气同，但承气意在荡实，故君大黄，三物意在行气，故君厚朴。

厚朴三物汤方

厚朴八两　大黄四两　枳实五枚

上三味，以水一斗二升，先煮二味，取五升，内大黄，煮取三升，温服一升。以利为度。"三升"下，《千金》有"去滓"二字。

《千金》云：腹中转动者，勿服；不动者更服。

按之心下满痛者，此为实也，当下之，宜大柴胡汤。《脉经》无"宜大柴胡汤"五字，接前七物汤、三物汤为一条。《伤寒论·可下篇》，作"病腹中满痛者"；"宜"下有"大承气"三字。

〔尤〕按之而满痛者，为有形之实邪。实则可下，而心下满痛，则结处尚高，与腹中满痛不同，故不宜大承气而宜大柴胡。

〔魏〕此为邪实而且挟热者言也。仲景已叙之《伤寒论》中太阳篇矣，云：伤寒十余日，热结在里者，与大柴胡汤主之。宜下之而不用大承气，乃出大柴胡者，正与《伤寒论》篇中所言相符也。

张氏《医通》云：邪从胸胁而入于阳位，合用大柴胡两解之，与脐腹硬痛，承气证不同。

按：数说如是，而《金鉴》谓："满痛"之下，当有"有潮热"之三字，若无此三字，则不当与大柴胡汤。此尤有理，然今据《脉经》而味经旨，此亦厚朴三物汤之证，"宜大柴胡汤"五字，恐是衍文，其方亦错出。

大柴胡汤方

柴胡半斤　黄芩二两　芍药三两　半夏半升　枳实四枚，炙　大黄二两　大枣十二枚　生姜五两

上八味，以水一斗二升，煮取六升，去滓，再煎，温服一升，日三服。

腹满不减，减不足言，当须下之，宜大承气汤。"不足言"，《千金》作"不惊人"。

〔鉴〕腹满时减时满，虚满也；腹满常常而满，实满也。腹满不减，虽减不过稍减，不足言减也。虚满当温，实满当下，故宜大承气汤下之。

〔尤〕减不足言，谓虽减，而不足云减，所以形其满之至也，故宜大下。已上三方，虽缓急不同，而攻泄则一，所谓中满者，泻之于内也。

大承气汤方见前痉病中。

心胸中大寒痛，呕不能饮食，腹中寒，上冲皮起，出见有头足，上下痛而不可触近，大建中汤主之。《千金》作"心胁中大寒大痛，呕不能饮食，饮食下咽，自知偏从一面下流，有声决决然，若腹中寒，气上冲，皮起出见，有头足上下而痛，其头不可触近"。程本、《金鉴》，无"痛而"之"而"。

〔鉴〕心胸中大寒痛，谓腹中上连心胸大痛也。而名大寒痛者，以有厥逆、脉伏等大寒证之意也。呕逆不能饮食者，是寒甚拒格于中也。上冲皮起，出见头足者，是寒甚聚坚于外也。上下痛不可触近，是内而脏腑，外而经络，痛之甚亦由寒之甚也。主之以大建中汤，蜀椒、干姜大散寒邪，人参、胶饴大建中虚。服后温覆，令有微汗，则寒去而痛止，此治心胸中寒之法也。

〔程〕寒气抟于肠胃之外，冲突出见于皮肤、膜原之分，如有头足，其痛则近于外，故不可以手触近也。

大建中汤方

蜀椒二合，去汗　干姜四两　人参二两

上三味，以水四升，煮取二升，去滓，内胶饴一升，微火煎，取一升半，分温再服；如一炊顷，如饮粥二升，后更服，当一日食糜温覆之。"一炊

顷"，《千金》作"炊三升米"。

张氏《千金衍义》云：虚寒积聚之治，此方最力。其方中人参辅椒、姜，温散之法，人皆得之，至于胶饴，为助满之首，列而反用，以治痛呕不能食，是专用助满之味，引领椒、姜、人参，为泄满之通使也。

《千金》大建中汤，治虚劳，寒澼饮在胁下，决决有声，饮已如从一边下，决决然也，有头并冲皮起引两乳内痛，里急善梦，失精气短，目𥉂𥉂，惚惚多忘。

蜀椒二合　半夏一升　生姜一斤　甘草二两　人参三两　饴糖八两

上六味，㕮咀，以水一斗，煮取三升，去滓，内糖，温服七合，里急拘引，加芍药、桂心各三两；手足厥，腰背冷，加附子一枚；劳者加黄芪一两。

胁下偏痛，发热，其脉紧弦，此寒也，以温药下之，宜大黄附子汤。《脉经》无"发热"二字。

〔尤〕胁下偏痛而脉紧弦，阴寒成聚，偏著一处，虽有发热，亦是阳气被郁所致。是以非温不能已其寒，非下不能去其结，故曰宜以温药下之。程氏曰：大黄苦寒，走而不守，得附子、细辛之大热，则寒性散而走泄之性存是也。

〔魏〕此发热，或有形之物，积于肠胃而皮肤热作，故在可下之例，未必为假热症。

〔徐〕附子、细辛与大黄，今用并行而不倍，此即《伤寒论》大黄附子泻心汤之法也。

《千金衍义》云：少阴病始得之，反发热脉沉，用麻黄附子细辛汤，以治太阳少阴之两感。此治胁下偏痛，发热，脉紧，变表法为下法，立大黄附子汤，以治寒从下上之瘕积。赖附子把守真阳，不随汗下亡脱，设无发热外证，岂不可变大黄、附子、甘草之治乎？况治食已则吐之大黄甘草汤，具有成法，始知权变之方，不在规矩之外也。

张氏《医通》云：色瘅者，身黄额上微黄，小便利，大便黑。此因房事过伤，血畜小腹，而发黄，故小腹连腰下痛，大黄附子汤，去细辛，加肉桂。

按：篇首第一条云：不满者，必便难两胠疼痛，此虚寒从下上也，当以温药服之。大黄附子汤，盖其方也。《金鉴》改"偏痛"作"满痛"，不可从。

大黄附子汤方

大黄三两　附子三枚，炮　细辛二两

上三味，以水五升，煮取二升，分温三服；若强人煮取二升半，分温三服；服后如人行四、五里，进一服。《外台》引《小品》云：仲景同。

寒气厥逆，赤丸主之。此条，《脉经》无。

〔鉴〕此条之文之方，必有简脱，难以为后世法，不释。

〔程〕温经散寒，无非辛热之剂，四逆汤辈，可选用之，不必拘泥。

赤丸方《千金》，载癥冷积热门，主疗同。

茯苓四两　半夏四两，洗，一方用桂　○按：《千金》用桂枝不用半夏　乌头二两，炮　细辛一两，《千金》作人参　○按：今考《千金》用细辛，不用人参，更有附子二两，射罔一两，凡六味。

上四味，末之，内真朱为色，炼蜜丸，如麻子大，先食，酒饮下三丸，日再夜一服，不知，稍增之，以知为度。"四味"，原本作"六味"，今依赵本改之。

〔徐〕真朱，即硃砂也。

按：《千金》伤寒神丹丸，治伤寒敕涩，恶寒发热体疼者。即本方，用人参，不用细辛，更有附子并朱砂，凡六味。徐释本条云："此即《伤寒论》直中之类也。"盖据于《千金》与？

腹痛脉弦而紧，弦则卫气不行，即恶寒，紧不欲食，邪正相搏，即为寒疝，寒疝绕脐痛，若发则白汗出，手足厥逆，其脉沉紧者，大乌头煎主之。"腹痛"，《脉经》《千金》作"寸口"，至"即为寒疝"，为别条。《外台》不载"腹痛"以下二十八字。"即为寒疝"下，《脉经》有"跗阳脉浮而迟，浮则为风虚，迟则为寒疝"十六字，明是"寒疝绕脐"以下，为别作矣。原本，"若发"作"苦发"；"白汗"作"白津"，今依程本及《千金》《外台》，改定。"其脉沉紧"，赵本、《脉经》《千金》《外台》、程、徐诸本，作"其脉沉弦"。

〔尤〕弦紧脉皆阴也，而弦之阴从内生，紧之阴从外得。弦则卫气不行，而恶寒者，阴出而痹其外之阳也，紧则不欲食者，阴入而痹其胃之阳也。卫阳与胃阳并衰，而外寒与内寒交盛，由是阴反无畏而上冲，阳反不治而下伏，所谓邪正相搏，即为寒疝者也。

〔鉴〕疝病犯寒即发，故谓之寒疝也。

〔魏〕平素阳虚阴盛，积寒在里，以召外寒，夹杂于表里而为患者也。表里之寒邪既盛，而正阳与之相拒，寒邪从下起，结聚于至阴之分而寒疝成矣。寒疝既成，伏于少腹，绕脐痛，发止有时，发则白津出，此汗本下部虚寒，阴邪逼迫外越故也。及阴寒积久而发，四肢厥冷，脉得沉紧，何非寒厥之气为害也耶？

按：《素·长刺节论》云：病在少腹，腹痛不得大小便，病名曰疝，得之寒。王氏注《大奇论》云：疝者，寒气结聚之所为也。《急就篇》颜师古注云：疝，腹中气疾，上下引也。楼氏《纲目》云：疝名虽七，寒疝即疝之总名也。《巢源》云：疝者，痛也。此由阴气积于内，寒气结抟而不散，腑脏虚弱，风冷邪气相击，则腹痛里急，故云寒疝腹痛也。

按：《阴阳别论》白汗，王氏释为流汗。《淮南·修务训》云：奉一爵酒，不知于色，挈一石之尊，则白汗交流。此云白汗出者，盖不堪痛苦之甚，而汗出也。程云：冷汗也。徐、沈、尤、魏仍原文，作白津而解之；赵本作自汗，并非。

乌头煎方《千金》注云：仲景名二物乌头煎；《三因》名大乌头汤。

乌头大者五枚，熬去皮，不㕮咀 ○《千金》作"十五枚"。《外台》引仲景《伤寒论》，亦作"十五枚"。《千金》"熬"下有"黑"字。《三因》云：大乌头，五个，洗净，细沙炒令黑，不㕮咀。

上以水三升，煮取一升，去滓，内蜜二升，煎令水气尽，取二升，强人服七合，弱人服五合。不瘥，明日更服，不可一日再服。"二升"，《千金》《外台》作"二斤"。

〔程〕乌头，大热大毒，破积聚寒热，治脐间痛不可俯仰，故用之以治绕脐寒疝痛苦。治下焦之药味不宜多，多则气不专，此沉寒痼冷，故以一味单行，则其力大而厚。甘能解药毒，故内蜜以制乌头之大热大毒。

王冰《至真要》注云：夫大寒内结，稸①聚疝瘕，以热攻除，寒格热反纵，反纵之则痛发尤甚，攻之则热不得前，方以蜜煎乌头，佐之以热蜜，多其药服，已便消，是则张公从此，而以热因寒用也。

寒疝腹中痛，及胁痛里急者，当归生姜羊肉汤主之。《外台》引仲景《伤寒论》作"腹中痛，引胁痛及腹里急"。

〔尤〕此治寒多而血虚者之法。血虚则脉不荣，寒多则脉绌急，故腹胁

---

① 稸：音 xù，同"蓄"。

痛而里急也。当归、生姜温血散寒，羊肉，补虚益血也。

〔鉴〕李彣云：疝属肝病，肝藏血，其经布胁肋，腹胁并痛者，血气寒而凝泣也。当归通经活血，生姜温中散寒。里急者内虚也，用羊肉补之。《内经》云：形不足者，温之以气；精不足者，补之以味是也。

当归生姜羊肉汤方《千金·妇人门》名当归汤，注云：胡洽名小羊肉汤。

当归三两　　**生姜**五两　　**羊肉**一斤　○《外台》云去脂。

上三味，以水八升，煮取三升，温服七合，日三服。若寒多者，加生姜成一斤；痛多而呕者，加橘皮二两，白术一两。加生姜者，亦加水五升，煮取三升二合，服之。《千金》用芍药二两，注云：《子母秘录》有甘草。

王氏《古方选注》云：寒疝为沉寒在下，由阴虚得之。阴虚则不得用辛烈热燥之药，重劫其阴，故仲景另立一法，以当归、羊肉辛甘重浊，温暖下元而不伤阴，佐以生姜五两，加至一觔，随血肉有情之品，引入下焦，温散冱^①寒。若痛多而呕，加陈皮、白术，奠安中气，以御寒逆。本方三味，非但治疝气逆冲，移治产后下焦虚寒，亦称神剂。

张氏《千金衍义》云：凡少腹疠^②痛，用桂心等药不应者，用之辄效。

寇氏《本草衍义》云：张仲景治寒疝，用生姜羊肉汤服之，无不应验。有一妇人，产当寒月，寒气入产门，腹脐以下胀满，手不敢犯，此寒疝也，师将治之以抵当汤，谓有瘀血，非其治也，可服张仲景羊肉汤，二服遂愈。

《外台》《小品》寒疝气腹中虚痛及诸胁痛里急，当归生姜等四味主之。

于本方内，加芍药。

《圣济总录》四味当归汤，治卒疝，腹痛里急。即本方。

寒疝腹中痛，逆冷手足不仁，若身疼痛，灸刺诸药不能治，抵当乌头桂枝汤主之。《千金》、程本无"抵当"二字。

〔徐〕起于寒疝腹痛，而至逆冷手足不仁，则阳气大痹，加以身疼痛，荣卫俱不和，更灸刺诸药不能治，是或攻其内，或攻其外，邪气牵制不服。故以乌头攻寒为主，而合桂枝全汤以和荣卫，所谓七分治里、三分治表也。如醉状，则荣卫得温而气胜，故曰知，得吐则阴邪不为阳所客，故上出

---

① 冱：音 hǔ，冻结。
② 疠：音 jiǎo，腹中急痛。

而为中病。

〔程〕寒淫于内则腹中痛，寒胜于外则手足逆冷，甚则至于不仁而身疼痛，此内外有寒也。

〔鉴〕"抵当"二字，衍文也。

乌头桂枝汤方

乌头按：《千金》云：秋干乌头，实中者五枚，除去角；《外台》作"实中大者十枚"，知本文脱枚数。

上一味，以蜜二斤，煎减半，去滓，以桂枝汤五合解之，令得一升，后初服二合，不知，即服三合，又不知，复加至五合，其知者，如醉状，得吐者，为中病。"二斤"，《千金》作"一斤"；《外台》引仲景《伤寒论》作"二斤"，云；一方一斤，用桂心四两，云"上三味先以蜜，微火煎乌头，减半去乌头，别一处，以水二升半，煮桂，取一升，去滓以桂汁和前蜜，合煎之，得一升许，初服二合，不知，更服，至三合"云云；范汪同。而又出五味桂枝汤方云：仲景《伤寒论》《千金》同，其既用单味桂心而合煎，又出五味桂枝汤，恐误。沈云："解之"，恐是"煎之"，非也。《金鉴》删"后"字。

〔程〕乌头煎，热药也，能散腹中寒痛；桂枝汤，表药也，能解外证身疼。二方相合，则能达脏腑而利荣卫，和血气而播阴阳，其药势翕翕，行于肌肉之间，恍如醉状，如此则外之凝寒已行，得吐则内之冷结将去，故为中病。

〔徐〕解之，恐是合煎。

〔鉴〕以桂枝汤五合解之者，溶化也。令得一升，谓以乌头所煎之蜜五合，加桂枝汤五合溶化，令得一升也。不知，不效也；其知者，已效也。如醉状，外寒方散，得吐者，内寒已伸，故为中病也。

按：如醉状也，得吐也，乃乌头之瞑眩使然，程注是。

桂枝汤方程、尤、《金鉴》，并不载。

桂枝三两，去皮　芍药三两　甘草二两，炙　生姜三两　大枣十二枚

上五味，锉，以水七升，微火煮，取三升，去滓。

《三因》大乌头桂枝汤，治风寒疝腹中痛，逆冷，手足不仁，身体疼痛，灸刺诸药不能疗；及贼风入腹，攻刺五脏，拘急不得转侧，发作叫[1]呼，阴缩，悉主之。

---

[1] 叫：音 jiào，同"叫"。

即本方。一法，用附子一个，不使乌头，为蜜附汤。《易简》云：疝气发作，当于附子建中汤，煎时加蜜一筯头许，名蜜附子汤。

其脉数而紧乃弦，状如弓弦，按之不移。脉数弦者，当下其寒；脉紧大而迟者，必心下坚；脉大而紧者，阳中有阴，可下之。"其脉数"，《脉经》作"其脉浮"。按：《可下篇》"紧大"作"双弦"，"可下之"下，有"宜大承气汤"五字。不载"其脉数"以下二十三字，知是别为一条。

〔**尤**〕脉数为阳，紧弦为阴，阴阳参见，是寒热交至也。然就寒疝言，则数反从弦，故其数为阴，疑于阳之数，非阳气生热之数矣。如就风疟言，则弦反从数，故其弦为风从热发之弦，而非阴气生寒之弦者，与此适相发明也。故曰脉数弦者，当下其寒。紧而迟，大而紧亦然。大虽阳脉，不得为热，正以形其阴之实也。故曰阳中有阴可下之。

按：《辨脉法》云：脉浮而紧者，名曰弦也。弦者状如弓弦，按之不移也。是与《脉经》合，则此条数作"浮"为是。《金鉴》自"其脉数"至"脉弦数者"十九字为衍文，以"当下其寒"之四字，移"必心下坚"之下，未知是否。

附 方

《外台》乌头汤

治寒疝腹中绞痛，贼风入攻五脏，拘急不得转侧，发作有时，使人阴缩，手足厥逆。方见上。○按：此本出于《千金·贼风门》，"转侧"下有"叫呼"二字。《外台》引《千金》，即乌头桂枝汤也。徐、沈、魏、尤，以为大乌头煎何不检之于《外台》，误甚。

《外台》柴胡桂枝汤方

治心腹卒中痛者。《外台》引仲景《伤寒论》无"卒"字。

柴胡四两　**黄芩**　**人参**　**芍药**　**桂枝**　**生姜**各一两半　**甘草**一两　**半夏**二合半　**大枣**六枚

上九味，以水六升，煮取三升，温服一升，日三服。

〔**魏**〕有表邪而挟内寒者，乌头桂枝汤证也；有表邪而挟内热者，柴胡桂枝汤证也。以柴胡、桂枝、生姜升阳透表，人参、半夏、甘草、大枣补中开郁，黄芩、芍药治寒中有热，杂合此表里两解，寒热兼除之法也。

〔**沈**〕予以此方，每于四时加减，治胃脘、心腹疼痛，功效如神。

《仁斋直指》云：柴胡桂枝汤，治肾气冷热不调证。按：肾气，即疝也。

《外台》走马汤

治中恶心痛腹胀，大便不通。

巴豆二枚，去皮心，熬　杏仁二枚

上二味，以绵缠，捶令碎，热汤二合，捻取白汁饮之，当下。老小量之，通治飞尸鬼击病。

〔沈〕中恶之证，俗谓绞肠乌痧，即臭秽恶毒之气，直从口鼻，入于心胸，肠胃脏腑壅塞，正气不行，故心痛腹胀，大便不通，是为实证，非似六淫侵入，而有表里虚实清浊之分，故用巴豆极热大毒，峻猛之剂，急攻其邪，佐杏仁以利肺与大肠之气，使邪从后阴，一扫尽除，则病得愈。若缓须臾，正气不通，营卫阴阳，机息则死，是取通则不痛之义也。

《肘后》飞尸走马汤，通治诸飞尸、鬼击。即本方。

《外台》文仲疗卒得诸疝，少腹及阴中，相引绞痛，白汗出欲死，此名寒疝，亦名阴疝。张仲景飞尸走马汤，方同。按：此为治寒疝，附于本篇之末者，而主疗与《外台》异者何？

问曰：人病有宿食，何以别之？师曰：寸口脉浮而大，按之反涩，尺中亦微而涩，故有宿食，大承气汤主之。

〔尤〕寸口脉浮大者，谷气多也。谷多不能益脾而反伤脾。按之脉反涩者，脾伤而滞，血气为之不利也。尺中亦微而涩者，中气阻滞，而水谷之精气不能逮下也，是因宿食为病，则宜大承气下其宿食。

按：《金鉴》云：按"尺中亦微而涩"之"微"字，当按《伤寒论》作"大"字，是。今考《伤寒论·可下篇》亦作"微"字，而《金鉴》又云"微"字当是"大"字。若是微字，断无当下之理，彼注如此，今引以为证，误也。

《巢源·宿食不消候》云：宿谷未消，新谷又入，脾气既弱故不能磨之，则经宿而不消也。令人腹胀气急，噫气醋臭，时复憎寒壮热是也。

程知云：滑为有食结滞，经宿则脉涩矣。尺以候内，沉以候里，故宿食之脉，按之反涩，尺中亦大而涩也。

脉数而滑者实也，此有宿食，下之愈，宜大承气汤。

〔鉴〕腹满而痛，脉数而滑者，实也，此有宿食，故当下之。李彣曰：

滑者，水谷之气胜也，若滑而兼数，则实热已入胃腑矣。故云：有宿食可下之。

〔魏〕滑与涩相反，何以俱为实宜下？滑者涩之浅，而实邪欲成未成者；涩者滑之深，而实邪已成者。故不论为滑为涩，兼大而见，则有物积聚，宜施攻治无二理也。

《阳明篇》云：脉滑而数者，有宿食也，当下之，宜大承气汤。

下利不欲食者，有宿食也，当下之，宜大承气汤。

〔尤〕谷多则伤脾，而水谷不分，谷停则伤胃，而恶闻食臭，故下利不欲食者，知其有宿食当下也。夫脾胃者，所以化水谷而行津气，不可或止者也；谷止则化绝，气止则机息，化绝机息，人事不其顿乎？故必大承气速去其停谷，谷去则气行，气行则化续，而生以全矣。若徒事消克，将宿食未去，而生气已消，岂徒无益而已哉。

〔沈〕骤伤宿食停滞，胃中壅遏，升降之机不转，肠中水谷不分，而下奔则利。宿食在胃，故不欲食，必当攻去宿食。

程应旄云：伤食恶食，故不欲食，与不能食者自别。下利有此，更无别样虚证，知非三阴之下利，而为宿食之下利也，故当下之。

大承气汤方见前痓病中。

宿食在上脘，当吐之，宜瓜蒂散。

〔鉴〕胃有三脘，宿食在上脘者，膈间痛而吐，可吐不可下也；在中脘者，心中痛而吐，或痛不吐，可吐可下也；在下脘者，脐上痛而不吐，不可吐可下也。今食在上脘，故当以瓜蒂散吐之也。

《千金》云：凡病宿食在上脘，当吐之。脉数而滑者，实也，有宿食不消，下之愈。胃中有澼食冷物，即痛不能食，有热物即欲食。大腹有宿食，寒栗发热如疟；宿食在小腹者，当暮发热，明旦复止。

瓜蒂散方

瓜蒂一分，熬黄　赤小豆一分，煮　〇按："煮"字据《伤寒论》当删。

上二味，杵为散，以香豉七合，煮取汁，和散一钱匕，温服之，不吐者，少加之，以快吐为度而止。亡血及虚者，不可与之。"亡血"以下九字，原本作细注，今据《伤寒论》大书。《伤寒论》，作"杵为散，取一钱匕，以香豉一合，用热汤七合，煮作稀糜，去滓取汁，和散温顿服之"，此当改补。

东垣《试效方》云：若有宿食而烦者，仲景以栀子大黄汤主之。气口三盛，则食伤太阴，填塞闷乱，极则心胃大疼，兀兀欲吐，得吐则已，俗呼食迷风是也。经云：上部有脉，下部无脉，其人当吐不吐者，死，宜瓜蒂散之类吐之。经云：高者因而越之，此之谓也。

按：宿食在上脘，心腹疴痛，顿闷欲绝，仓猝之际，药不及办，以极咸盐汤一盏顿服，立吐，此《千金》疗干霍乱之法也。

脉紧如转索无常者，有宿食也。《脉经》"索"下有"左右"二字。

〔**尤**〕脉紧如转索无常者，紧中兼有滑象，不似风寒外感之紧，为紧而带弦也。故寒气所束者，紧而不移；食气所发者，乍紧乍滑，如以指转索之状，故曰无常。

〔**魏**〕转索，宿食中阻，气道艰于顺行，曲屈傍行之象。

按：据《脉经》有"左右"二字，魏注极是。徐、沈以转索无常，为紧脉之象，此袭《辨脉法》之谬，不可证也。

脉紧头痛，风寒，腹中有宿食不化也。〔原注〕一云，寸口脉紧。○《脉经》作"寸口脉紧"；"头"上有"即"字；"腹"上有"或"字。

〔**鉴**〕脉紧头痛，是外伤风寒病也，脉紧腹痛，是内伤宿食病也。李彣曰：按此脉与证，似伤寒而非伤寒者，以身不疼、腰脊不强故也。然脉紧亦有辨：浮而紧者，为伤寒；沉而紧者，为伤食。

按：头痛，虽有宿食不化，郁滞之气上为头痛者，此则属外伤于风寒，与腹中有宿食，自是两截。《脉经》，"腹"上有"或"字，义尤明显。

卷 三

五脏风寒积聚病脉证并治第十一

论二首　脉证十七条

肺中风者，口燥而喘，身运而重，冒而腹胀。

〔尤〕肺中风者，津结而气塞，津结则不上潮而口燥，气壅则不下行而喘也。身运而重者，肺居上焦，治节一身，肺受风邪，大气则伤，故身欲动，而弥觉其重也。冒者，清肃失降，浊气反上，为蒙冒也。肿胀者，输化无权，水聚而气停也。

〔徐〕运者，如在车船之上，不能自主也。重者，肌中气滞不活动，故重也。

肺中寒，吐浊涕。

〔鉴〕肺中寒邪，胸中之阳气不治，则津液聚而不行，故吐浊涎如涕也。李彣曰：五液入肺为涕，肺合皮毛，开窍于鼻，寒邪从皮毛而入于肺，则肺窍不利而鼻塞，涕唾浊涎壅遏不通，吐出于口也。

肺死脏，浮之虚，按之弱如葱叶，下无根者，死。

〔程〕《内经》曰：真脏脉见者死，此五脏之死脉也。肺脏死，浮而虚；肝脏死，浮而弱；心脏死，浮而实；脾脏死，浮而大；肾脏死，浮而坚；五脏俱兼浮者，以真气涣散，不收无根之谓也。《内经》曰：真肺脉至，如以羽毛中人肤，非浮之虚乎？葱叶，中空草也，若按之弱如葱叶之中空，下又无根，则浮毛虚弱无胃气，此真脏已见，故死。

肝中风者，头目眴，两胁痛，行常伛，令人嗜甘。《千金》，"甘"下"有如阻妇状"四字。

〔**程**〕肝主风，风胜则动，故头目瞤动也。肝脉布胁肋，故两胁痛也。风中于肝，则筋脉急引，故行常伛。伛者，不得伸也。《淮南子》曰木气多伛，伛之义，正背曲、肩垂之状，以筋脉急引于前故也。此肝正苦于急，急食甘以缓之，是以令人嗜甘也。

肝中寒者，两臂不举，舌本燥，喜太息，胸中痛，不得转侧，食则吐而汗出也。〔原注〕《脉经》《千金》云：时盗汗，咳，食已吐其汁。○《千金》："舌本"作"舌大"。

〔**魏**〕肝中寒者，两臂不举，筋骨得寒邪，必拘缩不伸也。舌本燥，寒郁而内热生也。喜太息，胸中痛者，肝为寒郁，则条达之令失，而胸膈格阻，气不流畅也。不得转侧者，两胁痛满急，辗转不安也。食则吐而汗出，肝木侮土，厥阴之寒侵胃，胃不受食，食已则吐，如《伤寒论》中厥阴病所云也；汗出者，胃之津液，为肝邪所乘，侵逼外越也，此俱肝脏外感之证也。

按：《金鉴》云"两臂不举，舌本燥"二句，"而汗出"三字，文义不属，必是错简，不释。未知果然否，姑仍魏注。

肝死脏，浮之弱，按之如索不来，或曲如蛇行者，死。

〔**程**〕肝脏死，浮之弱，失肝之职，而兼肺之刑。按之不如弓弦而如索，如索，则肝之本脉已失。不来，则肝之真气已绝。或有蛇行之状，蛇行者，曲折逶迤，此脉欲作弦而不能，故曲如蛇行，其死宜矣。

〔**尤**〕按，《内经》云：真肝脉至，中外急，如循刀刃，责责然，如按琴瑟弦，与此稍异，而其劲直则一也。

肝著，其人常欲蹈其胸上，先未苦时，但欲饮热，旋覆花汤主之。〔原注〕臣亿等校诸本，旋覆花汤皆同。○按：注十二字，程作"方见妇人杂病"六字，非也，"同"恐"阙"字讹。《千金》无"旋覆花汤主之"六字，徐、沈改"蹈"作"搯"非。

〔**尤**〕肝脏气血郁滞，著而不行，故名肝著。然肝虽著，而气反注于肺，所谓横之病也，故其人常欲蹈其胸上。胸者肺之位，蹈之欲使气内鼓而出肝邪，以肺犹橐籥，抑之则气反出也。先未苦时，但欲饮热者，欲著之气，得热则行，迨既著则亦无益矣。

〔鉴〕"旋覆花汤主之"六字，与肝著之病不合，当是衍文。

按：旋覆花汤，徐、程诸家，为妇人杂病中方，然《千金》不载，《金鉴》为衍文，今从之。

心中风者，翕翕发热，不能起，心中饥，食即呕吐。《千金》，"饥"下有"则饮"二字；"即"上有"饮食"二字。

〔程〕心主热，中于风则风热相抟，而翕翕发热，不能起。心中虽饥，以风拥逆于上，即食亦呕吐也。

〔徐〕翕翕，言骤起而均齐，即《论语》所谓始作翕如也。

心中寒者，其人苦病心如啖蒜状，剧者心痛彻背，背痛彻心，譬如蛊注，其脉浮者，自吐乃愈。"蒜"下，《千金》有"齑"字。"蛊"，徐作"虫"，云："注"恐是"蛀"字，非。沈、魏、尤亦作"虫注"。

〔程〕《内经》曰：心恶寒。寒邪干心，心火被敛而不得越，则如啖蒜状，而辛辣愦愦然而无奈，故甚则心痛彻背，背痛彻心，如蛊注之状也。若其脉浮者，邪在上焦，得吐则寒邪越于上，其病乃愈。

《巢源》云：蛊注，气力羸惫，骨节沉重，发则心腹烦懊而痛，令人所食之物，亦变化为蛊。急者十数日，缓者延引岁月，渐侵食腑脏尽而死，死则病流注，染著旁人，故为蛊注也。按：诸家不知蛊注为病名，便解为虫蛀不息，为虫之往来交注，抑亦安矣。

心伤者，其人劳倦，即头面赤而下重，心中痛而自烦，发热，当脐跳，其脉弦，此为心脏伤所致也。"跳"下，《千金》有"手"字。

〔尤〕其人若劳倦，则头面赤而下重。盖血虚者，其阳易浮。上盛者下必无气也。心中痛而自烦发热者，心虚失养而热动于中也。当脐跳者，心虚于上而肾动于下也。心之平脉累累如贯珠，如循琅玕，又胃多微曲曰心平，今脉弦，是变温润圆利之常，而为长直劲强之形，故曰此为心脏伤所致也。

心死脏，浮之实如丸豆，按之益躁疾者，死。"丸"，赵、徐、沈、尤，并作"麻"。《千金》，"豆"下有"击手"二字。

〔程〕《内经》曰：真心脉至坚而搏，如循薏苡子累累然，即浮之实如丸豆，按之益躁疾之脉。

按：丸谓弹丸，豆谓菽也。

邪哭使魂魄不安者，血气少也；血气少者属于心，心气虚者，其人则畏，合目欲眠，梦远行，而精神离散，魂魄妄行，阴气衰者为癫，阳气衰者为狂。 按：徐云："哭"恐是"人"字，沈同。《金鉴》云，"癫、狂"互误，皆不可从。

〔尤〕邪哭者，悲伤哭泣，如邪所凭，此其标有稠痰浊火之殊，而其本则皆心虚而血气少也。于是惵惵恐怖，精神不守，魂魄不居，为癫为狂，势有必至者矣。

〔程〕《内经》言重阳者狂，重阴者癫。此阴气衰者为癫，阳气衰者为狂，似与彼异，然经亦有上实下虚，为厥癫疾，阳重脱者易狂，则知阴阳俱虚，皆可为癫为狂也。

脾中风者，翕翕发热，形如醉人，腹中烦重，皮目𥆧𥆧而短气。 "目"，《千金》作"肉"，是。

〔程〕风为阳邪，故中风必翕翕发热。脾主肌肉四肢，风行于肌肉四肢之间，则身懈惰四肢不收，故形如醉人。腹为阴，阴中之至阴，脾也，故腹中烦重。《内经》曰：肌肉蠕动命曰微风。以风入于中，摇动于外故皮目为之𥆧动。腹中烦重，隔其息道，不能达于肾肝，故短气也。

〔尤〕李氏曰：风属阳邪，而气疏泄。形如醉人，言其面赤而四肢软也。皮目，上下眼胞也。

脾死脏，浮之大坚，按之如覆盂洁洁，状如摇者，死。〔原注〕臣亿等详五脏各有中风中寒，今脾只载中风，肾中风、中寒，俱不载者，以古文简乱极多。去古既远，无文可以补缀也。○"洁洁"，《千金》作"絮絮"。《千金》标"脾中寒"三字，不载病状，知其缺遗已久也。

〔鉴〕李彣曰：脉弱以滑，是有胃气；浮之大坚，则胃气绝，真脏脉见矣。覆杯则内空，洁洁者，空而无有之象也。状如摇者，脉躁疾不宁，气将散也，故死。

趺阳脉浮而涩，浮则胃气强，涩则小便数，浮涩相搏，大便则坚，

其脾为约，麻子仁丸主之。《千金》，"约"下有"脾约者，大便坚，小便利而不渴也"十三字。

〔鉴〕趺阳，胃脉也。若脉涩而不浮，脾阴虚也，则胃气亦不强，不堪下矣。今脉浮而涩，胃阳实也，则为胃气强，脾阴亦虚也。脾阴虚不能为胃上输精气，水独下行，故小便数也；胃气强，约束其脾，不化津液，故大便难也，以麻仁丸主之，养液润燥，清热通幽。不敢恣行承气者，盖因脉涩终是虚邪也。

麻子仁丸方《明理论》名脾约丸。

麻子仁二升　**芍药**半斤　**枳实**一斤　**大黄**一斤　**厚朴**一斤　**杏仁**一升　○《阳明篇》用枳实半斤、厚朴一尺。

上六味，末之，炼蜜和丸梧子大，饮服十丸，日三，以知为度。

〔程〕《内经》曰，脾为孤脏。中央土，以灌四旁，为胃而行津液，胃热则津液枯，而小便又偏渗，大肠失传送之职矣。《内经》曰：燥者濡之。润以麻子、芍药、杏仁；结者攻之，下以大黄、枳实、厚朴，共成润下之剂。

《外台》《古今录验》麻子仁丸，疗大便难，小便利，而反不渴者，脾约方。

即本方，云此本仲景《伤寒论》方。

《肘后》疗脾胃不和，常患大便坚强难。

于本方中，去杏仁。

《产育宝庆集》麻仁丸，治产后大便秘涩者。

于本方中，去芍药、厚朴、杏仁，加人参。

肾著之病，其人身体重，腰中冷，如坐水中，形如水状，反不渴，小便自利，饮食如故，病属下焦，身劳汗出，衣〔原注〕一作表。**里冷湿，久久得之，腰以下冷痛，腰重如带五千钱，甘姜苓术汤主之。**"如水状"，《千金》作"如水洗状"。"身"字，《千金》《外台》作"从作"二字。"久久得之"，《外台》作"久之故得也"。"腰重"，原本及《外台》作"腹重"，今依赵本改正；《千金·肾脏脉论》作"腰"，《腰痛门》作"腹"，徐、程诸注并作"腹"。

〔尤〕肾受冷湿，著而不去，则为肾著。身重，腰中冷，如坐水中，腰下冷痛，腹重如带五千钱，皆冷湿著肾，而阳气不化之征也。不渴，上无热也；小便自利，寒在下也；饮食如故，胃无病也；故曰：病属下焦，身劳汗出，衣里冷湿，久久得之。盖所谓清湿袭虚，病起于下者也。然其病不在肾之中脏，而在肾之外腑。故其治法，不在温肾以散寒，而在煖土以胜水。甘、姜、苓、术，辛温甘淡，本非肾药，名肾著者，原其病也。

甘草干姜茯苓白术汤《千金》名肾著汤；《外台》引《古今录验》名甘草汤。

甘草二两　白术二两　○《千金》《外台》用四两。　　干姜四两　○《千金》《外台》用三两。　茯苓四两

上四味，以水五升，煮取三升，分温三服，腰中即温。

《千金》肾著散《外台》引《经心录》，并无主疗，载上方后。

杜仲　桂心各三两　甘草　泽泻　牛膝　干姜各一两　白术　茯苓各四两

上八味，治下筛为粗散，一服三方寸匕，酒一升，煮五六沸，去滓，顿服，日再。

《千金翼》温肾汤，主腰脊膝脚，浮肿不随。出《脚气》。

茯苓　干姜　泽泻各二两　桂心三两

上四味，切，以水六升，煮取二升，分为三服。

又，治肾间有水气，腰脊疼痛，腹背拘急绞痛方。

本方，去甘草，加泽泻。

《三因》茯苓白术汤，治冒暑毒，加以著湿，或汗未干即浴，皆成暑湿。

本方，加桂心，各一两。

又，除湿汤，治冒雨著湿，郁于经络，血溢作衄；或脾不和，湿著经络，血流入胃，胃满吐血。

即本方，头疼，加川芎二钱，最止浴室中发衄。

肾死脏，浮之坚，按之乱如转丸，益下入尺中者，死。"益"，《千金》作"溢"。

〔尤〕肾脉本石，浮之坚，则不石而外鼓；按之乱如转丸，是变石之体而为躁动，真阳将搏跃而出矣；益下入尺，言按之至尺泽，而脉犹大动也。尺下脉宜伏，今反动，真气不固而将外越，反其封蛰之常，故死。

〔程〕以上真脏，与《内经》互有异同，然得非常之脉，必为非常之病，若未病者必病进，已病者必死。总之，脉无胃气，现于三部中，脉象形容不一也。

问曰：三焦竭部，上焦竭善噫，何谓也？师曰：上焦受中焦气未和，不能消谷，故能噫耳。下焦竭，即遗溺失便，其气不和，不能自禁制，不须治，久则愈。

〔鉴〕三焦竭部者，谓三焦因虚竭，而不各归其部，不相为用也。

〔尤〕上焦在胃上口，其治在膻中，而受气于中焦。今胃未和，不能消谷，则上焦所受者，非精微之气，而为陈滞之气矣，故为噫。噫，嗳食气也。下焦在膀胱上口，其治在脐下，故其气乏竭。即遗溺失便。

〔程〕《内经》曰，膀胱不约为遗尿。下经曰：虚则遗尿，其气不和，则溲便不约，故遗失而不能自禁制，不须治之，久则正气复而自愈。

按：尤云：上焦气未和，不能约束禁制，亦令遗溺失便，所谓上虚不能制下者也。云不须治者，谓不须治其下焦，俟上焦气和，久相自愈。《金鉴》云：不须治，久则愈，在善噫可也。若遗溺失便，未有不治能愈者，恐是错简。二说并有理，然不如程之稳妥，故姑仍之。

师曰：热在上焦者，因咳为肺痿；热在中焦者，为坚；热在下焦者，则尿血，亦令淋秘不通。大肠有寒者，多鹜溏；有热者，便肠垢。小肠有寒者，其人下重便血，有热者必痔。

〔尤〕热在上焦者，肺受之；肺喜清肃而恶烦热，肺热则咳，咳久则肺伤而痿也。热在中焦者，脾胃受之；脾胃者，所以化水谷而行阴阳者也，胃热则实而硬，脾热则燥而闭，皆为坚也。下焦有热者，大小肠膀胱受之；小肠为心之腑，热则尿血，膀胱为肾之腑，热则癃闭不通也。鹜溏如鹜之后，水粪杂下。大肠有寒，故泌别不职；其有热者，则肠中之垢，被迫而下也。下重，谓腹中重而下坠。小肠有寒者，能腐而不能化，故下重；阳不化则阴下溜，故便血；其有热者，则下注广肠而为痔。痔，热疾也。

〔徐〕直肠者，大肠之头也，门为肛，小肠有热，则大肠传导其热而气结于肛门，故痔。

按："为坚"，沈及《金鉴》为"腹胀坚满"，不可从也。肠垢，《巢源》云：肠垢者，肠间津汁垢腻也，由热痢蕴积，肠间虚滑，所以因下痢而便肠垢也。下重者，后重也。《伤寒论》：四逆散，泄利下重。《下利》篇：热利下重，白头翁汤主之。刘熙《释名》云：泄利下重，而赤白曰"膌"是也。

问曰：病有积、有聚、有罄气，何谓也？师曰：积者，脏病也，终不移；聚者，腑病也，发作有时，辗转痛移，为可治；罄气者，胁下痛，按之则愈，复发为罄气。诸积大法，脉来细而附骨者，乃积也。寸口，积在胸中；微出寸口，积在喉中；关上，积在脐傍，上关上，积在心下；微下关，积在少腹；尺中，积在气冲。脉出左，积在左；脉出右，积在右；脉两出，积在中央。各以其部处之。"罄"，《千金》作"穀"。"则愈"之下，更有"愈"字；"寸口积"之"口"下有"结"字；"关上"下有"结"字；"尺中"下同。魏，"罄"作"穀"，云"罄"之为字，本如此。若夫穀，乃恶木也。后人改为罄，遂并穀，亦改为罄，又讹为罄，皆误笔也。按：《通雅》云：罄，即穀，乃罄也，《山海经》"百罄生"，《荀子》"五罄蕃"是也。〇诸积大法以下，徐、沈、尤，别提为一条。

〔徐〕积，迹也，病气之属阴者也，脏属阴，两阴相得，故不移，不移者，有专痛之处，而无迁改也。聚则如市中之物，偶聚而已，病之属阳者也。腑属阳，故相比阳，则非如阴之凝。故寒气感则发，否则已，所谓有时也，既无定著，则痛无常处，故曰辗转痛移，其根不深，故比积为可治。若罄气，罄者，谷也，乃食气也。按：《三因》立罄气门，载宿食论治，当并考。食伤太阴敦阜之气，抑遏肝气，故痛在胁下痛，不由脏腑，故按之则气行而愈。然病气虽轻，按之不能绝其病原，故复发，中气强，不治自愈。

〔尤〕诸积，该气、血、痰、食而言；脉来细而附骨，谓细而沉之至，诸积皆阴故也。又积而不移之处，其气血荣卫不复上行而外达，则其脉为之沉细而不起，故历举其脉出之所，以决其受积之处，而复益之曰，脉两出积在中央，以中央有积，其气不能分布左右，故脉之见于两手者，俱沉细而不起也。各以其部处之，谓各随其积所在之处而分治之耳。

《五十五难》曰：积者阴气也，聚者阳气也。故阴沉而伏，阳浮而动，气之所积名曰积，气之所聚名曰聚，故积者五脏所生，聚者六腑所成也。积者，阴气也，其始发有常处，其痛不离其部，上下有所终始，左右有所穷处；聚者，阳气也，其始发无根本，上下无所留止，其痛无常处谓之聚，故以是别知积聚。

邵氏《明医指掌参补》云：痞块多在皮里膜外，并不系肠胃间，而医者往往以峻剂下之，安能使此块入肠胃，从大便而出哉。吾见病未必去，而元气已耗，经年累月，遂至不治者多矣。历代医家，皆曰在左为死血，在右为食积，在中为痰饮，盖以左属肝，肝藏血，右属脾，脾化谷，而痰饮，则结聚于中焦也，殊不知肝脾虽左右之分，而实无界限之隔，非谓肝偏于左而无与于右，脾偏于右而无与于左，在左为死血，而在右独无死血乎？在中为痰饮，而左右独无痰饮乎？但在左、在右、在中，皆因虚之所在，而入之耳，不可以死血、痰饮、食积分之也。然当诊之以察其病，弦滑为痰，芤涩为血，沉实为食，三脉并见，则当兼治也。

痰饮咳嗽病脉证并治第十二

论一首　脉证二十一条　方十九首

此篇《脉经》接前《肺痿肺痈咳嗽上气》为一篇："痰饮"作"淡饮"，下并同。

问曰：夫饮有四，何谓也？师曰：有痰饮、有悬饮、有溢饮、有支饮。

问曰：四饮，何以为异？师曰：其人素盛今瘦，水走肠间，沥沥有声，谓之痰饮，饮后水流在胁下，咳唾引痛，谓之悬饮；饮水流行，归于四肢，当汗出而不汗出，身体疼重，谓之溢饮；咳逆倚息，气短不得卧，其形如肿，谓之支饮。"沥沥"，《巢源》作"漉漉"。"气短"，诸本作"短气"。

〔程〕《圣济总录》曰：三焦者，水谷之道路，气之所终始也。三焦调适，气脉平匀，则能宣通水液，行入于经，化而为血，灌溉周身。若三焦气塞，脉道壅闭，则水饮停滞，不得宣行，聚成痰饮，为病多端。又因脾土不能宣达，致水饮流溢于中，布散于外，甚则五脏受病也。痰饮者何？以平人水谷之气，入于胃变化精微，以充肌肉，则形盛，今不能变化精微，但化而为痰饮，此其人所以素盛今瘦，故水走肠间，沥沥作声也。

〔沈〕饮后水流在胁下者，乃饮积于胃，腠理不密，如汗漐漐，横溢胃外，流于胁下而为悬饮。悬饮者，犹物悬挂其处之义也。胁乃阴阳之道路，悬饮阻抑往来之气，咳则气吸吊动于胁，咳唾则引痛矣。盖脾肺之气，不能转运，饮水流行，泛于四肢、皮肤、肌肉之间，即当汗出而散，设不汗出，凝逆经隧，身体疼重而为溢饮。经谓溢饮者，渴暴多饮，而溢入肌皮肠胃之外是也。若溢出于胃，从下注上，贮于胸膈之间，壅遏肺气，上逆而内则咳逆倚息，短气不得卧；外应皮毛，肺气壅而不行则如肿，故为支饮也。

〔鉴〕痰饮、悬饮、溢饮、支饮，言饮病之情状也。四饮亦不外乎留饮、伏饮之理，但因其流水之处，特分之为四耳，由其状而命之名，故有四也。李彣曰：夫饮有四，而此独以痰饮名总之，水积阴或为饮，饮凝阳或为痰，则分而言之，饮有四，合而言之，总为痰饮而已。

按："痰"本作"淡"。王羲之《初月帖》"淡闷干呕"，宋·黄伯思《法帖刊误》云："淡"，古"淡液"之"淡"，"干古干湿"之"干"。今人以"淡"作"痰"，以"干"作"乾"，非也。而《肘后方》有治痰癊^①诸方，即痰饮也。考唐惠琳《一切经音义》云：淡阴，谓胸上液也，医方多作淡饮。又云：痰癊，上音谈，下阴禁反。按：痰癊字无定体，胸膈中气病也。津液因气凝结不散，如筋胶引挽不断，名为痰癊。盖痰字，始见于《神农本经》巴豆条云：留饮痰癖。而饮字，则见于《内经·刺志论》云：脉小血多者，饮中热也。王注：溜饮也。又溢饮，见于《脉要精微论》。依以上数义而考之，痰饮，即津液为病之总称，故本经以题篇目。而又以肠间沥沥有声为痰饮者，犹伤寒外邪之统名，而又以麻黄汤一证，呼为伤寒之类。本条痰饮，又与"稀则曰饮，稠则曰痰之义"亦自异。程云：痰饮，《脉经》《千金翼》俱作"淡饮"，当以淡饮为是。若痰饮则稠黏，不能走肠间沥沥作声也。此说似是而却非，不知痰乃淡从"疒"者。况《千金翼》：淡饮，五饮之一，与本条所谓颇异。云：大五饮丸，主五种饮。一曰留饮，停水在心下；二曰澼饮，水澼在两胁下；三曰淡饮，水在胃中；四曰溢饮，水溢在膈上五脏间；五曰流饮，水在肠间，动摇有声。《千金》同。所谓流饮，乃似本条之痰饮。《巢源》云：流饮者，由饮水多，水流走于肠胃之间，辘辘有声，谓之流饮，亦本条之痰饮也。

《巢源》云：悬饮，谓饮水过多，留注胁下，令胁间悬痛，咳唾引胁痛，故云悬饮。又云：支饮，谓饮水过多，停积于胸膈之间，支乘于心，故云支饮。按：支字，徐为肺之支脉，程为支散之义，魏云分也，尤云如水之有派，木之有枝，并不通。今依《巢源》："支"，"枝"同。谓支撑于心膈之间，支满、支结，义皆同。王注《六元正纪支痛》云：支，拄妨也。为是。

水在心，心下坚筑，短气，恶水不欲饮。《千金》作"心下坚筑筑"。

〔尤〕水即饮也。坚筑，悸动有力，筑筑然也；短气者，心属火而畏水，水气上逼，则火气不伸也。

金匮玉函要略辑义

120

〔**徐**〕脏中非真能蓄有形之水，不过饮气侵之，不可泥。

水在肺，吐涎沫，欲饮水。

〔**程**〕联绵不断者曰涎，轻浮而白者曰沫。涎者津液所化，沫者水饮所成，酿于肺经则吐，吐多，则津液亦干，故欲饮水。

水在脾，少气身重。

〔**徐**〕脾主肌肉，且恶湿，得水气则濡滞而重。脾精不运，则中气不足，而倦怠少气。

水在肝，胁下支满，嚏而痛。

〔**程**〕肝脉布胁肋，故胁下支满，水在肝，则条达之性为水郁，其气上走颃颡，至蓄门而出鼻孔，因作嚏也。嚏则痛引胁肌，故嚏而痛。

水在肾，心下悸。

〔**程**〕水在肾，则肾气凌心，故筑筑然悸也。

夫心下有留饮，其人背寒冷如手大。"手"，原本作"水"，今依诸本改订。徐、沈、尤作"掌"。

〔**尤**〕留饮，即痰饮之留而不去者也。背寒冷如掌大者，饮留之处。阳气所不入也。

〔**程**〕诸阳受气于胸中，而转行于背。心下有留饮，则阳气抑遏而不行，故背寒冷如手大者，言其不尽寒也。

《医学六要》：仲景曰：心下有留饮，其人背恶寒，冷如冰，茯苓丸。茯苓一两，半夏二两，枳壳五钱，风化硝二钱半，共末，姜汁糊丸桐子大，姜汤下三十丸。**按**：此指迷茯苓丸也，而引仲景者何？又王隐君滚痰丸主疗，有脊上一条如线之寒起证，亦与此同。

留饮者，胁下痛引缺盆，咳嗽则辄已。〔原注〕一作转甚。○按：《脉经》《千金》作"转甚"；程、《金鉴》从之。

〔**程**〕缺盆者，五脏六腑之道，故饮留于胁下，而痛上引缺盆，引缺盆则咳嗽，咳嗽则痛引胁下而转甚，此属悬饮。转甚，一本作辄已，未有咳嗽而胁下痛，引缺盆辄愈也。

胸中有留饮，其人短气而渴，四肢历节痛。脉沉者，有留饮。"脉沉"以下，程为另条。

〔程〕胸中者，属上焦也。今为留饮隔碍，则气为之短，津液不能上潮，则口为之渴也。饮者湿类也，流于关节，故四肢历节痛也。经曰：脉得诸沉者，当责有水，故脉沉者为水饮。

〔尤〕四肢历节痛，为风寒湿在关节。若脉不浮而沉，而又短气而渴，则知是留饮为病，而非外入之邪矣。

膈上病痰，满喘咳吐，发则寒热，背痛腰疼，目泣自出，其人振振身瞤剧，必有伏饮。"病痰"，《脉经》《千金》作"之病"。《脉经》注云："目泣自出"，一作"目眩"。

〔尤〕伏饮亦即痰饮之伏而不觉者，发则始见也。身热、背疼、腰疼，有似外感，而兼见喘满、咳唾，则是《活人》所谓痰之为病，能令人憎寒发热，状类伤寒者也。目泣自出，振振身瞤动者，饮发而上逼液道，外攻经隧也。

按：《金鉴》云：即今之或值秋寒，或感春风，发则必喘满咳吐，痰盛寒热，背痛腰疼，咳剧则目泣自出，咳甚则振振身动，世俗所谓吼喘病也。今验吼喘，未见振振身瞤者，故欠"瞤"字不解，盖以其有所不妥者乎？况吼喘，乃前篇肺胀中之一证，与此自异。

夫病人饮水，多必暴喘满；凡食少饮多，水停心下，甚者则悸，微者短气。脉双弦者，寒也，皆大下后喜虚；脉偏弦者，饮也。《千金》《外台》，"虚"下有"耳"字。"脉双弦"以下，程为别条；《金鉴》同，是。沈、徐，无"喜"字。程、魏、《金鉴》，作"大下后里虚"。

〔程〕饮水多，则水气泛溢于胸膈，必暴喘满也。凡人食少饮多，则胃土不能游溢精气，甚者必停于心下而为悸，微者则填于胸膈，而为短气也。

〔鉴〕凡病人食少饮多者，为消渴病，小便不利者，为留饮。留饮者，即今之停水饮病也。

〔尤〕水溢入肺者，则为喘满。水停心下者，甚则水气凌心而悸，微则气被饮抑而短也。双弦者，两手皆弦，寒气周体也。偏弦者，一手独弦，饮气偏注也。

按：徐云：有一手两条脉，亦曰双弦。此乃元气不壮之人，往往多见此脉，亦属虚适，愚概温补中气，兼化痰，应手而愈。此本于吴氏《脉语》云：双弦者，脉来如引二线也。然与经文双弦义递别。

肺饮不弦，但苦喘短气。"苦"，《脉经》《千金》作"喜"。

〔**尤**〕肺饮，饮之在肺中者。五脏独有肺饮，以其虚而能受也。肺主气而司呼吸，苦喘短气，肺病已著，脉虽不弦，可以知其有饮矣。

支饮亦喘而不能卧，加短气，其脉平也。"卧"，《千金》《外台》作"眠"。

〔**尤**〕支饮上附于肺，即同肺饮，故亦喘而短气，其脉亦平而不必弦也。按，后十四条云：咳家其脉弦，为有水。夫咳为肺病，而水即是饮。而其脉弦，此云肺饮不弦，支饮脉平，未详何谓。

按：脉平，诸注纷纭，多属附会，尤为未详，可谓卓见矣。

病痰饮者，当以温药和之。

〔**沈**〕此言痰饮属阴，当用温药也。脾失健运，水湿酿成痰饮，其性属湿而为阴邪，故当温药和之，即助阳而胜脾湿，俾阳运化，湿自除矣。

〔**魏**〕言和之，则不尚事温补，即有行消之品，亦概其义例于温药之中，方谓之和之，而不可谓之补之、益之也。盖痰饮之邪，因虚而成，而痰亦实物，必少有开导，总不出温药和之四字，其法尽矣。

《外台》引范汪：病痰者，当以温药和之。半夏汤，即千金小半夏汤，附于后。

心下有痰饮，胸胁支满，目眩，苓桂术甘汤主之。《脉经》作"甘草汤"。

〔**徐**〕心下有痰饮，心下非即胃也，乃胃之上，心之下，上焦所主，唯其气挟寒湿，阴邪冲胸及胁而为支满，支者，撑定不去，如痞状也。阴邪抑遏上升之阳，而目见玄色，故眩。苓桂术甘汤，正所谓温药也，桂、甘之温化气，术之温健脾，苓之平而走下，以消饮气，茯苓独多，任以君也。

《灵·经脉篇》云：包络是动，则胸胁支满，心中憺憺大动。

茯苓桂枝白术甘草汤方《千金》名甘草汤。

茯苓四两　桂枝　白术各三两　甘草二两

上四味，以水六升，煮取三升，分温三服，小便则利。

《圣济总录》茯苓汤，治三焦有水气，胸胁支满目眩。即本方。

　　夫短气有微饮，当从小便去之，苓桂术甘汤主之；方见上。**肾气丸亦主之。**方见妇人杂病中。

　　〔徐〕短气有微饮，即上文微者短气也。然支饮、留饮，水在心，皆短气，总是水停心下，故曰当从小便去之。

　　〔尤〕气为饮抑则短，欲引其气，必蠲其饮。饮，水类也。治水必自小便去之，苓桂术甘益土气以行水，肾气丸养阳气以化阴，虽所主不同，而利小便则一也。

　　按：喻氏《法律》云：苓桂术甘汤，主饮在阳，呼气之短；肾气丸，主饮在阴，吸气之短。盖呼者出心肺，吸者入肾肝，此说甚凿矣。盖苓桂术甘，治肾阳不足，不能行水而微饮停于心下以短气；肾气丸，治肾虚而不能收摄水，水泛于心下以短气。必察其人之形体脉状而为施治，一证二方，各有所主，其别盖在于斯耶。

　　严氏《济生方》云：有病喜吐痰唾，服八味丸而作效者，亦有意焉。王叔和云：肾寒多唾。盖肾为水之官，肾能摄水，肾气温和，则水液运下，肾气虚寒，则邪水上溢。其间用山茱萸、山药辈取其补，附子、肉桂取其温，茯苓、泽泻取其利，理亦当矣。

　　病者脉伏，其人欲自利，利反快，虽利心下续坚满，此为留饮欲去故也，甘遂半夏汤主之。《脉经》《千金》《外台》，"反"上有"者"字。

　　〔魏〕病者脉伏，为水邪压溷[1]，气血不能通，故脉反伏而不见也。其人欲自利，利反快，水流湿而就下，以下为暂泄其势，故暂安适也。然旋利而心下续坚满，此水邪有根蒂，以维系之，不可以顺其下利之势，而为削灭也，故曰，此为留饮欲去故也。盖阴寒之气立其基，水饮之邪成其穴，非开破导利之，不可也。

　　按：《金鉴》云：此为"留饮欲去故也"句，当在"利反快"之下，必

---

① 溷：音 hùn。

传写之讹。盖此一句释上文，必非传写之讹。

甘遂半夏汤方《外台》引《千金》云：此本仲景《伤寒论》方。

甘遂大者三枚 **半夏**十二枚，以水一升，煮取半升，去滓 **芍药**五枚 ○《千金》作"二枚"；《外台》作"一两" **甘草**如指大一枚，炙。一本作无 ○《千金》作"一枚如指大，水一升，煮取半升"。按："一本作无"四字未详。

上四味，以水二升，煮取半升，去滓，以蜜半升，和药汁煎取八合，顿服。《千金》作"上四味，以蜜半升，内二药汁，合得一升半，煎取八合，顿服之，"按：《千金》近是。

〔程〕留者行之，用甘遂以决水饮；结者散之，用半夏以散痰饮。甘遂之性直达，恐其过于行水，缓以甘草、白蜜之甘，收以芍药之酸，虽甘草、甘遂相反，而实有以相使。此酸收甘缓。约之之法也。《灵枢经》曰：约方犹约囊，其斯之谓与。

〔尤〕甘草与甘遂相反，而同用之者，盖欲其一战，而留饮尽去，因相激而相成也。芍药、白蜜不特安中，抑缓药毒耳。

脉浮而细滑，伤饮。

〔鉴〕凡饮病得脉浮而细滑者，为痰饮，初病水邪未深之诊也。李彣曰：饮脉当沉，今脉浮者，水在肺也。

〔徐〕不曰有饮，而曰伤饮，见为外饮所骤伤，而非停积之水也。

脉弦数有寒饮，冬夏难治。

〔尤〕脉弦数而有寒饮，则病与脉相左，魏氏所谓饮自寒而挟自热是也。夫相左者必相持，冬则时寒助饮，欲以热攻，则脉数必甚；夏则时热助脉，欲以寒治，则寒饮为碍，故曰难治。

按：此条难解，《金鉴》改"数"作"迟"，肆矣。

脉沉而弦者，悬饮内痛。病悬饮者，十枣汤主之。

〔鉴〕赵良曰：脉沉，病在里也。凡弦者，为痛、为饮、为癖，悬饮结积，在内作痛，故脉见沉弦。

〔尤〕脉沉而弦，饮气内聚也，饮内聚而气击之则痛。

〔徐〕主十枣汤者，甘遂性苦寒，能泻经隧水湿，而性更迅速直达；大戟性苦辛寒，能泻脏腑之水湿，而为控涎之主；芫花性苦温，能破水饮窠囊，故曰破癖须用芫花。合大枣用者，大戟得枣，即不损脾也。盖悬饮原为骤得之证，故攻之不嫌峻而骤，若稍缓而为水气喘息浮肿。《三因方》以十枣汤药为末，枣肉和丸以治之，可谓善于变通者矣。

十枣汤方《外台》引《千金》云：此本仲景《伤寒论》方。

芫花熬　**甘遂**　**大戟**各等份

上三味，捣筛，以水一升五合，先煮肥大枣十枚，取八合，去滓，内药末。强人服一钱匕，羸人服半钱，平旦温服之；不下者，明日更加半钱，得快下后，糜粥自养。"捣筛"，《太阳下篇》作"各别为散"。"快下"，原本作"快之"，今改。

《千金》云：十枣汤，治病悬饮者，若下后不可与也。凡上气汗出而咳者，此为饮也。又云：钱匕者，以大钱上全抄之，若云半钱匕者，则是一钱抄取一边尔，并用五铢钱也。

《外台》深师朱雀汤，疗久病癖饮，停痰不消，在胸膈上液液，时头眩痛苦挛，眼睛、身体、手足十指甲尽黄。亦疗胁下支满，饮辄引胁下痛。

即本方，用甘遂、芫花各一分，大戟三分，大枣十二枚。

《圣济总录》三圣散，治久病饮癖停痰，及胁支满，辄引胁下痛。即本方。

又芫花汤，治水肿，及支满癖饮。

于本方，加大黄、甘草、五味各一两，上粗捣筛，每服三钱匕。水二盏，枣二枚，擘破，同煎至九分，下芒硝半钱，更煎一沸，去滓温服，以利为度。

《宣明论》云：此汤兼下水肿腹胀，并酒食积肠垢积滞，癖坚积蓄热，暴痛疟气久不已；或表之正气与邪热并甚于里，热极似阴，反寒战，表气入里，阳厥极深，脉微而绝；并风热燥甚，结于下焦，大小便不通，实热腰痛；及小儿热结，乳癖积热，作发风潮搐，斑疹热毒，不能了绝者。

《宣明论》三花神祐丸，治壮实人，风痰郁热，肢体麻痹，走注疼痛，湿热肿满，气血壅滞，不得宣通；及积痰翻胃，服三丸后，转加痛闷，此痰涎壅塞，顿攻不开，再加二丸，快利则止。

本方，去大枣，加大黄、黑丑、轻粉，水丸。

《丹溪心法》小胃丹，治胸膈肠胃热痰、湿痰。

本方，加黄柏、大黄，粥丸。

《嘉定县志》云：唐杲，字德明，善医，太仓武指挥妻，起立如常，卧则气绝欲死，杲言是为悬饮，饮在喉间，坐之则坠，故无害，卧则壅塞诸窍，不得出入而欲死也，投以十枣汤而平。

病溢饮者，当发其汗，大青龙汤主之，小青龙汤亦主之。《脉经》《千金》，无"大青龙汤主之"六字及"亦"字。《千金》云：范汪用大青龙汤。

〔程〕《内经》云：溢饮者，渴暴多饮，而易入肌肤肠胃之外也，以其病属表，故可大小青龙汤以发汗。

〔鉴〕溢饮者，饮后水流行，归于四肢，当汗出而不汗出，壅塞经表，身体疼重，即今之风水、水肿病也。

〔徐〕溢饮者，水已流行归四肢，以不汗而致身体疼重，盖表为寒气所侵而疼。肌体著湿而重。全乎是表，但水寒相杂，犹之风寒两伤，内有水气，故以大青龙、小青龙主之。然大青龙合桂麻而去芍加石膏，则水气不甚，而挟热者宜之。倘咳多而寒伏，则必小青龙为当。盖麻黄去杏仁，桂枝去生姜，而加五味、干姜、半夏、细辛，虽表散，而实欲其寒饮之下出也。

大青龙汤方《外台》云：范汪溢饮者，当发其汗，大青龙汤主之。

麻黄六两，去节　桂枝二两，去皮　甘草二两，炙　杏仁四十个，去皮尖　生姜三两　大枣十二枚　石膏如鸡子大，碎

上七味，以水九升，先煮麻黄，减二升，去上沫，内诸药，煮取三升，去滓，温服一升，取微似汗。汗多者，温粉粉之。详见于《伤寒辑义》，下同。

小青龙汤方

麻黄去节，三两　芍药三两　五味子半升　干姜三两　甘草三两，炙　细辛三两　桂枝三两，去皮　半夏半升，汤洗

上八味，以水一斗，先煮麻黄，减二升，去上沫，内诸药，煮取三升，去滓，温服一升。

《外台》云：《千金》溢饮者，当发其汗，宜青龙汤。

《直指》桂术汤，治气分。

本方，去芍药、五味子、半夏，加白术、枳壳。出《水饮门》。

膈间支饮，其人喘满，心下痞坚，面色黧黑，其脉紧，得之数十日，医吐下之不愈，木防己汤主之。虚者即愈；实者三日复发，复与不愈者，宜木防己汤去石膏加茯苓芒硝汤主之。《千金》，"膈间"下有"有"字，"复发"下有"发则"二字，"去石膏"上衍"汤"字。

〔尤〕支饮上为喘满，而下为痞坚，则不特碍其肺，抑且滞其胃矣。面色黧黑者，胃中成聚，荣卫不行也。脉浮紧者为外寒，沉紧者为里实。里实可下，而饮气之实，非常法可下；痰饮可吐，而饮之在心下者，非吐可去；宜得之数十日，医吐下之而不愈也。木防己、桂枝，一苦一辛，并能行水气而散结气，而痞坚之处，必有伏阳，吐下之余，定无完气，书不尽言，而意可会也。故又以石膏治热，人参益虚，于法可谓密矣。其虚者外虽痞坚，而中无结聚，即水去气行而愈；其实者中实有物，气暂行而复聚，故三日复发也。魏氏曰：后方去石膏加芒硝者，以其既散复聚，则有坚定之物，留作包囊，故以坚投坚而不破者，即以软投坚而即破也。加茯苓者，引饮下行之用耳。

〔鉴〕得之数十日，医或吐之不愈者，是水邪不单结在上，故越之而不愈也。或下之不愈者，是水邪不单结在下，虽竭之亦不愈也。心下痞坚，饮结在中可知，故以木防己汤，开三焦水结，通上中下之气。方中用人参，以吐下后伤正也。故水邪虚结者，服之即愈。若水邪实结者，虽愈亦复发也，即复与前方亦不能愈，当以前方减石膏之寒凝，加芒硝峻开坚结，加茯苓直输水道，未有不愈者也。

木防己汤方

木防己三两　石膏十二枚，鸡子大　○《千金》作"鸡子大十二枚"；《外台》作"鸡子大三枚"。按：《外台》似是。　桂枝二两　人参四两

上四味，以水六升，煮取二升，分温再服。

木防己加茯苓芒硝汤方

木防己　桂枝各二两　芒硝三合　人参　茯苓各四两

上五味，以水六升，煮取二升，去滓，内芒硝，再微煎，分温再服，微利则愈。按：《千金》《外台》用木防己三两，为是。《千金》云：一方不加茯苓。《外台》云：此本仲景《伤寒论》方；深师同。

〔程〕防己利大小便，石膏主心下逆气，桂枝宣通水道，人参补气温中，正气旺则水饮不待散而自散矣。加芒硝之咸寒，可以软痞坚，茯苓之甘淡，可以渗痰饮，石膏辛寒近于解肌，不必杂于内方，故去之。

按：防己，古称木防己，分汉木而为二种者。苏敬、陈藏器以后之说，《太平御览》载《吴氏本草》曰：木防己，一名解离，一名解燕。神农辛，黄帝、岐伯、桐君苦无毒，李氏大寒，如葛茎蔓延如芄，白根外黄似桔梗，

内黑文如车辐解，可以证矣。又按：防己散饮泄水，石膏清肺热、止喘满，桂枝、人参通阳补气，若夫水邪结实者，非石膏之所能治，代以芒硝，峻开坚结，加茯苓利水道也。

心下有支饮，其人苦冒眩，泽泻汤主之。

〔程〕《内经》曰：清阳出上窍，支饮留于心膈，则上焦之气，浊而不清，清阳不能走于头目，故其人苦眩冒也。

〔尤〕冒者，昏冒而神不清，如有物冒蔽之也；眩者，目眩转而乍见玄黑也。

泽泻汤方 《外台》引深师云：是本仲景《伤寒论》方。

泽泻五两　**白术**二两

上二味，以水二升，煮取一升，分温再服。

〔程〕白术之甘苦，以补脾则痰不生，泽泻之甘咸，以入肾则饮不蓄，小剂以治支饮之轻者。《外台》"煮取一升"下，有"又以水一升，煮取五合，此二汁"十三字。

支饮胸满者，厚朴大黄汤主之。

〔尤〕胸满疑作腹满，支饮多胸满，此何以独用下法？厚朴、大黄与小承气同，设非腹中痛而闭者，未可以此轻试也。

〔鉴〕"胸"字，当是"腹"字。若是"胸"字，无用承气汤之理，是传写之讹。支饮胸满，邪在肺也，宜用木防己汤、葶苈大枣汤；饮满腹满，邪在胃也，故用厚朴大黄汤，即小承气汤也。

《千金》云：厚朴大黄汤，夫酒客咳者，必致吐血，此坐久饮过度所致也，其脉虚者必冒，胸中本有支饮，支饮胸满主之之方。

厚朴大黄汤方 《外台》引《千金》云：此本仲景《伤寒论》方。

厚朴一尺　**大黄**六两　**枳实**四枚 ○《千金》作"四两"；《外台》，厚朴、枳实下俱有"炙"字。

上三味，以水五升，煮取二升，分温再服。

张氏《医通》云：此即小承气，以大黄多，遂名厚朴大黄汤。若厚朴多，则名厚朴三物汤。此支饮胸满者，必缘其人素多湿热，浊饮上逆所致，故用荡涤中焦药治之。

支饮不得息，葶苈大枣泻肺汤主之。〔原注〕方见肺痈中○《外台》引《千金》云：此本仲景《伤寒论》方。

〔徐〕肺因支饮满而气闭也。一呼一吸曰息，是气既闭，而肺气之布，不能如常度也。葶苈苦寒，体轻象阳，故能泄阳分肺中之闭，唯其泄闭，故善逐水，今气水相扰，肺为邪实，以葶苈泄之，故曰泻肺；大枣取其甘能补胃，且以制葶苈之苦，使不伤胃也。

〔鉴〕喘咳不能卧，短气不得息，皆水在肺之急证也，故以葶苈大枣汤，直泻肺水也。

张氏《医通》云：支饮留结，气塞胸中，故不得息，以其气壅则液聚，液聚则热结，所以与肺痈同治也。

呕家本渴，渴者为欲解。今反不渴，心下有支饮故也，小半夏汤主之。〔原注〕《千金》云：小半夏加茯苓汤。○按：《千金》用小半夏汤。《外台》引《千金》云：加茯苓者是也，此注当删去。

〔沈〕此支饮上溢而呕之方也。凡外邪上逆作呕，必伤津液，应当作渴，故谓呕家本渴，渴则病从呕去，谓之欲解。若心下有支饮，停蓄胸膈制燥，故呕而不渴，则当治饮。

〔尤〕半夏味辛性燥，辛可散结，燥能蠲饮，生姜制半夏之悍，且以散逆止呕也。

小半夏汤方

半夏一升　生姜半斤

上二味，以水七升，煮取一升半，分温再服。

《外台·虚烦门》《小品》沃水汤，方后云：方有半夏，必须著生姜，不尔戟人咽。《千金》云：生姜，呕家之圣药。

《千金》云：有人常积气结而死，其心上暖，以此汤少许汁，入口遂活。出《伤寒发黄门》。

《千金》小半夏汤，病心腹虚冷，游痰气上，胸胁满不下食，呕逆者方。

即于本方中，加橘皮。一方，有桂心、甘草。

杨氏《家藏方》水玉汤，治眉棱骨痛不可忍者，此痰厥也。即本方。

严氏《济生方》玉液汤，治七情伤感，气郁生涎，随气上逆，头目眩晕，心嘈怔悸，眉棱骨痛。

即本方，入沉香水一呷温服。

《直指》半夏丸，治吐血下血，崩中带下，喘急痰呕，中满虚肿，亦消宿瘀，百病通用。

圆白半夏刮净、捶扁，以生姜汁调和，飞白面作软饼，包掩半夏，慢火炙，令色黄，去面，取半夏为末。

上末，米糊丸绿豆大，日干，每三四十丸，温熟水下。

腹满，口舌干燥，此肠间有水气，己椒苈黄丸主之。

〔程〕痰饮留于中则腹满，水谷入于胃，但为痰饮而不为津液，故口舌干燥也。上证曰：水走肠间，沥沥有声，故谓之痰饮。此肠间有水气，亦与痰饮不殊，故用此汤以分消水饮。

〔尤〕水既聚于下，则无复润于上，是以肠间有水气而口舌反干燥也。后虽有水饮之入，只足以益下趋之势，口燥不除而腹满益甚矣。

防己椒目葶苈大黄丸方《千金》名椒目丸。

防己　椒目　葶苈熬　○《千金》用二两，余同。　　**大黄各一两**

上四味，末之，**蜜丸如梧子大，先食饮服一丸，日三服，稍增，口中有津液。渴者，加芒硝半两。**

〔程〕此水气在小肠也。防己、椒目导饮于前，清者得从小便而出；大黄、葶苈，推饮于后，浊者得从大便而下也。此前后分消，则腹满减而水饮行，脾气转而津液生矣。若渴则甚于口舌干燥，加芒硝佐诸药，以下腹满而救脾土。

卒呕吐，心下痞，膈间有水，眩悸者，半夏加茯苓汤主之。"卒"，《千金》，作"诸"，据《千金》《外台》。"半夏"上脱"小"字。

〔尤〕饮气逆于胃则呕吐；滞于气则心下痞；凌于心则悸；蔽于阳则眩。半夏、生姜止呕降逆，加茯苓去其水也。

〔鉴〕赵良曰：经云：以辛散之。半夏、生姜皆味辛，《本草》半夏可治膈上痰。心下坚，呕逆，眩者，亦上焦阳气虚，不能升发，所以半夏、生姜并治之。悸则心受水凌，非半夏可独治，必加茯苓去水，下肾逆以安神，神安则悸愈也。

小半夏加茯苓汤方

半夏_{一升}　生姜_{半斤}　茯苓_{三两，一法四两} ○《外台》引《千金》用四两，方后云：仲景《伤寒论》茯苓三两，余并同。按：今本《千金》用三两。

上三味，以水七升，煮取一升五合，分温再服。《千金》注云：胡洽，不用茯苓，用桂心四两。《三因方》名大半夏汤。

《千金》茯苓汤，主胸膈痰满。

于本方中，加桂心。方后云：冷极者，加附子；气满，加槟榔。

《圣济总录》半夏加茯苓汤，治三焦不顺，心下痞满，膈间有水，目眩悸动。即本方。

《和剂局方》茯苓半夏汤，治停痰留饮，胸膈满闷，咳嗽呕吐，气短恶心，以致饮食不下。即本方。

《易简方》消暑丸，治伤暑发热头痛。

半夏_{一斤，醋五升，煮干}　茯苓_{半斤}　甘草_{半斤}

上为细末，以生姜汁作薄糊，为丸如梧桐子大，每服五十粒，水下。

又，二陈汤，治痰饮为患，或呕吐恶心，或头眩心悸，或中脘不快，或发为寒热，或因食生冷，脾胃不和。

于本方，加甘草、陈皮、乌梅。

《直指》云：暑家气虚脉虚，或饮水过多，或冷药无度，伤动其中，呕吐不食，自利不渴；此则外热里寒，无惑乎伤暑伏热之说，非理中汤不可也。又有冷药过度，胃寒停水，潮热而呕，或身热微烦，此则阳浮外而不内，非小半夏加茯苓汤不可也。

《直指》大半夏汤，治痰饮。即本方。

假令瘦人，脐下有悸，吐涎沫而癫眩，此水也，五苓散主之。"癫"，徐、沈、尤、魏，并作"颠"。《金鉴》云："癫"当是"巅"字，巅者头也，文义相属，此传写讹。按：作"颠"为是，此乃颠倒眩晕之谓。

〔尤〕瘦人不应有水，而脐下悸，则水动于下矣，吐涎沫则水逆于中矣，甚而颠眩，则水且犯于上矣。形体虽瘦，而病实为水，乃病机之变也。颠眩即头眩。苓、术、猪、泽，甘淡渗泄，使肠间之水从小便出；用桂者，下焦水气非阳不化也。曰多服煖水汗出者，盖欲使表里分消其水，非挟有表邪而欲两解之谓。

〔鉴〕此条脐下有悸，是水停脐下为病也。若欲作奔豚，则为阳虚，当以茯苓桂枝甘草大枣汤主之。

五苓散方

泽泻一两一分　猪苓三分，去皮　茯苓三分　白术三分　桂枝二分，去皮

上五味，为末，白饮服方寸匕，日三服，多饮暖水，汗出愈。"白饮"，《外台》作"水"，《医垒元戎》作"白米饮"。○详见于《伤寒论辑义》。

朱氏《集验方》治偏坠吊疝方。

即本方，煎萝苢卜子煎汤调下。吉州彭履仲方。

《直指方·便毒门》五苓散，疏利小便，以泄败精。用葱二茎，煎汤调下。

《得效方·小儿门》五苓散，治阴核气结，肿大钓痛。多因啼怒不止，伤动阴气，结聚不散得之；或胎妇啼泣过伤，令儿生下，小肠气闭，加以风冷，血水相聚，水气上乘于肺，故先喘而后疝痛，外肾不硬，脐下痛楚不可忍，惟利二便则安。以木通、葱白、茴香、食盐，煎汤调下，得小便利为效。

《经验良方》云：衡阳屈朝奉，治小儿上吐下泻，用五苓为末，生姜自然汁为丸，麻子大，量儿大小，米饮送下。

卷

三

133

附　　方

《外台》茯苓饮

治心胸中有停痰宿水，自吐出水后，心胸间虚，气满不能食，消痰气令能食。《外台·痰饮食不消》及《呕逆不下食门》，引《延年》云：仲景《伤寒论》同。

茯苓　人参　白术各三两　枳实二两　橘皮二两半　生姜四两

上六味，水六升，煮取一升八合，分温三服，如人行八九里，进之。"味"下，《外台》有"切以"二字；"合"下有"去滓"二字。

〔沈〕脾虚不与胃行津液，水蓄为饮，贮于胸膈之间，满而上溢，故自吐出水，后邪去正虚，虚气上逆，满而不能食也，所以参、术大健脾气，使新饮不聚，姜、橘、枳实以驱胃家未尽之饮，日消痰气，令能食耳。

《外台》《延年》茯苓饮，主风痰气吐呕水者。即本方，出《风痰门》。

又，茯苓汤，主风痰气发。即呕吐欠呿，烦闷不安，或吐痰水者。

即本方，去枳实。

咳家，其脉弦为有水，十枣汤主之。 方见上。○ "主" 之下，《千金》有 "不能卧出者，阴不受邪故也" 十一字。

〔魏〕咳家专为痰饮在内，逆气上冲之咳嗽言也，故其脉必弦，无外感家之浮，无虚劳家之数，但见弦者，知有水饮在中为患也。

〔尤〕脉弦为水，咳而脉弦，知为水饮渍入肺也。十枣汤逐水气自大小便去，水去则肺宁而咳愈。按，许仁则论饮气咳者，由所饮之物，停澄在胸，水气上冲，肺得此气便成咳嗽。经久不已，渐成水病，其状不限四时昼夜，遇诸动嗽物即剧，乃至双眼突出，气如欲断。汗出，大小便不利，吐痰饮涎沫无限，上气喘急肩息，每旦眼肿，不得平眠，此即咳家有水之证也。著有干枣三味丸亦佳。大枣六十枚，葶苈一升，杏仁一升，合捣作丸，桑白皮饮，下七八丸，日再，稍稍加之，以大便通利为度。

按：《外台》更有加巴豆牵牛五味丸，当参考。

夫有支饮家，咳烦，胸中痛者，不卒死，至一百日，或一岁，宜十枣汤。 方见上。○赵本，无 "或" 字。

〔徐〕夫有支饮家，乃追原之词也。谓支饮本不痛，蔓延至胸痹而痛，气上逆为咳，火上壅为烦，已有死道矣。不卒死，甚至一百日，或经年之久，其虚可知，幸元气未竭也。原其病，支饮为本，病本不拔，终无愈期，逡巡不愈，正医家以虚故畏缩，故因宜十枣汤，以见攻病不嫌峻，不得悠悠以待毙也。

〔魏〕不卒死，仲景之意，宜早治以十枣汤，至一百日或一岁，则难治矣。宜十枣汤者，宜于百日、一岁之前也，若谓日久饮深，宜十枣汤，恐非圣人履霜坚冰之意，总之涵泳白文自明。

按：《千金》，本条之后，有一条云：咳而引胁下痛者，亦十枣汤主之，不知是本经之旧文否。

久咳数岁，其脉弱者，可治；实大数者，死。其脉虚者，必苦冒，其人本有支饮在胸中故也，治属饮家。

〔沈〕久咳数载，是非虚劳咳嗽，乃脾肺素本不足，肺气滞而不利，津化为饮，上溢胸中肺叶空窍之处，即支饮、伏饮之类，内之伏饮相招，风寒袭入，内外合邪而发，世谓痰火，屡屡举发者是矣。然久咳必是邪正两衰，其脉故弱，脉证相应，故为可治。实大数者，邪热炽盛，阴气大亏，甚者必造于亡，故主死也。脉虚者，乃上焦膻中，宗气不布，痰饮浊阴，上溢胸中，气逆上冲，所以苦冒。冒者，瞑眩、黑花、昏晕之类，因其人本有支饮，存蓄胸中，则当治其支饮，而咳自宁，故治属饮家。

咳逆倚息，不得卧，小青龙汤主之。

〔尤〕倚息，倚几而息，能俯而不能仰也。

〔沈〕此表里合邪之治也。肺主声，变动为咳，胸中素积支饮，招邪内入，壅逆肺气，则咳逆倚息。不得卧，是形容喘逆，不能撑持，体躯难舒，呼吸之状也。故用小青龙之麻、桂、甘草，开发腠理以驱外邪，从表而出；半夏、细辛，温散内伏之风寒，而逐痰饮下行；干姜温肺行阳而散里寒；五味、芍药，以收肺气之逆，使表风内饮，一齐而解。此乃寒风挟饮咳嗽之主方也。

青龙汤下已，多唾口燥，寸脉沉，尺脉微，手足厥逆，气从小腹上冲胸咽，手足痹，其面翕热如醉状。因复下流阴股，小便难，时复冒者，与茯苓桂枝五味甘草汤，治其气冲。 程本，作"若面热如醉"。程云："下已"，当作"汗已"；《金鉴》从之，误。

〔沈〕此下皆服小青龙汤，外邪解而里饮未除，扰动内阳之变也。表邪虽退，内饮未消，拒格胸间，心火不得下达，反刑肺金，则多唾口燥，犹如肺痿之类也。但饮为阴邪，而内僻则阳气衰微，故寸脉沉，下焦阳微，故尺脉微，而手足厥逆。因服青龙散剂，扰乱下焦，虚阳即随冲任之脉，厥而上行，故气从小腹上冲胸咽，至于手足痹而不用。真阳以挟胃热上冲，其面翕热如醉状。冲气复反下流阴股，不归肾间而行决渎，故小便难。冲气往返，扰动胸中留饮，则时复冒，故易桂、苓，以逐冲气归源。五味收敛肺气之逆，甘草安和脾胃，不使虚阳上浮，此乃救逆之变方也。

〔徐〕不堪发散，动其气冲，以致肺燥如痿而多唾，唾者其痰薄如唾也。又口燥，燥者，觉口干，非渴也。下流阴股，谓浮于面之阳，旋复在两股之阴，作热气也。

桂苓五味甘草汤方

茯苓四两　　桂枝四两，去皮 ○《千金》用二两；《外台》用一两。　　甘草炙，三两

○《千金》二两。　　**五味子**半升

上四味，以水八升，煮取三升，去滓，分温三服。《外台》云：以《千金》校之，亦脱此方。今于仲景方录附之。按：今《千金》载此方，可疑。

冲气即低，而反更咳，胸满者，用桂苓五味甘草汤，去桂加干姜、细辛，以治其咳满。

〔尤〕服前汤已，冲气即低，而反更咳胸满者，下焦冲逆之气既伏，而肺中伏匿之寒饮续出也。故去桂枝之辛而导气，加干姜、细辛之辛而入肺者，合茯苓、五味、甘草消饮驱寒，以泄满止咳也。

按：成无己云：桂枝泄奔豚，故桂枝加桂汤，用五两，以主奔豚气从小腹上至心者。今冲气即低，乃桂之功著矣，故去之。沈氏、《金鉴》并云：枝走表，故去之，非。

苓甘五味姜辛汤方

茯苓四两　**甘草**　**干姜**　**细辛**各三两　**五味子**半升

上五味，以水八升，煮取三升，去滓，温服半升，日三服。"服"字，依俞本补。

咳满即止，而更复渴，冲气复发者，以细辛干姜为热药也。服之当遂渴，而渴反止者，为支饮也。支饮者，法当冒，冒者必呕，呕者复内半夏，以去其水。

〔沈〕此支饮内蓄而复发也。咳满即止，肺之风寒已去。而更发渴，冲气复发者，饮滞外邪，留于胸膈未除也，即以细辛、干姜热药推之；若无痰饮内蓄，而服细辛、干姜热药，助其燥热，应当遂渴，而渴反止者，是内饮上溢喉间，浸润燥热，故不作渴，但阻胸中阳气，反逆上行而冒。然冒家阳气上逆，饮亦随之而上，故冒者必呕。呕者，于前去桂茯苓五味甘草汤，复内半夏，消去其水，呕即止矣。

〔尤〕所以治渴而冲气动者，惜未之及也。约而言之，冲气为麻黄所发者，治之如桂、苓、五味、甘草，从其气而导之矣；其为姜、辛所发者，则宜甘淡咸寒，益其阴以引之，亦自然之道也。若更用桂枝，必捍格不下，即下亦必复冲，所以然者，伤其阴故也。

桂苓五味甘草去桂加干姜细辛半夏汤方

茯苓四两　**甘草**　**细辛**　**干姜**各二两　○《千金》同，《外台》作三两。　**五味**

子　半夏各半升

上六味，以水八升，煮取三升，去滓，温服半升，日三服。"服"字，依俞本补。

按：《金鉴》：去甘草，名苓桂五味甘草去甘草去桂加干姜细辛半夏汤，未详所据。

水去呕止，其人形肿者，加杏仁主之。其证应内麻黄，以其人遂痹，故不内之。若逆而内之者，必厥，所以然者，以其人血虚，麻黄发其阳故也。

〔徐〕形肿谓身肿也。肺气已虚，不能遍布，则滞而肿，故以杏仁利之，气不滞则肿自消也。其证应内麻黄者，《水肿篇》云：无水虚肿者，谓之气。水，发其汗则已。发汗宜麻黄也。以其人遂痹，即前手足痹也，逆而内之，谓误用麻黄，则阴阳俱虚而厥，然厥之意尚未明，故曰所以必厥者，以其人因血虚不能附气，故气行涩而痹，更以麻黄汤药发泄其阳气，则亡血复汗，温气去而寒气多，焉得不厥。正如新产亡血复汗，血虚而厥也。

苓甘五味加姜辛半夏杏仁汤方

茯苓四两　甘草三两　五味子半升　干姜三两　细辛三两　半夏半升　杏仁半升，去皮尖

上七味，以水一斗，煮取三升，去滓，温服半升，日三服。"服"字，依俞本补。

若面热如醉，此为胃热上冲，熏其面，加大黄以利之。《外台》，"醉"下有"状"字。

〔徐〕面属阳明，胃气盛，则面热如醉，是胃气之热上熏之也。既不因酒而如醉，其热势不可当，故加大黄以利之。虽有姜辛之热，各自为功而无妨矣。

〔尤〕与冲气上逆，其面翕热如醉者不同。冲气上行者，病属下焦阴中之阳，故以酸温止之；此属中焦，阳明之阳，故以苦寒下之。

苓甘五味加姜辛半杏大黄汤方

茯苓四两　甘草三两　五味半升　干姜三两　细辛三两　半夏半升　杏仁半升
大黄三两

上八味，以水一斗，煮取三升，去滓，温服半升，日三服。"服"字，依俞本补。

《千金方衍义》云：赵以德曰：前四变随证加减施治，犹未离本来绳墨，至第五变，其证颇似戴阳，而能独断阳明胃热，乃加大黄以利之。按阳明病，面合赤色，不可攻之，为其肾虚阳气不藏，故以攻为戒。而此平昔阴亏血虚，反用大黄利之者，以其证变叠见，虽有面热如醉，而脉见寸沉尺微，洵非表邪怫郁，而为胃中热蕴无疑，竟行涤饮攻热，不以阴虚为虑，而致扼腕也。

按：以上叙证五变，应变加减，其意殆与《伤寒论》，证象阳旦之一则同，示人以通变之法也。

先渴后呕，为水停心下，此属饮家，小半夏茯苓汤主之。方见上。
○《千金》《外台》以此条载上文"卒呕吐心下痞"云云之前，似是；后"呕"，作"却呕"。

〔**尤**〕先渴后呕者，本无呕病，因渴饮水，水多不下，而反上逆也，故曰，此属饮家。小半夏止呕降逆，加茯苓去其停水。盖始虽渴而终为饮，但当治饮，而不必治其渴也。

〔**魏**〕水停心下，阻隔正气，不化生津液上于胸咽，故渴也。渴必饮水，水得水而愈恣其冲逆，所以先渴而后必呕也。此属饮家，当治其饮，不可以为渴家治其渴也。

按：《脉经》所载三条，恐本经旧文，系于脱漏，今备录于下。

《脉经》云：咳而时发热，脉卒弦《千金》作"在九菽"。者，非虚也，此为胸中寒实所致也，当吐之。

又云：咳家其脉弦，欲行吐药，当相人强弱，而无热乃可吐之。其脉沉者，不可发汗。

又云：病人一臂不随，时复转移在一臂，其脉沉细，非风也，必有饮在上焦。其脉虚者，为微劳，荣卫气不周故也，久久自瘥。

消渴小便利淋病脉证并治第十三

脉证九条　方六首

厥阴之为病，消渴，气上冲心，心中疼热，饥而不欲食，食即吐

蛔，下之不肯止。

〔鉴〕按此条是《伤寒论》厥阴经正病，与杂病消渴之义不同，必是错简。

喻氏《法律》云：消渴之证，《内经》有其论无其治，《金匮》有论有治矣。而集书者，采《伤寒论》厥阴经消渴之文凑入，后人不能决择，斯亦不适于用也。盖伤寒热邪，至厥阴而尽，热势入深，故渴而消水，及热解则不渴，且不消矣，岂杂证积渐为患之比乎。

寸口脉浮而迟，浮即为虚，迟即为劳，虚则卫气不足，劳则荣气竭。诸本，接下条为一条，今依《金鉴》分出。

〔鉴〕按此条当在《虚劳篇》中，错简在此。寸口，通指左右三部而言也，浮而有力为风，浮而无力为虚，按之兼迟，即为虚劳之诊，故主卫外荣内虚竭也。

趺阳脉浮而数，浮即为气，数即消谷而大坚，一作紧。**气盛则溲数，溲数即坚，坚数相搏，即为消渴**。《脉经》，"坚"字并作"紧"。《金鉴》云："而大坚"

句，不成文，"大"字之下当有"便"字，必是传写之讹。魏云：大坚，即大便坚也，一作紧，非。

〔程〕趺阳，胃脉也。《内经》曰：三阳结谓之消。胃与大肠谓之三阳，以其热结于中，则脉浮而数。《内经》又曰：中热则胃中消谷，是数即消谷也。气盛，热气盛也，谷消热盛，则水偏渗于膀胱，故小便数而大便硬，胃无津液，则成消渴矣，此中消脉也。

《外台》《古今录验论》云：消渴病有三，一渴而饮水多，小便数有脂，似麸片甘者，皆是消渴病也，二吃食多，不甚渴，小便少似有油而数者，此是消中病也；三渴饮水不能多，但腿肿脚先瘦小，阴痿弱数小便者，此是肾消病也。又《东垣试效方》云：高消者，舌上赤裂，大渴引饮。《逆调论》云："心移热于肺，传为膈消者"是也，以白虎加人参汤治之；中消者，善食而瘦，自汗，大便硬小便数，叔和云"口干饮水，多食饥虚，瘅成消中者"是也，以调胃承气、三黄丸治之；下消者，烦渴引饮，耳轮焦干，小便如膏，叔和云"焦烦水易亏"，此肾消也，以八味丸治之。《总录》所谓末传能食者，必发脑疽背疮；不能食者，必传中满、鼓胀，皆谓不治之证。按：据此论，本节之证，即是消中之谓。

男子消渴，小便反多，以饮一斗，小便一斗，肾气丸主之。 方见妇人杂病中。

〔程〕小便多则消渴。《内经》曰：饮一溲二者不治，出《气厥论》。今饮一溲一，故与肾气丸治之。肾中之气，犹水中之火，地中之阳，蒸其精微之气，达于上焦，则云升而雨降，上焦得以如雾露之溉，肺金滋润，得以水精四布，五经并行，斯无消渴之患。今其人也，摄养失宜，肾水衰竭，龙雷之火，不安于下，但炎于上，而刑肺金，肺热叶焦，则消渴引饮，其饮入于胃，下无火化，直入膀胱，则饮一斗，溺亦一斗也，此属下消。

〔尤〕盖水液属阴，非气不至，气虽属阳，中实含水，水之与气，未尝相离也。肾气丸中有桂、附，所以斡旋肾中颓堕之气，而使上行心肺之分，故名曰肾气。不然，则滋阴润燥之品，同于饮水无济，但益下趋之势而已。驯至阳气全消，有降无升，饮一溲二而死不治。夫岂知饮入于胃，非得肾中真阳，焉能游溢精气，而上输脾肺耶。

〔沈〕男子二字，是指房劳伤肾，火旺水亏而成消渴者。

《外台》《近效》祠部李郎中论云：消渴者，原其发动，此则肾虚所致，每发即小便至甜。按《洪范》稼穑作甘，以物理推之，淋饧醋酒作脯法，须臾即皆能甜也，足明人食之后，滋味皆甜，流在膀胱。若腰肾气盛，则上蒸精气，气则下入骨髓，其次以为脂膏，其次为血肉也，其余别为小便，故小便色黄，血之余也。躁气者，五脏之气，咸润者，则下味也。腰肾既虚冷，则不能蒸于上，谷气则尽下为小便者也，故甘味不变，其色清冷，则肌肤枯槁也。又肺为五脏之华盖，若下有暖气蒸即肺润，若下冷极，即阳气不能昇，故肺干则热，譬如釜中有水，以火暖之，其釜若以板盖之，则暖气上腾，故板能润也，若无火力，水气则不上，此板终不可得润也。火力者，则为腰肾强盛也，常须暖将息，其水气即为食气，食气若得暖气，即润上而易消下，亦免干渴也。是故张仲景云：宜服此八味肾气丸。又张仲景云：足太阳者，是膀胱之经也，膀胱者，是肾之腑也。而小便数，此为气盛，气盛则消谷，大便硬；衰则为消渴也。男子消渴，饮一斗，小便亦得一斗，宜八味肾气丸主之。神方，消渴人，宜常服之。

即本方，但用山茱萸五两，桂、附各三两。

吴氏《方考》云：是阴无阳而不升，阳无阴而不降，水下火上，不相既济耳。故用肉桂、附子之辛热，壮其少火，用六味地黄丸，益其真阴，真阴益则阳可降，少火壮则阴自升，故灶底加薪，枯笼蒸溽，槁禾得雨，生意惟新。明者知之，昧者鲜不以为迂也。

陈氏《外科精要》云：一士大夫病渴，治疗累岁不安，一名医使服八味丸，不半载而疾痊，因疏其病源云：今医多用醒脾生津、止渴之药，误矣。其疾本起于肾水枯竭，不能止润，是以心火上炎，不能既济，煎熬而生渴，今服此药，降心火生其肾水，则渴自止矣。

即本方，以真北五味子代附子。《圣济》《直指》同。朱氏《集验》云：治消渴，八味丸，去附子，加五味子，用茧空及茄空，煎汤下。

严氏《济生方》加减肾气丸，治劳伤肾经，肾水不足，心火自用，口舌焦干，多渴而引饮，精神恍惚，面赤心烦，腰痛脚弱，肢体羸瘦，不能起止。

本方，去附子，加五味子、鹿角、沉香，弱甚者加附子。

方勺《泊宅编》云：提点铸钱朝奉郎黄沔，久病渴，极疲悴，予每见必劝服八味丸，初不甚信，后累医不痊，谩服数两遂安，或问渴而以八味丸治之，何也？对曰：汉武帝渴，张仲景为处此方，盖渴多是肾之真水不足致然，若其势未至于痟，但进此剂殊佳，且药性温平无害也。按：汉武、仲景相去数百年，盖不过一时作此杜撰之言，取信于俗士耳。

脉浮，小便不利，微热消渴者，宜利小便发汗，五苓散主之。方见上。

〔徐〕脉浮，微热，是表未清也；消渴，小便不利，是里有热也。故以桂枝主表，白术、苓、泽主里，而多以热水助其外出下达之势，此治消渴之浅而近也。按，此与上条，同是消渴，上条小便多，知阴虚热结，此条小便不利而微热，即为客邪内入，故治法迥异。然客邪内入，非真消渴也，合论以示辨耳。

渴欲饮水，水入则吐者，名曰水逆，五苓散主之。方见上。

〔尤〕热渴饮水，热已消而水不行，则逆而成呕，乃消渴之变证，曰水逆者，明非消渴，而为水逆也，故亦宜五苓散，去其停水。

〔沈〕此亦非真消渴也。

渴欲饮水不止者，文蛤散主之。

〔鉴〕渴欲饮水，水入则吐，小便不利者，五苓散证也；渴欲饮水，水入则消，口干舌燥者，白虎加人参汤证也。渴欲饮水而不吐水，非水邪盛也；不口干舌燥，非热邪盛也。惟引饮不止，故以文蛤一味，不寒不温，不清不利，专意于生津止渴也。

按：《金鉴》云：五倍子，亦名文蛤，按法制之名百药煎，大能生津止渴，故当用之，屡试屡验也。此说本于《三因方》百药煎，于生津止渴固效矣，然其药出于后世。本条所用，即所谓花蛤也。以上三条，详见《伤寒论辑义》。

文蛤散方

文蛤五两 ○俞本作四两。

上一味，杵为散，以沸汤五合，和服方寸匕。

淋之为病，小便如粟状，小腹弦急，痛引脐中。

〔**徐**〕淋之为病，全在下焦，故前十一篇内，言下焦有热，亦主淋闭不通，此言小便如粟状。粟者色白，而滴沥甚，则如米屑也。然气血不同，故后人有五淋之名。小腹气不和，失其浑浓之元则弦急矣，热邪上乘，则痛引脐中矣。

〔**尤**〕按，巢氏云："淋之为病，由肾虚而膀胱热也。肾气通于阴，阴，水液下流之道也。膀胱为津液之腑，肾虚则小便数，膀胱热则水下涩，数而且涩，淋沥不宣，故谓之淋，其状小便出少起多，小腹弦急，痛引于脐。"又有石淋、劳淋、血淋、气淋、膏淋之异，详见本论，其言颇为明晰，可补仲景之未备。

按：如粟状，依《巢源》"出少起多"之语，唯言滴沥短少，如米屑耳，云色白，殆凿矣。沈、程以下诸注，皆以为石淋，然以理推之，小便下砂石，不宜言如粟状，故今从徐注。

《三因方》云：淋，古谓之癃，名称不同也。癃者，罢也；淋者，滴也。今名虽俗，于义为得。

趺阳脉数，胃中有热，即消谷引食，大便必坚，小便即数。程本，以此条列于前"趺阳脉浮而数"云云，"即为消渴"之后，是。魏本细书此条于上格云云，义与前同，故未另注。

〔**尤**〕胃中有热，消谷引饮，即后世所谓消谷善饥为中消者是也。胃热则液干，故大便坚；便坚则水液独走前阴，故小便数。亦即前条消渴胃坚之证，而列于淋病之下，疑错简也。

淋家不可发汗，发汗则必便血。

〔程〕膀胱蓄热则为淋，发汗以迫其血，血不循经，结于下焦，又为便血。详见《伤寒论辑义》。

小便不利者，有水气，其人苦渴，栝楼瞿麦丸主之。 "苦"，赵本作"者"。

〔尤〕此下焦阳弱气冷，而水气不行之证，故以附子益阳气，茯苓、瞿麦行水气。观方后云"腹中温为知"可以推矣。其人若渴，则是水寒偏结于下，而燥火独聚于上，故更以薯蓣、栝楼根，除热生津液也。夫上浮之焰，非滋不熄；下积之阴，非煖不消；而寒润辛温，并行不倍，此方为良法矣。欲求变通者，须于此三复焉。

〔鉴〕其人必脉沉无热，始合法也。

〔沈〕盖本经《肿论》"腰以下肿者，当利其小便"，而不见其方，观此方后云"小便利，腹中温为知"，似乎在水肿，腹冷，小便不利之方，想编书者误入，俟高明细详用之。

栝楼瞿麦丸方

栝楼根二两 **茯苓 薯蓣**各三两 **附子**一枚，炮 **瞿麦**一两

上五味，末之，炼蜜丸梧子大，饮服三丸，日三服，不知，增至七八丸，以小便利，腹中温为知。

〔程〕薯蓣、栝楼，润剂也，用以止渴生津；茯苓、瞿麦，利剂也，用以渗泄水气。膀胱者州都之官，津液藏焉，气化则能出焉。佐附子之纯阳，则水气宣行而小便自利，亦肾气丸之变制也。

按： 渴而小便不利，故非消渴，小便虽不利，而未至溺如粟状，且无小腹急痛，故非淋也，即此治水病，渴而小便不利之方，沈氏之说似是。

小便不利，蒲灰散主之，滑石白鱼散，茯苓戎盐汤并主之。

〔鉴〕无表里他证，小便不利者，小便癃闭病也。

〔尤〕仲景不详见证，而并出三方，以听人之随证审用，殆所谓引而不发者欤。

蒲灰散方

蒲灰七分 **滑石**三分

上二味，杵为散，饮服方寸匕，日三服。

〔徐〕蒲灰，即蒲席烧灰也，能去湿热利小便。滑石，能通九窍，去湿热，故主之。

按：蒲灰，《证类本草》甄权云：破恶血，败蒲席灰也。魏氏《家藏方》用箬灰。楼氏《纲目》云：蒲灰，恐即蒲黄粉。楼说难从，然《千金》有一方，附下备考。

《千金》小便不利，茎中疼痛，小腹急痛。

蒲黄　滑石各等份

上二味，治下筛，酒服方寸匕，日三。《医垒元戎》治产后小便不通，金钥匙散是。

滑石白鱼散方

滑石二分　乱发二分，烧　白鱼二分

上三味，杵为散，饮服半钱匕，日三服。"半钱匕"，俞本作"方寸匕"。

〔尤〕《别录》云："白鱼开胃下气，去水气，血余，疗转胞，小便不通，合滑石为滋阴益气，以利其小便者也。"

按：乱发，《本经》主五淋。白鱼，恐非鱼中之白鱼。《尔雅》：蟫①，白鱼。《本经》云：衣鱼，一名白鱼，主妇人疝瘕，小便不利。又《南齐书》"明帝寝疾甚久，敕台省府署文簿，求白鱼以为治"是也。沈云：白鱼、鲞②，诸注并仍之，不可从。

茯苓戎盐汤方

茯苓半斤　白术二两　戎盐弹丸大一枚

上三味，先将茯苓白术，煎成，入戎盐，再煎，分温三服。"先将"以下十七字，原本缺，今据宋本及徐、沈、尤本补之。程本、《金鉴》作"以水五升，煮取三升，分温三服。"卢本，"五升"作"六升"。

〔尤〕《纲目》"戎盐即青盐，咸寒入肾，以润下之性，而就渗利之职，为驱除阴分水湿之法也。"

渴欲饮水，口干舌燥者，白虎加人参汤主之。方见中暍中。

〔尤〕此肺胃热盛伤津，故以白虎清热，人参生津止渴。盖即所谓上消

---

① 蟫：音 yín。

② 鲞：音 xiǎng。

鬲消之证，疑亦错简于此也。

喻氏《法律》云：按此治火热伤其肺胃，清热救渴之良剂也，故消渴病之在上焦者必取用之，东垣以治膈消，洁古以治能食而渴者。

脉浮发热，渴欲饮水，小便不利者，猪苓汤主之。

〔沈〕此亦非真消渴也。伤寒太阳阳明，热邪未清，故脉浮发热，渴欲饮水，胃热下流，则小便不利，故以猪苓汤，导热滋干，而驱胃邪下出也。文蛤散、猪苓散、五苓散，凡四条，编书者误入。

〔尤〕按渴欲饮水，本文共有五条，而脉浮发热，小便不利者，一用五苓，为其水与热结故也；一用猪苓，为其水与热结，而阴气复伤也；其水入则吐者，亦用五苓，为其热消而水停也；渴不止者，则用文蛤，为其水消而热在也；其口干燥者，则用白虎加人参，为其热甚而津伤也。此为同源而异流者，治法亦因之各异如此，学人所当细审也。

水气病脉证并治第十四

论七首　脉证五条　方九首

师曰：病有风水、有皮水、有正水、有石水、有黄汗。风水，其脉自浮，外证骨节疼痛，恶风；皮水，其脉亦浮，外证胕肿，按之没指，不恶风，其腹如鼓，不渴，当发其汗；正水，其脉沉迟，外证自喘；石水，其脉自沉，外证腹满不喘；黄汗，其脉沉迟，身发热胸满，四肢头面肿，久不愈，必致痈肿。"胕"，《千金》作"浮"。"如鼓不渴"，《巢源》作"如故而不满又不渴"；"身"下，《脉经》《千金》有"体"字。

〔程〕风水与皮水相类，属表；正水与石水相类，属里。但风水恶风，皮水不恶风；正水自喘，石水不喘为异耳。自唐以来，复有五水十水之说，皆由肾不主五液，脾不能行水，致津液充郭，上下溢于皮肤，则水病生矣。

〔鉴〕风水得之内有水气，外感风邪，风则从上肿，故面浮肿，骨节疼痛恶风，风在经表也。皮水得之内有水气，皮受湿邪，湿则从下肿，故胕肿。其腹如鼓，按之没指，水在皮里也。非风邪，故不恶风，因水湿故不渴也。其邪俱在外，故均脉浮，皆当从汗从散而解也。正水水之在上病也，石水水之在下病也；故在上则胸满自喘，在下则腹满不喘也。其邪俱在内，故均脉沉迟，皆当从下从温解也。

〔尤〕正水，肾脏之水自盛也。石水，水之聚而不行者也。正水乘阳之虚而侵及上焦，故脉沉迟而喘；石水因阴之盛而结于少腹，故脉沉，腹满而不喘也。

〔魏〕黄汗者，其脉亦沉迟，与正水、石水水邪在内无异也。然所感之湿，客于皮毛者，独盛于他证，故身发热，热必上炎，故胸满头面肿。湿热肆行，故四肢亦肿。久久不愈，瘀瘰蕴酿，致成疮痈，溃烂成脓，必至之势也。热逼于内，汗出于外，湿瘀乎热，汗出必黄，此又就汗出之色，以明湿热之理，名之曰黄汗。

按："胕"，程读为"跗"，本于喻氏，盖误矣。徐云：胕者浮也，近是。《素·水热穴论》云：上下溢于皮肤，故为胕肿。胕肿者，聚水而生病也。知是胕肿，即水病之称耳。

《巢源·石水候》云：肾主水，肾虚则水气妄行，不依经络，停聚结在脐间，小腹肿大，牢如石，故云石水，其候引胁下胀痛而不喘是也。脉沉者名曰石水，尺脉微大亦为石水，肿起脐下，至少腹垂垂然，上至胃脘则死，不治。

张氏《医通》云：风水者，肾本属水，因风而水积也。经云：并浮为风水，传为胕肿。又曰：肾风者，面庞然，壅害于言，不能正偃，正偃则咳，名曰风水。其本在肾，其末在肺，皆积水也，上下溢于皮肤，故为胕肿。今止言外证骨节疼痛，恶风，不言胕肿，脱文也。皮水者，皮肤胕肿是也，盖肺主气，以行营卫，外合皮毛，皮毛病甚，则肺气膹郁，当发其汗，散皮毛之邪，外气通而郁解矣。正水者，肾经之水自病也。经曰：肾者胃之关也，关门不利，故聚水成病。上下溢于皮肤，胕肿腹大，上为喘呼不得卧，标本俱病也。石水者，乃水积小腹胞内，坚满如石，经曰：阴阳结邪，阴多阳少，名石水。又曰：肾肝并沉为石水，水积胞内，下从足少阴，故不发喘。

脉浮而洪，浮则为风，洪则为气，风气相搏，风强则为隐疹，身体为痒，痒为泄风，久为痂癞；气强则为水，难以俯仰。风气相击，身体洪肿，汗出乃愈。恶风则虚，此为风水；不恶风者，小便通利，上焦有寒，其口多涎，此为黄汗。

〔鉴〕"此为黄汗"四字，当是衍文。六脉俱浮而洪，浮则为风，洪则为气。风气相抟之病，若风强于气，相抟为病，则偏于营，故为隐疹，身体为痒，痒者肌虚，为风邪外薄故也。名曰泄风，即今之风燥疮是也。故日久不愈，则成痂癞。痂癞，疥癣、疠癞之类是也。若气强于风，相抟为病，则偏于卫，故为水气，难以俯仰，即今之支饮喘满不得卧也。若风气两相强击为病，则为风水，故通身浮肿也。以上诸证皆属肌表，故当发汗，汗出乃愈也。风水无汗，当以越婢汤发汗；若汗出恶风，则为表阳虚，故加附子也。若不恶风，小便通利，非表阳有寒，乃上焦有寒也。上焦有寒，惟兼病水者，不能约束津液，故其口多涎也。

何氏《医碥》云："恶风则虚"一句，"不恶风者，小便通利，上焦有寒，其口多涎，此为黄汗"五句，当是错简，删之。按：此说未知是否。《金鉴》改"洪肿"作"浮肿"。《巢源》有身面卒洪肿候，谓肿之盛大。《金鉴》误耳。

寸口脉沉滑者，中有水气，面目肿大，有热，名曰风水。视人之目裹上，拥如蚕新卧起状，其颈脉动，时时咳，按其手足上，陷而不起者，风水。《脉经》《千金》《外台》，并无"蚕"字，据《灵·论疾诊尺》及《水胀》篇，无"蚕"字为是，盖因下文"目下有卧蚕"之语而错误也。"裹"，《灵枢》作"窠"。潘氏《续焰》云：窠者，窝也。聚精成窝，抟结之义。

〔尤〕风水其脉自浮，此云沉滑者，乃水脉，非风脉也，至面目肿大有热，则水得风而外浮，其脉亦必变而为浮矣，仲景不言者，以风水该之也。目窠上微肿，如蚕新卧起状者，《内经》所谓水为阴，而目下亦阴，聚水者必微肿先见于目下是也，颈脉动者，颈间人迎脉动甚，风水上凑故也，时时咳者，水渍入肺也。按其手足上，陷而不起，与《内经》以手按其腹，随手而起，如裹水之状者不同。然腹中气大，而肢间气细，气大则按之随手而起，气细则按之窅而不起，而其浮肿则一也。

按：《水胀篇》：以手按其腹，随手而起，如裹水之状者，水也。其身尽肿皮浓，按其腹，窅而不起者，肤胀也。肤胀者，寒气客于皮肤之间所致，寒气在于皮肤之间，按而散之，则不能猝聚，故窅而不起也。当知随手而起，为有水无气；窅而不起，为有气有水也。《巢源》：燥水，谓水气溢于皮肤，因令肿满。以指画肉上，则隐隐成文字者，名曰燥水；以指画肉上，随画随散，不成文字者，名曰湿水。盖湿水，即《灵枢》所谓水也；燥水，即所谓肤胀也。上条云：皮水其脉亦浮，外证胕肿，按之没指，而此条云陷而不起者风水，则知皮水、风水，即《巢源》所谓燥水，而亦肤胀之属也。尤注似疏，故详及之。

太阳病，脉浮而紧，法当骨节疼痛，反不疼，身体反重而酸，其人不渴，汗出即愈，此为风水。恶寒者，此为极虚，发汗得之。渴而不恶寒者，此为皮水，身肿而冷，状如周痹，胸中窒，不能食，反聚痛，暮躁不得眠，此为黄汗，痛在骨节。咳而喘，不渴者，此为脾胀，其状如肿，发汗即愈。然诸病此者，渴而下利，小便数者，皆不可发汗。

"酸"，徐、沈、尤作"痠"。"脾胀"，诸注作"肺胀"为解，似是；唯程、魏仍旧文。本条凡五节，根据徐注而分之。

〔尤〕太阳有寒，则脉紧骨疼；有湿，则脉濡身重；有风，则脉浮体痠，此明辨也。今得伤寒脉而骨节不疼，身体反重而痠，即非伤寒，乃风水外胜也。风水在表而非里，故不渴。风固当汗，水在表者亦宜汗，故曰汗出即愈；然必气盛而实者，汗之乃愈。不然则其表益虚，风水虽解，而恶寒转增矣。故曰恶寒者，此为极虚发汗得之。若其渴而不恶寒者，则非病风，而独病水，不在皮外，而在皮中，视风水为较深矣。其证身肿而冷，状如周痹，周痹为寒湿痹其阳，皮水为水气淫于肤也。胸中窒，不能食者，寒袭于外，而气窒于中也。反聚痛，暮躁不得眠者，热为寒郁，而寒甚于暮也。寒湿外淫，必流关节，故曰此为黄汗，痛在骨节也。其咳而喘，不渴者，水寒伤肺，气攻于表，有如肿病，而实同皮水，故曰发汗则愈。然此诸病，若其人渴而下利，小便数者，则不可以水气当汗而概发之也。仲景丁宁之意，岂非虑人之津气先亡耶。或问前二条云，风水外证，骨节疼，此云骨节反不疼，身体反重而痠，前条云皮水不渴，此云渴，何也？曰：风与水合而成病，其流注关节者，则为骨节疼痛；其侵淫肌体者，则骨节不疼，而身体痠重，由所伤之处不同故也。前所云皮水不渴者，非言皮水本不渴也，谓腹如皷而不渴者，病方外盛而未入里，犹可发其汗也。此所谓渴而不恶寒者，所以别于风水之不渴而恶风也，程氏曰："水气外留于皮，内薄于肺，故令人渴是也。"

《灵·周痹》篇云：风寒湿气，客于外分肉之间，迫切而为沫，沫得寒则聚，聚则排分肉而分裂也，分裂则痛，痛则神归之，神归之则热，热则痛解，痛解则厥，厥则他痹发，此内不在脏而外未发于皮，独居分肉之间，真气不能周，故命曰周痹。按：此即历节痛风之谓，今云状如周痹者，岂谓其为走痛耶？抑与《灵枢》周痹异义，而谓唯其为顽痹耶？诸注无明解者何。

又按：《金鉴》以下条"越婢加术汤主之"六字，移本条"发汗即愈"之下，云：以上四证，皆初病皮毛，状类伤寒，故均以越婢加术汤主之，发汗即愈也。此说不可从，详于下条。

里水者，一身面目黄肿，其脉沉，小便不利，故令病水。假如小便自利，此亡津液，故令渴也。越婢加术汤主之。〔原注〕方见中风。○按："黄"，《脉经》作"洪"，是。《脉经》注，一云皮水，其脉沉，头面浮肿，小便不利，故令病水。假令小便自利，亡津液，故令渴也。

〔**程**〕里有水则脉沉，小便不利，溢于表则一身面目黄肿，故与越婢加术汤，以散其水。若小便自利，此亡津液而渴，非里水之证，不用越婢汤也。"越婢加术汤"，当在"故令病水"之下。

按：此条诸家并以自"一身面目黄肿"至"故令渴也"，悉属越婢汤证，殊不知此与肠痈大黄牡丹汤条同为倒装法，程注义独长矣。第据《脉经》，"黄肿"，乃"洪肿"之讹，又据《外台》引《古今录验》："皮水，越婢加术汤主之。"及《脉经》注文，"里水"亦"皮水"之讹，义尤明显。《金鉴》则不考之于古书，辄以"越婢加术汤主之"七字，移于前条，抑亦肆矣。或疑脉沉用麻黄之义，考《本草》，麻黄为肺家之尚药，李氏详辨之。皮水，水气壅遏于皮肤之间，用麻黄而发之，则气行水利而脉道开，沉乃为浮，此等之义，身试亲验，然后知经文之不我欺也。

跌阳脉当伏，今反紧，本自有寒，疝，瘕，腹中痛，医反下之，下之胸满短气。

跌阳脉当伏，今反数，本自有热，消谷，小便数，今反不利，此欲作水。

〔**鉴**〕赵良曰：跌阳当伏者，非跌阳胃气之本脉也，为水蓄于下，其气伏，故脉亦伏。脉法曰：伏者为水。

〔**魏**〕跌阳有水邪则当伏，以胃阳为水湿阴寒所固闭，故阳明之脉不出也。今反紧，不惟水盛于里，而且寒盛于中矣。盖其人不止有水气之邪，而更兼平日有积寒疝瘕，腹中常常作痛，水邪中又兼寒邪也。医者不识其为阴寒，乃以为水邪可下，虽水下沉，而寒邪上逆，故胸满短气矣。此病跌阳脉当伏，今反数，为本自有热，然本自有热，则当消谷，小便数大便坚，如伤寒胃实之证也，今小便反不利，则知为欲作水与湿热之邪无疑。

寸口脉浮而迟，浮脉则热，迟脉则潜，热潜相搏，名曰沉。趺阳脉浮而数，浮脉即热，数脉即止，热止相搏，名曰伏。沉伏相搏，名曰水。沉则络脉虚，伏则小便难，虚难相搏，水走皮肤，即为水矣。

〔鉴〕案此条文义不属，不释。

寸口脉弦而紧，弦则卫气不行，即恶寒，水不沾流，走于肠间。《脉经》"卫气不行"下，更有"卫气不行"四字。

〔程〕寸口以候表，弦紧为寒，寒则表气不行，不能以卫肌肤，故恶寒。气既不行，则水饮亦不宣，但走入肠间而为水。

按：《金鉴》云：此条必有脱简，不释。考《脉经·寒疝篇》云：寸口脉弦而紧，弦则卫气不行，卫气不行则恶寒，紧则不欲食，弦紧相抟，则为寒疝。知此条亦宜有紧则云云语，《金鉴》为是。

少阴脉紧而沉，紧则为痛，沉则为水，小便即难。

〔沈〕少阴肾脉，紧则寒邪凝滞正气于内，曰紧则为痛；沉则卫气郁而不宣，三焦壅闭，水即泛滥，曰沉则为水，决渎无权，小便即难。

〔鉴〕四句文义不属，并有脱简，不释。

脉得诸沉，当责有水，身体肿重，水病脉出者，死。《脉经》"脉得"上，有"师曰"二字。

〔尤〕水为阴，阴盛故令脉沉。又，水行皮肤，荣卫被遏，亦令脉沉。若水病而脉出，则真气反出邪水之上，根本脱离而病气独胜，故死。出与浮迥异，浮者盛于上而弱于下，出则上有而下绝无也。

〔魏〕附录《伤寒论》一条以证之。《少阴篇》云：少阴病，下利脉微者，与白通汤。利不止，厥逆无脉，干呕烦者，白通加猪胆汁汤主之。服汤，脉暴出者死，微续者生。

夫水病患，目下有卧蚕，面目鲜泽，脉伏，其人消渴。

〔鉴〕赵良曰：《内经》：色泽者，病溢饮；溢饮者，渴而多饮，溢于肠胃之外。又曰：水阴也，目下亦阴也，腹者至阴之所居也，故水在腹，便目下肿也。《灵枢》曰：水始起也，目下微肿如蚕，如新卧起之状。其人初由水谷不化津液，以成消渴，必多饮，多饮则水积，水积则气道不宣，故脉伏矣。

〔沈〕胃中津液水饮，外溢皮肤肌肉，不溉喉舌，故作消渴，诚非真消渴也。

《千金》云：凡水病之初，先两目下肿起，如老蚕色，挟颈脉动，股里冷，胫中满，按之没指，腹内转侧有声，此其候也。

病水腹大，小便不利，其脉沉绝者有水，可下之。 按：此条原本接上条，今据程本、《金鉴》，另分为一条。

〔鉴〕腹者至阴脾也，故病水必腹大也。水蓄于内，故小便不利也。其脉沉绝，即伏脉也。脉伏腹大，小便不利，里水已成，故可下之。十枣、神祐之类，酌而用之可也。

〔尤〕其脉沉绝，水气瘀壅而不行，脉道被遏而不出，其势亦太甚矣，故必下其水，以通其脉。

〔徐〕水病可下，惟此一条，沉绝二字妙。

何氏《医碥》云：内水腹大，小便不利，脉沉甚，可下之，十枣汤、濬川散、神祐丸、禹攻散、舟车丸之类。盖亦可从小便利，亦可从大便泄也。

问曰：病下利后，渴饮水，小便不利，腹满因肿者，何也？答曰：此法当病水，若小便自利及汗出者，自当愈。 "因"，《脉经》、程本、《金鉴》作"阴"。"自当愈"，《千金》注云：一作盈月当愈。按："因肿"，据答语云"当病水"，作"阴肿"为是。

〔鉴〕病下利则虚，其土伤其津也，土虚则水易妄行，津伤则必欲饮水。若小便自利及汗出者，则水精输布，何水病之有？惟小便不利，则水无所从出，故必病水。病水者脾必虚，不能制水，故腹满也；肾必虚，不能主水，故阴肿也。于此推之，凡病后伤津，渴欲饮水，小便不利者，皆当防病水也。

心水者，其身重而少气，不得卧，烦而躁，其人阴肿。 "身重"，《千金》注云：一作身肿。"阴"下，《脉经》有"大"字。

〔魏〕又为明水气附于五脏，而另成一五水之证。盖水邪亦积聚之类也，切近于其处，则伏留于是脏，即可以藏而名证。

〔程〕《内经》曰：心主身之血脉。上经曰：水在心，心下坚筑短气，是以身重少气也。《内经》曰：诸水病者，不得卧。夫心属火，水在心，则蒸郁燔烁，是以不得卧而烦躁也。心水不应阴肿，以肾脉出肺络心，主五液而司闭藏，水之不行，皆本之于肾，是以其阴亦肿也。

按:《金鉴》云："其人阴肿"四字，当在肾水条内，错简在此。此说有理，然程注义亦通，姑从之。

肝水者，其腹大，不能自转侧，胁下腹痛，时时津液微生，小便续通。

〔魏〕肝经有水，必存两胁，故腹大而胁下痛。少阳、阴阳往来之道路，有邪窒碍，故不能自转侧。肝有水邪，必上冲胸咽，故时时津液微生。口中有淡水之症也。及上升而下降，小便不利者，又续通，此水邪随肝木往来升降之气，上下为患也。

〔尤〕时时津液微生，小便续通者，肝喜冲逆而主疏泄，水液随之而上下也。

肺水者，其身肿，小便难，时时鸭溏。 "身"下，《千金》有"体"字。

〔鉴〕赵良曰：肺主皮毛，行荣卫，与大肠合，今有水病，则水充满皮肤。肺本通调水道，下输膀胱为尿溺，今既不通，水不得自小便出，反从其合，与糟粕混，成鸭溏也。

〔尤〕鸭溏，如鸭之后，水粪杂下也。

脾水者，其腹大，四肢苦重，津液不生，但苦少气，小便难。

〔尤〕脾主腹而气行四肢，脾受水气，则腹大四肢重。津气生于谷，谷气运于脾，脾湿不运，则津液不生而少气。小便难者，湿不行也。

肾水者，其腹大，脐肿，腰痛，不得溺，阴下湿如牛鼻上汗，其足逆冷，面反瘦。 "反"，《脉经》作"皮"，注云：一云大便反坚。

〔程〕肾者胃之关也，关门不利，故令聚水而生病，是有腹大脐肿之证也。腰者肾之外候，故令腰痛。膀胱者肾之腑，故令不得溺也。以其不得溺则水气不得泄，浸渍于睾囊而为阴汗，流注于下焦而为足冷，夫肾为水脏，又被水邪，则上焦之气血，随水性而下趋，故其人面反瘦，非若风水里水之面目洪肿也。

〔魏〕是五水，又以分附于五脏而得名矣，但脏虽各附，而其实异其地者，不异其邪，治之者，亦异其处者，不当易其法也。

师曰：诸有水者，腰以下肿，当利小便；腰以上肿，当发汗乃愈。

〔鉴〕诸有水者，谓诸水病也。治诸水之病，当知表里上下分消之法。腰以上肿者水在外，当发其汗乃愈，越婢、青龙等汤证也；腰以下肿者水在下，当利小便乃愈，五苓、猪苓等汤证也。赵良曰：身半以上，天之分，阳也；身半以下，地之分，阴也。而身之腠理行天分之阳，小便通地分之阴。故水停于天者，开腠理，水从汗散；水停于地者，决其出关而水自出矣。即《内经》开鬼门洁净府法也。

陈氏《证治大还》云：凡大人、小儿，通身浮肿，喘急，小便不利，自下而上者，名阴水；自上而下者，名阳水。俗名河白，用河白草，浓煎汤洗浴，此草三尖底平，叶底及梗有芒刺，阳水用无刺者，阴水用有刺者。一二浴后，而小便便利，浮肿自消，神效神效。

师曰：寸口脉沉而迟，沉则为水，迟则为寒，寒水相搏。趺阳脉伏，水谷不化，脾气衰则鹜溏，胃气衰则身肿。少阳脉卑，少阴脉细，男子则小便不利，妇人则经水不通。经为血，血不利则为水，名曰血分。 沈际飞校本《脉经》，"卑"作"革"。《脉经》注：一云水分。

〔程〕沉为水，迟为寒，水寒相抟，则土败矣，是以胃之趺阳脉则伏，脾之水谷则不磨，脾衰则寒内著地而为鹜溏，胃衰则水外溢而为身肿也。少阳者三焦也，《内经》曰：三焦者，决渎之官，水道出焉。今少阳脉卑，则不能决渎矣，在男子则小便不利。少阴者肾也，《中藏经》曰：肾者女子以包血，以其与冲脉并行。今少阴脉细，则寒气宕于胞门矣，在妇人则经水不通，经虽为血，其体则水，况水病而血不行，其血亦化为水，故名曰血分。

按： 沈云：卑者，即沉而弱。徐云：卑则低而弱。《平脉法》荣气弱，名曰卑。王宇泰云：荣主血为阴，如按之沉而无力，故谓之卑也。但少阳未详何部，徐云左关胆脉也，沈云右尺，《金鉴》云左尺，然左右配位之说，仲景所未曾言，必别有所指。《史记·仓公传》：时少阳初代，亦同。血分，诸家无明解，盖分，散也。血为水分散，流布肢体也。又有水分，附于下。

《脉经》云：问曰：病有血分，何谓也？师曰：经水前断后病水，名曰血分，此病难治。问曰：病有水分，何也？师曰：先病水后经水断，名曰水分，此病易治。

《本事续方》云：治妇人经脉不通，即化黄水，水流四肢，则遍身皆肿，名曰血分，其候与水肿相类一等。庸医不问源流，便作水疾治之，非唯无效，又恐丧命，此乃医杀之也，宜用此方。

人参　当归　瞿麦穗　大黄　桂枝　茯苓各半两　苦葶苈炒二分

上为细末，炼蜜丸如梧桐子大，每服十五丸，空心米饮下，渐加至二十丸，止于三十丸，每无不效者。按：此方为经水不通而发血分者设焉，若胃气衰者，宜另议方而可也。

问曰：病者苦水，面目身体四肢皆肿，小便不利，脉之，不言水，反言胸中痛，气上冲咽，状如炙肉，当微咳喘，审如师言，其脉何类？师曰：寸口脉沉而紧，沉为水，紧为寒，沉紧相搏，结在关元，始时当微，年盛不觉，阳衰之后，荣卫相干，阳损阴盛，结寒微动，肾气上冲，喉咽塞噎，胁下急痛。医以为留饮而大下之，气击不去，其病不除。后重吐之，胃家虚烦，咽燥欲饮水，小便不利，水谷不化，面目手足浮肿。又与葶苈丸下水，当时如小瘥，食饮过度，肿复如前，胸胁苦痛，象若奔豚，其水扬溢，则浮咳喘逆。当先攻击冲气，令止，乃治咳；咳止，其喘自瘥。先治新病，病当在后。徐本，"气击"，作"气系"，无"浮咳"之"浮"字；"当微"作"尚微"；沈、尤，并同。魏本，"气击"作"气急"。

〔沈〕此水病积寒为根，兼示误治之变也。病者面目、身体、四肢皆肿，小便不利，乃水肿本有之证，但病者竟不言此，反言胸中痛，气上冲胸，状如炙肉，当微咳喘，然水病不当有此而见之，故问其脉何类。

〔程〕寸口脉沉而紧，沉为水，紧为寒，水寒之气，结于关元。当其少壮之时，阳气正旺，虽有结寒，亦为不觉；及至阳衰之后，营卫亦虚，其阳则损，其阴则盛，关元结寒乘其阳虚而动，肾中阳气不能以胜阴寒，寒气上冲，咽喉闭塞，胁下亦相引而急痛也。医者不求其本因寒水结在关元，见其标证面目、身体、四肢皆肿，小便不利，以为水饮，而大下之，其冲气不为下止，后重吐之，非惟冲气不止而大吐大下，复又损其胃而亡其津液，是以咽燥引饮也。吐下后，其阳愈虚，则不能施行便溺，其寒愈胜，则不能消化水谷，是以小便不利而水谷不化，面目手足，犹然浮肿，复与葶苈丸下水，而浮肿小瘥。食饮过度，则脾胃复伤，肿复如前，其实水寒结于关元而未散，寒上冲则胸胁苦痛，象若奔豚，水扬溢，则为浮肿喘咳也。

〔魏〕营卫，即阴阳之气也。阴气之旺，于阳气之衰，必相干凌，阳日益损，阴日益盛。

〔沈〕葶苈丸，但下水肿之标，不能除水之本，故但小瘥而不尽彻，稍有食饮过度，肿复如前。

〔徐〕当攻击冲气令止，如痰饮门苓桂术甘汤是也。咳止，喘虽不治而自愈矣。此乃病根甚深，不能骤除，故须先去异病，则原病可治，故曰先治新病，病当在后。要知冲气咳喘等，皆新病也，病当在后，病字指水气言，然关元结寒，则又为水病之本矣。

按：《金鉴》云：此条文义不属，不释。然今合数家之说而读之，则义略通，且世病水之人，多类此条证者，安可措而不讲耶。浮咳二字，程注似未允，俟考。末二句，即首篇先治其卒病，后乃治其痼病之意。《脉经》注云：气击不去，言邪气不去而元气反为药所击也。

风水脉浮，身重汗出恶风者，防己黄芪汤主之。腹痛者，加芍药。

〔尤〕此条义详痉湿暍篇，虽有风水、风湿之异，然而水与湿非二也。

按：此条校之于痉湿暍篇，唯湿作水为异耳，盖此后人误入者。附方所载《外台》证治，的是本经之旧文，《脉经》与《外台》同，可以证矣。

防己黄芪汤方方见湿病中。

风水恶风，一身悉肿，脉浮不渴，续自汗出，无大热，越婢汤主之。

〔沈〕此风多水少之证也。风多伤表，外应肌肉，内连及胃，故恶风一身悉肿。胃气热蒸，其机外向，不渴而续自汗出，无大热者，则知表有微热而为实也，故以麻黄通阳气而散表；石膏入胃，能治气强壅逆风化之热；甘草、姜、枣以和营卫。若恶风者，阳弱而为卫虚，故加附子。《录验》加术，并驱湿矣。

〔尤〕脉浮不渴句，或作脉浮而渴，渴者热之内炽，汗为热逼，与表虚出汗不同，故得以石膏清热，麻黄散肿，而无事兼固其表耶。

按：大青龙汤，治伤寒烦躁；麻黄杏仁甘草石膏汤，治汗后汗出而喘，无大热。俱麻黄、石膏并用之剂，而不言有渴，今验之，不论渴与不渴，皆可用。然此断云不渴者，义可疑也，以理推之，作而渴为是。下文黄汗之条，汗出而渴，《脉经》注云一作不渴，而渴不渴，经有误错，是其明征也。

越婢汤方《外台·风水门》引《古今录验》云：此本仲景《伤寒论》方，云：里水，越婢加术汤主之。按："越婢"名义，详《伤寒论辑义》。

麻黄六两　　石膏半斤　　生姜三两　　甘草二两　　大枣十五枚

上五味，以水六升，先煮麻黄，去上沫，内诸药，煮取三升，分温三服。恶风者，加附子一枚炮；风水加术四两。《古今录验》。

《外台·风水门》煮法后云：咳，肺胀，加半夏五合，洗，一服五合。又，《皮水门》云：《古今录验》皮水，越婢汤加术主之，煮法后云：范汪同，本出仲景《伤寒论》。按：据《外台》，风水加术四两，当作皮水。

〔魏〕恶风甚者，加附子一枚而壮阳，正所以除湿，且用其流走之烈性，以治周身之肿。凡正阳所行之地，岂水湿之邪可留之区乎？此亦不啻治水，而水治之法也。加术治风水者，必风邪轻而水气重，但治其表，不足以行水，加术以助水之堤防，水由地中行而奏绩矣。按：据《外台》，原方只五味，盖加味法，编书者采录于《古今录验》，故注此四字。

陈氏《证治大还》云：越婢汤，治脉浮在表及腰以上肿，宜此发汗，兼治勇而劳甚，肾汗出，汗出遇风，内不得入脏腑，外不得越皮肤，客于玄府，行于皮里，传为胕肿。本之于肾，名曰风水，其症恶风，一身悉肿，脉浮不渴，续自汗出。风水症，少气，时热，从肩背上至头汗出，苦渴，小便黄，目下肿，腹中鸣，身重难行，正卧则咳，烦而不能食。

《巢源·妇人脚气候》云：若风盛者，宜作越婢汤加术四两。

《千金》越婢汤，治风痹脚弱方。

于本方中，加白术四两，大附子一枚。注云，胡洽方只五味，若恶风者，加附子一枚；多淡水者，加白术四两。

《圣惠方》麻黄散，治风水，遍身肿满，骨节痠疼，恶风脚弱，皮肤不仁。

于越婢加术附汤内，去甘草，加汉防己、桑根白皮。

《圣济总录》麻黄汤，治水气，通身肿。

于本方中，加茯苓。

皮水为病，四肢肿，水气在皮肤中，四肢聂聂动者，防己茯苓汤主之。《外台》引深师，"聂聂"作"集集"。按：聂聂，木叶动貌。《十五难》：厌厌聂聂，如循榆荚。

〔沈〕此邪在皮肤而肿也，风入于卫，阳气虚滞，则四肢肿。皮毛气虚，受风而肿，所谓水气在皮肤中。邪正相搏，风虚内鼓，故四肢聂聂瞤动，是因表虚也。盖肺与三焦之气，同入膀胱，而行决渎；今水不行，则当使小便利而病得除，故防己、茯苓除湿而利水，以黄芪补卫而实表，表实而邪不能客，甘草安土而制水邪，桂枝以和荣卫，又行阳化气而实四末，俾风从外出，水从内泄矣。

《巢源·水分候》云：水分者，言肾气虚弱，不能制水，令水气分散，流布四支，故云水分。但四肢皮肤虚肿，聂聂而动者，名水分也。按：此条证，据《巢源》，即水分也。

防己茯苓汤方《外台》引深师，名木防己汤，云：本出仲景《伤寒论》。

防己三两　**黄芪**三两　**桂枝**三两　**茯苓**六两　**甘草**二两 ○《外台》有"炙"字。

上五味，以水六升，煮取二升，分温三服。《圣惠》，治皮水，一方有桑根白皮。

《外台》范汪水防己汤，疗肿患下水气，四肢肿聂聂动。

于本方中，加生姜、芍药各二两，白术三两。

里水，越婢加术汤主之；甘草麻黄汤亦主之。《外台》引范汪，"里水"作"皮水"；又云：皮水，一身面目悉肿，甘草麻黄汤主之。二方各为一条。按：《外台》为是。

〔鉴〕"里"字，当是"皮"字，岂有里水而用麻黄之理？阅者自知，是传写之讹。皮水表虚有汗者，防己茯苓汤固所宜也。若表实无汗有热者，则当用越婢加术汤。无热者，则当用甘草麻黄汤发其汗，使水外从皮去也。

越婢加术汤方〔原注〕见上，于内加白术四两，又见中风中。

甘草麻黄汤方《外台》引范汪云：本出仲景《伤寒论》。

甘草二两　麻黄四两

上二味，以水五升，先煮麻黄，去上沫，内甘草，煮取三升，温服一升，重覆汗出，不汗再服，慎风寒。

《千金》云：有人患气急，积久不瘥，遂成水肿，如此者众。诸皮中浮水，攻面目身体，从腰以上肿，皆以此汤发汗，悉愈方。即本方。

《济生》云：有人患气促，积久不瘥，遂成水肿，服之有效。但此药发表，老人、虚人不可轻用，更宜详审。

水之为病，其脉沉小，属少阴；浮者为风，无水，虚胀者，为气。

水，发其汗即已。脉沉者，宜麻黄附子汤；浮者宜杏子汤。"气水"下，魏添一"病"字。

〔鉴〕"为气水"之"气"字，当是"风"字，若是"气"字，则无发汗之理，且通篇并无气水之病。水之为病，其脉沉小，属少阴水也，今脉不沉小而浮，浮者为风，非少阴水也。若无水虚胀者，为风水也，风水发其汗即已。风水脉沉者，宜麻黄附子汤汗之；脉浮者，宜杏子汤汗之。

按：魏，"气水"之下添一"病"字，"气"下为句云：无水虚胀者，所病不在水，乃气虚散漫，更不宜发汗。尤亦"为气"作句，以"水"字接下句，云：无水而虚胀者，则为气病，不可发汗，水病发其汗则已。今考文义，殊不相协。又《圣惠论》有气水肿，与本条所言自异，故姑仍《金鉴》。

麻黄附子汤方少阴篇作"麻黄附子甘草汤"。

麻黄三两　甘草二两　附子一枚，炮

上三味，以水七升，先煮麻黄，去上沫，内诸药，煮取二升半，温服八分，日三服。"八分"，《伤寒论》作"八合"。

〔沈〕水病始得之源，未有不从肾虚而受风寒，郁住卫气，胃关不利，水邪泛溢，以致通身肿满，故当补阳之中，兼用轻浮通阳、开郁利窍之剂，则真阳宣而邪自去，正谓不治水而水自愈。今人不知通阳开窍，惟用肾气丸，阴重阳轻之剂，壅补其内，阳气愈益不宣，转补转壅，邪无出路，水肿日增。因药误事，不知凡几矣。

《外台》《古今录验》麻黄汤，疗风水，身体面目尽浮肿，腰背牵引髀股，不能食。

于本方中，加桂心、生姜。

杏子汤方〔原注〕未见，恐是麻黄杏仁甘草石膏汤。

〔沈〕脉浮者，邪居气分而属肺。详杏子汤，必以杏子为君，而杏乃喘泻肺气，使肺气通调，邪去而肿自退，方虽遗失，意想可知也。

〔魏〕余谓浮者为风，仲景自言其证矣。杏子汤之方，内水湿而外风寒，其挟热者，可以用麻杏甘石也；如不挟热者，莫妙于前言甘草麻黄汤加杏子，今谓之三拗汤矣。

按：《金鉴》载杏子汤，即麻黄、甘草、杏仁三味，盖依魏注也。

厥而皮水者，蒲灰散主之。〔原注〕方见消渴中。

〔尤〕厥而皮水者，水邪外盛，隔其身中之阳，不行于四肢也。此厥之成于水者，去其水则厥自愈，不必以附子、桂枝之属，助其内伏之阳也。蒲灰散义见前。

问曰：黄汗之为病，身体肿，一作重，**发热汗出而渴，状如风水，汗沾衣，色正黄如柏汁，脉自沉，何从得之？师曰：以汗出入水中浴，水从汗孔入得之，宜耆芍桂酒汤主之。**"身体肿"，《脉经》《千金》作"身体洪肿而渴"。《脉经》注云：一作不渴。"沉"下，《外台》有"也"字。《脉经》作"黄芪芍药桂枝苦酒汤"，赵本，"柏"作"药"，非。

〔尤〕黄汗之病，与风水相似，但风水脉浮，而黄汗脉沉，风水恶风，而黄汗不恶风为异，其汗沾衣色正黄如柏汁，则黄汗之所独也。风水为风气外合水气，黄汗为水气内遏热气，热被水遏，水与热得，交蒸互郁，汗液则黄。按，前第二条云，小便通利，上焦有寒，其口多涎，此为黄汗。第四条云，身肿而冷，状如周痹，此云黄汗之病，身体肿，发热汗出而渴，后又云，剧者不能食，身疼重，小便不利，何前后之不侔也，岂新久微甚之辨欤？夫病邪初受，其未郁为热者，则身冷，小便利，口多涎；其郁久而热甚者，则身热而渴，小便不利，亦自然之道也。

〔鉴〕黄芪、桂枝解肌邪，以固卫气；芍药、苦酒止汗液，以摄营气。营卫调和，其病已矣。李升玺曰：按汗出浴水，亦是偶举一端言之耳。大约黄汗由脾、胃湿久生热，积热成黄，湿热交蒸而汗出矣。

潘氏《医灯续焰》云：黄汗一证，仲景《金匮要略》收入水气病中，其主治与治疸，亦自悬绝，后人以其汗黄，遂列为五疸之一，实非疸也。

黄芪芍药桂枝苦酒汤方《外台》引仲景《伤寒论》云：《备急》、张文仲、《千金》、《古今录验》、深师、范汪、《经心录》同。

黄芪五两　**芍药**三两　**桂枝**三两

上三味，以苦酒一升，水七升，相和煮取三升，温服一升，当心烦，服至六七日，乃解。若心烦不止者，以苦酒阻故也。〔原注〕一方用美酒醯代苦酒。○《外台》云："阻"，一作"一方用美清醯代酒"。

〔尤〕苦酒阻者，欲行而未得遽行，久积药力，乃自行耳，故曰服至六七日乃解。

〔魏〕古人称醋为苦酒，非另有所谓苦酒也。美酒醋，即人家所制社醋，即镇江红醋是也。又醋之劣者，即白酒。醋各处皆是，总以社醋入药。

何氏《医碥》云：水寒遏郁汗液于肌内，为热所蒸而成黄汗，然汗出浴水，亦举隅之论耳，当推广之。愚按，黄芪芍药桂枝苦酒汤，无清热去湿之品，徒取固敛，得无壅乎？此方恐是错简，终不可用。

倪氏《本草汇言》四仙散，治汗出染衣，黄如柏汁，此名黄汗。其证发热汗出而渴，身体浮肿，此因出汗时，受风冷水寒之气，入于汗孔得之，宜此方。用罗勒二钱，桂枝三钱，黄芪、白芍药各五钱，水酒各一碗煎服。出罗勒条。

黄汗之病，两胫自冷，假令发热，此属历节。食已汗出，又身常暮卧盗汗出者，此劳气也。若汗出已，反发热者，久久其身必甲错；发热不止者，必生恶疮。若身重，汗出已辄轻者，久久必身𥆧，𥆧即胸中痛，又从腰以上必汗出，下无汗，腰髋弛痛，如有物在皮中状，剧者不能食，身疼重，烦躁，小便不利，此为黄汗。桂枝加黄芪汤主之。 "劳气"，原本作"荣气"，今依诸本改之。《外台》引仲景《伤寒论》，"物"作"虫"。

〔程〕湿就下而流关节，故黄汗病，两胫冷；若两胫热，则属历节之病。其食已汗出，为胃气外泄。暮而盗汗，为荣气内虚，又属虚劳之证，二者俱汗出，皆非黄汗也。欲作黄汗之证，汗出已，而热不为汗衰，反发热，而热不止，薄于外，则销铄皮肤，故令身体枯槁；薄于里，则溃脉烂筋，故令生恶疮也。夫湿胜则身重汗出，虽湿去身轻，而正气未必不损，如此久久，必耗散诸阳，故身𥆧而胸痛。是以上焦阳虚，则腰以上汗出；下焦湿胜，而为腰髋弛痛，如有物在皮中状也，剧则内伤于脾而不能食，外伤肌肉而身体疼重。若烦躁，小便不利，则水气无从出，蕴蓄肌中，必为黄汗。

按：此条义难通，今姑仍程注。《金鉴》云：此承黄汗，详申其证也。但文义未属，必是错简，不释。此说似是。

桂枝加黄芪汤方

桂枝　芍药各三两　甘草二两　生姜三两　大枣十二枚　黄芪二两　○《千金·黄疸门》五两。

上六味，以水八升，煮取三升，温服一升，须臾饮热稀粥一升余，以助药力，温覆取微汗；若不汗，更服。

〔尤〕桂枝、黄芪亦行阳散邪之法，而尤赖饮热稀粥取汗，以发交郁之邪。

师曰：寸口脉迟而涩，迟则为寒，涩为血不足。趺阳脉微而迟，微则为气，迟则为寒，寒气不足，则手足逆冷；手足逆冷，则荣卫不利；荣卫不利，则腹满胁鸣相逐，气转膀胱，荣卫俱劳；阳气不通，即身冷，阴气不通，即骨疼；阳前通则恶寒，阴前通则痹不仁；阴阳相得，其气乃行，大气一转，其气乃散；实则失气，虚则遗溺，名曰气分。"实则"，徐、沈作"寒则"；注："寒"恐是"实"字。"胁鸣"，程、魏作"肠鸣"，是。

〔尤〕微则为气者，为气不足也。寒气不足，该寸口、趺阳为言，寒而气血复不足也。寒气不足，则手足无气而逆冷，荣卫无源而不利，由是脏腑之中，真气不充，而客寒独胜，则腹满胁鸣相逐。气转膀胱，即后所谓失气、遗溺之端也。荣卫俱劳者，荣卫俱乏竭也。阳气温于表，故不通则身冷；阴气荣于里，故不通即骨疼。不通者，虚极而不能行，与有余而壅者不同。阳前通则恶寒，阴前通则痹不仁者，阳先行而阴不与俱行，则阴失阳而恶寒，阴先行而阳不与俱行，则阳独滞而痹不仁也。盖阴与阳常相须也，不可失，失则气机不续，而邪乃著，不失则上下交通而邪不容，故曰阴阳相得，其气乃行，大气一转，其气乃散。失气、遗溺皆相失之征。曰气分者，谓寒气乘阳之虚，而病于气也。

〔沈〕营卫相和，膻中宗气一转，大气乃行，痹著之邪，相随而去，谓大气一转，其气乃散。而实者失气，邪从大便喧吹而泄；虚者遗溺，邪从小便而去。此阳虚气滞化水，而精血为痹，故曰气分。按：此与尤注异，然义亦通，故两存之。

〔程〕此章以明水在气分之大义，以气行则水寒之气亦行，非下章结于心下，为盘为杯也。

〔鉴〕"名曰气分"之下，当有下条"桂枝去芍药加麻黄附子细辛汤主之"十五字。

气分，心下坚，大如盘，边如旋杯，水饮所作，桂枝去芍药加麻辛附子汤主之。《脉经》，或枳术汤主之。

〔鉴〕"气分，心下坚，大如盘，边如旋杯，水饮所作之"十六字，当是衍文。观心下坚之本条自知。"桂枝去芍药加麻黄附子细辛汤主之"十五字，当在上条气分之下，义始相属，正是气分之治法，必是错简在此。

桂枝去芍药加麻黄细辛附子汤方 _{《三因》名桂附汤。}

桂枝_{三两}　生姜_{三两}　甘草_{二两}　大枣_{十二枚}　麻黄　细辛_{各二两}　附子一枚，炮

上七味，以水七升，煮麻黄，去上沫，内诸药，煮取二升，分温三服。当汗出，如虫行皮中，即愈。

〔鉴〕用桂枝去芍药加麻黄附子细辛汤者，温养荣卫阴阳，发散寒邪之气也。

〔尤〕当汗出，如虫行皮中者，盖欲使既结之阳，复行周身而愈也。

心下坚，大如盘，边如旋盘，水饮所作，枳术汤主之。_{《肘后·卒心痛门》，作"心下坚痛，大如碗，边如旋柈，名为气分，水饮所结"。"柈"，即"盘"字。《外台·心痛门》引文仲亦同。下"盘"字，徐、沈作"盃"。按：《证类本草》作"枳实术汤"，近是。}

〔鉴〕心下坚，大如盘，边如旋盘，此里水所作也。赵良曰：心下，胃上脘也。胃气弱，则所饮之水入而不消，痞结而坚，必强其胃，乃可消痞。白术健脾强胃，枳实善消心下痞，逐停水，散滞气。徐云：若"盘"字，乃即"盃"字，偶误勿泥。盖坚大如盘，上之取义在大；边如旋盃，下之取义在圆，不应又取大字义耳。合言之，总是坚大而圆也。按：此注未允。潘氏《续焰》云：旋，圆也。上"盘"字，当据《肘后》作"椀"，盖椀高于盘，盘大于椀，谓其坚大如椀，其边如圆盘，文意始通。若仍旧文，或从徐下"盘"字为"盃"，则其义竟难解焉。

枳术汤方 _{《外台》引张文仲云：此张仲景《伤寒论》方。《备急》、《肘后》同。}

枳实_{七枚}　白术_{二两}

上二味，以水五升，煮取三升，分温三服。腹中软，即当散也。_{《外台》，"五升"作"一斗"。}

〔鉴〕李彣曰：枳实消胀，苦以泄之也；白术去湿，苦以燥之也。后张元素治痞用枳术丸，亦从此汤化出。但此乃水饮所作，则用汤以荡涤之；彼属食积所伤，则用丸以消磨之。一汤一丸，各有深意，非漫无主张也。

严氏《济生》枳术汤，治饮癖气分，心下坚硬如杯，水饮不下。

即本方，加肉桂、附子、细辛、桔梗、槟榔、甘草、生姜。

李氏《辨惑论》易水张先生枳术丸，治痞，消食强胃。

枳实麸炒黄色，去穰，一两　白术二两

上同为极细末，荷叶裹烧饭为丸，如桐子大，每服五十丸，多用白汤下无时。

附　方

《外台》防己黄芪汤

治风水，脉浮为在表，其人或头汗出，表无他病，病者但下重，从腰以上为和，腰以下当肿及阴，难以屈伸。方见风湿中。○《脉经》，"其人"下有"能食"二字；无"或"字；"但"下有"言"字。《外台》引深师，作"木防己汤"，云：此本仲景《伤寒论》方。

〔**沈**〕此乃湿从下受，湿多风少，故用黄芪实表，使水不得上溢，以防己驱除风湿，术、草健脾，姜、枣以俾营卫和而湿自除矣。

卷　四

黄疸病脉证并治第十五

论二首　脉证十四条　方七首

寸口脉浮而缓，浮则为风，缓则为痹，痹非中风，四肢苦烦，脾色必黄，瘀热以行。"苦"，徐本、《脉经》作"若"。

〔程〕脉得浮缓者，必发黄，故伤寒脉浮而缓者，系在太阴。太阴者，必发身黄。今浮为风，缓为痹，非外证之中风，乃风热蓄于脾土，脾主四肢，故四肢苦烦，瘀热行于外，则发黄也。

〔沈〕风湿郁结，邪正为痹，痹者闭也，因风拒闭营卫为痹，非《内经》风寒湿三气之痹。

按：痹非中风，文义不属，恐有脱误。

趺阳脉紧而数，数则为热，热则消谷，紧则为寒，食即为满。尺脉浮，为伤肾，趺阳脉紧，为伤脾。风寒相搏，食谷即眩，谷气不消，胃中苦浊，浊气下流，小便不通，阴被其寒，热流膀胱，身体尽黄，名曰谷疸。额上黑，微汗出，手足中热，薄暮即发，膀胱急，小便自利，名曰女劳疸。腹如水状不治，心中懊憹而热，不能食，时欲吐，名曰酒疸。《脉经》，女劳疸、酒疸，各为别条；徐、沈、魏、尤并同。"疸"，沈、尤作"瘅"。

〔程〕趺阳，胃脉也，数为热，紧为寒，此胃中阴阳不分，清浊相干，寒热混杂，虽消谷不能传导，故食即满也。尺脉以候肾，浮为风，则伤肾。趺阳以候胃，紧则寒不伤胃而伤于脾，风寒相抟，邪不消谷，得谷气则熏蒸头目，故作眩也。谷不消，则胃中之浊气下流，而小便又不通利，正以肾为胃关，脾寒被于少阴，则不能行宣泄之令，胃热流于膀胱，则热瘀蓄而不行，一身尽黄，因作谷疸也。

〔尤〕肾劳而热，黑色上出，犹脾病而黄外见也。额于部为庭，《灵枢》云：庭者，颜也。又云：肾病者，颧与颜黑。微汗出者，肾热上行而气通于心也。手足心热，薄暮即发者，病在里在阴也。膀胱急者，肾热所逼也。小便自利，病不在腑也。此得之房劳过度，热从肾出，故名曰女劳瘅。若腹如水状，则不特阴伤，阳亦伤矣，故曰不治。懊憹，郁闷不宁之意。热内蓄则不能食，热上冲则时欲吐，酒气熏心而味归脾胃也，此得之饮酒过多所致，故名酒瘅。

《巢源》云：黄疸之病，此由酒食过度，腑脏未和，水谷相并，积于脾胃，复为风湿所抟，瘀结不散，热气郁蒸，故食已如饥。令身体、面目及爪甲、小便尽黄，而欲安卧。黄疸也，谷疸之状，食毕头眩，心忪怫郁不安，而发黄，由失饥大食，胃气冲熏所致也。女劳疸之状，身目皆黄，发热恶寒，少腹满急，小便难，由大劳大热而交接，交接竟入水所致也。按：本经云"小便自利"，可疑。

阳明病，脉迟者，食难用饱，饱则发烦头眩，小便必难，此欲作谷疸。虽下之，腹满如故，所以然者，脉迟故也。"发"，《阳明篇》作"微"。

〔鉴〕谷疸属胃热，脉当数，今脉迟，脾脏寒也。寒不化谷，所以虽饥欲食，食难用饱，饱则烦闷，胃中填塞，健运失常也。清者阻于上升，故头眩；浊者阻于下降，故小便难也。此皆欲作谷疸之征，其证原从太阴寒湿郁黩而生，若误以为阳明热湿发黄下之，虽腹满暂减，顷复如故，所以然者，脉迟寒故也。此发明欲作谷疸，属脾阴寒化，而不可下者也。

张氏《伤寒心印》云：按《金匮》谷疸有二证，此则虚寒而冷黩者也。《伤寒缵论》云：脉迟胃虚，下之无益，则发汗利小便之法，用之无益，惟当用和法，如甘草干姜汤，先温其中，然后少与调胃，微和胃气是也。

夫病酒黄疸，必小便不利，其候心中热，足下热，是其证也。

〔程〕夫小便利则湿热行，不利则热留于胃，胃脉贯膈下足跗，上熏胃脘则心中热，下注足跗则足下热也。

酒黄疸者，或无热，靖言了，腹满欲吐，鼻燥。其脉浮者，先吐之；沉弦者，先下之。赵本，"了"作"小"；程本、《金鉴》同。《脉经》《千金》、徐、沈、魏，并作"靖言了了"。徐、沈云："靖"恐是"清"字。《外台》同《千金》作"静"；尤同。程本、《金鉴》作"谵"。按："了"作"小"，"靖"作"谵"，并系于后人改定，故今仍《脉经》等，作"靖言了了"。"吐"，赵本作"呕"，非。

〔尤〕酒黄瘅者，心中必热，或亦有不热，静言了了者，则其热不聚于心中，而或从下积为腹满，或从上冲为欲吐鼻燥也。腹满者可下之，欲吐者可因其势而越之，既腹满且欲吐，则可下亦可吐。然必审其脉浮者，邪近上宜先吐；脉沉弦者，则邪近下，宜先下也。

〔沈〕详先字，要知吐下之后，再以清解余热，不待言矣。按："靖"，本作"竫"，静同，见《后汉·崔骃传》注。

《千金》云：夫人病酒疸者，或无热，靖言了了，腹满欲吐呕者，宜吐之方，苦参散七味者是。

苦参散，治人无渐忽然振寒发黄，皮肤黄曲尘出，小便赤少，大便时秘，气力无异，食饮不妨，已服诸汤散，余热不除，久黄者，宜吐下方。

苦参　黄连　瓜蒂　黄柏　大黄　黄芩各一两 ○《千金》缺，今据《翼方》补之。
葶苈二两

上六味，治下筛，饮服方寸匕，当大吐。吐者日一服，不吐日再，亦得下，服五日知。可消息，不觉退更服之。

酒疸，心中热欲吐者，吐之愈。 赵，"吐"作"呕"，非。

〔程〕前证热深则懊憹欲吐，今热微则心中热，亦欲吐，病属上焦，故一吐之可愈。

酒疸下之，久久为黑疸，目青面黑，心中如啖蒜齑状，大便正黑，皮肤爪之不仁，其脉浮弱，虽黑微黄，故知之。 《巢源》《外台》，无"虽黑微黄"四字。程，"爪"作"抓"。

〔尤〕酒疸，虽有可下之例，然必审其腹满脉沉弦者而后下之；不然，湿热乘虚陷入血中，则变为黑疸。目青面黑，皮肤不仁，皆血变而瘀之征也。然虽曰黑疸，而其原则仍是酒家，故心中热气熏灼，如啖蒜状，一如懊憹之无奈也。且其脉当浮弱，其色虽黑当微黄，必不如女劳疸之色纯黑而脉必沉也。

〔鉴〕赵良曰：便如黑漆，其目青与脉浮弱，皆血病也。

〔魏〕黄变为黑，如物之初被火灼则黄，久被火熏则黑也。

《巢源》云：黑疸之状，苦小腹满，身体尽黄，额上反黑，足下热，大便黑是也。夫黄疸、酒疸、女劳疸，久久多变为黑疸。

《千金》茵陈大黄等七味方云：夫黄发已久，变作桃皮色，心下有坚，呕逆不下饮食，小便极赤色少，四肢逆冷，脉深沉极微细迟者，不宜服此方，得下必变哕也。按：桃皮色，盖谓带黑不明润，故附记备考。按：汪氏《医学原理》云虽黑微黄者难治，未知何据。

师曰：病黄疸，发热烦喘，胸满口燥者，以病发时，火劫其汗，两热所得。然黄家所得，从湿得之。一身尽发热面黄，肚热，热在里，当下之。"两热所得"之"所"字，程、《金鉴》作"相"。"面黄"，赵本、《脉经》作"而黄"；徐、程、沈、魏、尤并同。按："面"当作"而"。

〔魏〕此病发时，乃风寒外感之病发也。

〔尤〕烦、满、燥、渴，病发于热，而复以火劫之，以热遇热，相得不解，则发黄疸。然非内兼湿邪，则热与热相攻，而反相散矣。何瘅病之有哉？故曰黄家所得，从湿得之，明其病之不独因于热也。而治此病者，必先审其在表在里，而施或汗或下之法。若一身尽热而腹热尤甚，则其热为在里，里不可从表散，故曰当下。

〔鉴〕但扪其肚热，其热在里，当下之。

〔沈〕即栀子大黄汤之意也。

脉沉，渴欲饮水，小便不利者，皆发黄。

〔鉴〕脉沉，主里也；渴欲饮水，热瘀也；小便不利，湿郁也。热瘀湿郁于里，故发黄也。首条谓脉浮缓紧数，皆令发黄，是得之于外因也，此条脉沉，亦令发黄，是得之于内因也，故治黄有汗、下二法也。李彣曰：脉沉而渴，渴欲饮水，小便不利，则湿热内蓄，无从分消，故发黄也。

腹满舌痿黄，躁不得睡，属黄家。〔原注〕舌痿疑作身痿。○按："舌痿"，诸注并云作"身痿"，但尤仍原文释之，非。魏云："痿"当作"委"，舌苔色正黄无间色，亦非。"躁"，赵、徐、沈，作"燥"，非。

〔徐〕腹满，里证也，乃有腹满，而如身痿黄，躁不得睡，瘀热外行，此发黄之渐也，故曰属黄家，见当图治于将成，不得俟既成，而后药之也。

按：痿黄，即萎黄，谓身黄不明润。沈云：湿热郁蒸，则腹满身痿，津血枯燥，土色外越，故黄躁不得眠。此以痿为痿弱之义，且黄躁连读，谬亦太甚。

黄疸之病，当以十八日为期，治之十日以上瘥，反剧为难治。"剧"，赵本作"极"。

〔鉴〕高世栻曰：十八日，乃脾土寄旺于四季之期；十日，土之成数也。黄疸之病，在于脾土，故当以十八日为期，然治之宜先，故治之十日以上，即当瘥，至十日以上不瘥而疸病反剧者，是谓难治，谓土气虚败，不可治也。

疸而渴者，其疸难治；疸而不渴者，其疸可治。发于阴部，其人必呕；阳部，其人振寒而发热也。"阳部"上，《脉经》《千金》、程本、《金鉴》有"发于"二字，是。"发热"之"发"，《巢源》《千金》作"微"。

〔沈〕此言表病易治，里病难治也。胃中湿热，蒸越皮肤，则一身尽黄，虽发于外，当以表里阴阳辨证，则知可治与难治。若疸而渴者，邪虽外越，胃中湿热，半居于内，耗竭津液则渴，津枯血燥，阳火亢极，表里皆邪，故曰难治；不渴者，热邪一发，尽越于表，里无余蕴，一解表而即散，故曰可治。然邪在胸膈胃腑之里，为发阴部，内逆上冲，其人必呕，其邪尽发皮壳之表为阳部，乃太阳所主，故振寒而发热也。

按：疸，本作瘅，瘅热也，故有消瘅、瘅疟等之称，而热郁发黄，谓之黄疸，疸乃非黄病之谓。《字书》，注"疸"字云：黄病也，误。然如本条单言疸者，盖省黄字也，亦不必拘耳。

谷疸之为病，寒热不食，食即头眩，心胸不安，久久发黄，为谷疸，茵陈蒿汤主之。"黄下"，《肘后》有"失饥大食，胃气冲熏所致"十字。

〔程〕湿热与宿谷相搏，留于胃中，因作谷疸。

〔尤〕谷疸为阳明湿热瘀郁之证，阳明既郁，荣卫之源，壅而不利，则作寒热，健运之机，窒而不用，则为不食，食入则适以助湿热，而增逆满，为头眩心胸不安而已。

〔徐〕头眩，为谷疸第一的据也，观方下注云，一宿腹减，此亦必小便不快，而腹微胀可知。

金匮玉函要略辑义

茵陈蒿汤方

茵陈蒿六两　大黄二两　栀子十四枚　○《阳明篇》有"擘"字。

上三味，以水一斗，先煮茵陈，减六升，内二味，煮取三升，去滓，分温三服。小便当利，尿如皂角汁状，色正赤，一宿腹减，黄从小便去也。

〔程〕茵栀以导之，则湿热行矣；大黄以下之，则宿谷去矣。苦以泄之之剂也。

徐氏《伤寒类方》云：先煮茵陈，则大黄从小便出，此秘法也。

《千金》茵陈汤，伤寒七八日，内实瘀热结，身黄如橘，小便不利，腹微胀满，宜下之方。即本方。与阳明篇文少异，故附载之。

《外台》范汪疗谷疸，茵陈汤。即本方。

又，《小品》三物茵陈蒿汤，疗黄疸，身目皆黄，皮肤曲尘出。

茵陈蒿一把　栀子二十四枚　石膏一斤○《千金》加大黄二两。

上三味，以水八升，煮取二升半，去滓，以猛火烧石膏，令正赤，投汤中，沸定取清汁，适寒温服一升，自覆令汗出。

又，《广济》茵陈丸，疗黄疸遍身面悉黄，小便如浓栀子汁。

于本方，去栀子，加黄芩、枳实，蜜丸。

又，《必效》茵陈汤及丸，疗一切黄。蒋九处得其父远使得黄，服此极效。

于本方加黄芩。

《千金》茵陈汤，主黄疸、酒疸、酒癖，身体面目尽黄方。按，《外台》云：太医校尉史脱处。

于本方，加黄芩、黄连、人参、甘草。

又，治发黄，身面目悉黄如金色，小便如浓煮柏汁。

于本方，加黄芩、柴胡、升麻、龙胆。

又，治发黄方。

于本方，加黄柏、黄连，丸方更加黄芩。

黄家日晡所发热，而反恶寒，此为女劳得之。膀胱急，少腹满，身尽黄，额上黑，足下热，因作黑疸。其腹胀如水状，大便必黑，时溏，此女劳之病，非水也。腹满者难治，硝石矾石散主之。 "之病"，《千金》作"疸"一字。

〔鉴〕此详申女劳疸之为病。黄疸日晡所发热，乃阳明热症，当不恶寒也；而反恶寒者，非阳明热症，此或为女劳得之也，女劳得之疸证，虽膀胱急，少腹满，而小便自利；身虽尽黄，而额上则黑；虽发热，惟足下甚，此少阴热，因作黑疸也。故腹胀如水状，而大便必黑，时溏，知非水胀病，乃为女劳得之疸胀病也。时溏黑色者，亦脏病及血之征也。血病者颜必变，岂有色黑而血不病者乎？女劳疸腹满者为难治，以其脾胃两败。以硝石入血消坚，矾石入气胜湿，然此方治标固宜，非图本之治。世久书讹，姑辨其理也。

〔尤〕黄家日晡所本当发热，乃不发热而反恶寒者，此为女劳肾热所致，与酒疸、谷疸不同。酒疸、谷疸热在胃，女劳疸热在肾，胃浅而肾深，热深则外反恶寒也。膀胱急，额上黑，足下热，大便黑，皆肾热之征。虽少腹满胀，有如水状，而实为肾热而气内蓄，非脾湿而水不行也。

硝石矾石散方《外台》引仲景《伤寒论》云：《肘后》《小品》、崔氏、文仲、《千金》、范汪、深师，并同。

硝石　矾石烧，等份　○《硝石》下，《外台》、尤本有"熬黄"二字。

上二味，为散，以大麦粥汁，和服方寸匕，日三服，病随大小便去，小便正黄，大便正黑，是候也。"候"上，徐、沈、尤有"其"字。○《外台》云：大麦则须是无皮麦者。

〔程〕《内经》曰：中满者泄之于内，润下作咸。硝石之苦咸，矾石之酸咸，皆所以泄中满而润下，使其小便黄而大便黑也。然硝石，主胃胀闭，涤蓄结，矾石主热在骨髓，而经言劳者温之，是方得无太峻欤？然所服者，方寸匕耳，和以大麦粥汁，正所以宽胃而益脾也。按：硝石，即火硝，时珍辨之详矣。下大黄硝石汤同。

喻氏《法律》云：硝石矾石散，从来不解用硝石之义，方书俱改为滑石矾石散，且并改大黄硝石汤，为大黄滑石汤，医学之陋，一至此乎！夫男子血化为精，精动则一身之血俱动，以女劳而硕其精，血必继之，故因女劳而尿血者，其血尚行，犹易治也；因女劳而成疸者，血瘀不行，为难治矣；甚者血瘀之久，大腹尽满，而成血蛊，尤为极重而难治矣。味仲景之文，及制方之意，女劳疸非亟去其膀胱少腹之瘀血，万无生路，在伤寒热瘀膀胱之证，其人下血乃愈，血不下者，用抵当汤下之，亦因其血之暂结，可峻攻也，此女劳疸，蓄积之血，必匪朝夕，峻攻无益，但取石药之悍，得以疾趋，而下达病所。硝石咸寒走血，可消逐其热瘀之血，故以为君；矾石，《本草》谓其能除痼热在骨髓，用以清肾及膀胱脏腑之热，并建消瘀除浊之功，此方之极妙者也。以陈无择之贤，模棱两可，其说谓无发热恶寒，脉滑者用此汤，若发热恶寒，其脉浮紧，则以滑石石膏治之，青天白日，梦语喃喃，况其他乎？世岂有血蓄下焦，反见浮滑且紧之脉者乎，妄矣妄矣！

何氏《医碥》云：伤寒阳明证，发热者，必不恶寒，乃湿与热瘀瘀于内，表阳不宣，故恶寒也，此乃辨证之法。额最高，火气之所熏，故黑，先则额黑，后则周身皆黑，故作黑疸。硝石咸寒除热，矾石除痼热在骨髓，大麦粥调服，恐伤胃也，然此方难用。

《肘后方》云：女劳疸，身目皆黄，发热恶寒，小腹满急，小便难，由大劳大热交接后入水所致，治之方。即本方。

又治交接劳复，阴卵肿，或缩入腹，腹中绞痛，或便绝。即本方。

《千金》云：湿疸之为病，始得之一身尽疼，发热面色黑黄，七八日后壮热，热在里，有血当下，去之如独肝状。其小腹满者，急下之。亦治一身尽黄，目黄腹满，小便不利方。

于本方，硝石，代滑石。王氏《准绳》载滑石散治女劳疸，即此方。注云：按此即前硝石方，硝与滑字形相近。未知孰是，两存之。

又，黄疸之为病，日晡所发热恶寒，小腹急，身体黄额黑，大便溏黑，足下热，此为女劳，腹满者难治，治之方。

滑石　石膏各等份　服法与本方同。《外台》引《千金翼》云：《小品》《千金》《备急》、文仲，并同。

《千金翼》泻肾散，主男女诸虚不足，肾气之方。
即本方，不用大麦粥，用粳米粥。

酒黄疸，心中懊憹，或热痛，栀子大黄汤主之。

〔徐〕前酒疸正条，尚有不能食欲吐，后各变证，如小便不利，足下热，腹满不一，此独举心中懊憹，为酒疸第一的据也。

〔魏〕为实热之邪立法也，栀子、大黄大苦寒之品，以泄之，枳实以开破之，香豉以升散之，酒家积郁成热，非此不当其施也。

喻氏《法律》云：此治酒热内结，昏惑懊憹之剂。然伤寒证中有云：阳明病，无汗，小便不利，心中懊憹者，身必发黄。是则诸凡热甚于内者，皆足致此，非独酒也。

栀子大黄汤方《外台》引仲景《伤寒论》云：《肘后》《千金》同，名栀子枳实豉大黄汤。《千金翼》，名栀子汤。

栀子十四枚　大黄一两　枳实五枚　豉一升

上四味，以水六升，煮取二升，分温三服。

《肘后》云：酒疸者，心懊痛，足胫满，小便黄，饮酒发赤斑黄黑，由大醉当风，入水所致，治之方。即本方。

《千金》枳实大黄汤，治伤寒饮酒，食少饮多，痰结发黄，酒疸心中懊恼而不甚热，或干呕方。即本方。

诸病黄家，但利其小便。假令脉浮，当以汗解之，宜桂枝加黄芪汤主之。方见水气病中。○《千金》载本方，用黄芪五两。

〔沈〕此风多湿少，邪机向表，通治之方也。诸病黄家，乃胃中湿热酿成，而湿性下流，当从下驱为顺，故但利小便而为常法。假令脉浮，则湿少风多，而风性通扬，邪机在表，当以汗解，不可拘利小便为常矣，故用桂枝汤和营卫而解肌表之邪，风为表虚，加黄芪而实腠理，啜热稀粥为助，使周身微微小汗，则肌表之邪去，而虽有里湿，亦从下渗矣。

徐云：黄疸家，不独谷疸、酒疸、女劳疸有分别，即正黄疸病邪，乘虚所著不同。予治一黄疸，百药不效而垂毙者，见其偏于上，令服鲜射干一味斤许而愈。又见一偏于阴者，令服鲜益母草一味数斤而愈。其凡黄疸初起，非系谷疸、酒疸、女劳疸者，辄令将车前根叶子，合捣取自然汁，酒服数碗而愈。甚有卧床不起者，令将车前一味，自然汁数盂，置床头，随意饮之而愈。然则汗下之说，亦设言以启悟，其可无变通耶？按：此等治法，出于绳墨之外，所谓草头药者，亦有效验，故附载之。

《外台》许仁则疗急黄，始得大类天行病，经三两日，宜合麻黄等五味汤服之，发汗以泄黄势方。

麻黄三两　葛根五两　石膏八两　生姜六两　茵陈二两

上以水八升，煮取二升七合，去滓，分温三服，覆被微取汗以散之。按：黄家脉浮热盛者，桂枝加黄芪汤非所宜，此方有大青龙之意，当随证撰用，故附于此。

诸黄，猪膏发煎主之。

〔程〕扁鹊有《疗黄经》，《明堂》有《烙三十六黄法》，皆后人所未见，唯《圣济总录》载三十六黄，方论详明，治法始备。今猪膏发煎，能治诸黄，当是黄之轻者，可从小便而去，至若阴黄、急黄、女劳之属，岂猪膏发煎所能治乎？医者审之。

〔尤〕此治黄疸不湿而燥者之法。按《伤寒类要》云：男子女人黄疸，饮食不消，胃胀，热生黄衣，在胃中有燥屎使然，猪膏煎服则愈。盖湿热经久，变为坚燥，譬如盒曲，热久则湿去而干也。《本草》猪脂利血脉，解风热，乱发消瘀，开关格，利水道，故曰病从小便出。

猪膏发煎方 《外台》引仲景《伤寒论》云：《肘后》《备急》、文仲《千金》《古今录验》、深师、范汪同。

猪膏半斤 ○《外台》作"八两"。　　**乱发**如鸡子大，三枚 ○《肘后》《外台》作一枚。

上二味，和膏中煎之，发消药成，分再服，病从小便出。"味"下，《外台》有"内发"二字；"药成"作"尽研绞去膏细滓"七字；方后云：大医校尉史脱家婢再病，胃中干粪下，便瘥，神验。

按：《外台》引《肘后》疗黄疸者，一身面目悉黄，如橘柚，暴得热，外以冷迫之，热因留胃中，生黄衣，热熏上所致方。猪脂一斤，上一味，煎成者，温令热，尽服之，日三，燥屎当下，下则稍愈便止。《证类本草》，引《伤寒类要》，尤则采之于《证类》也。今本《肘后》无考，《外台》又引《近效》，主疗亦同。

《肘后》女劳疸者，身目皆黄，发热恶寒，小腹满急，小便难，由大劳大热，交接后入水所致治之方。即本方。喻氏《法律》引《肘后》云：盖女劳疸，血瘀膀胱，非直入血分之药，必不能开，然虻、蛭过峻，矾石过燥，明是治血燥矣。

徐云：予友骆天游黄疸腹大如鼓，百药不效，用猪膏四两，发灰四两，一剂而愈，仲景岂欺我哉。

黄疸病，茵陈五苓散主之。〔原注〕一本云茵陈汤及五苓散并主之。

〔徐〕此表里两解之方，然五苓中有桂、术，乃为稍涉虚者设也。

〔尤〕此正治湿热成痹者之法。茵陈散结热，五苓利水去湿也。

〔鉴〕黄疸病之下，当有"小便不利者"之五字，茵陈五苓散方有著落，必传写之遗。

茵陈五苓散方《外台》引仲景《伤寒论》，文同；云《小品》《古今录验》、张文仲、《经心录》同。

茵陈蒿末十分　　**五苓散**五分　○方见痰饮中

上二味和，先食饮方寸匕，日三服。《外台》作"上二味和，先食白饮和方寸匕，服之日三"。

《外台》又五苓散，利小便，治黄疸方。即本方，不用茵陈。云：《千金》、深师、范汪同。

《三因方》五苓散，治伏暑郁发黄，小便不利烦渴，用茵陈煎汤调下。

严氏《济生方》加减五苓散，治饮食伏暑，郁发黄，烦渴小便不利。于本方，去桂枝，加茵陈。

《准绳》茵陈五苓散，治伤寒温湿，热病感冒，后发为黄疸，小便黑赤，烦渴发热，不得安宁。此盖汗下太早，服药不对证，因感湿热病，以致遍身发黄。上用生料五苓散一两，加入茵陈半两，车前子一钱，木通、柴胡各一钱半。酒后得证，加干葛二钱，灯心五十茎，水一碗，煎八分，连进数服，小便清利为愈。

黄疸腹满，小便不利而赤，自汗出，此为表和里实，当下之，宜大黄硝石汤。宋本，"硝石"作"滑石"，下同，非。《脉经》作"大黄黄柏栀子芒硝汤"。

〔鉴〕李彣曰：腹满、小便不利而赤，里病也。自汗出，表和也。里病者，湿热内甚，用栀子清上焦湿热，大黄泻中焦湿热，黄柏清下焦湿热，硝石则于苦寒泻热之中，而有燥烈发散之意，使药力无所不至，而湿热悉消散矣。

大黄硝石汤方《千金》名大黄黄柏汤。《翼》名大黄汤。《外台》引仲景《伤寒论》，名大黄黄柏皮栀子硝石汤；《小品》《千金翼》、深师、范汪并同。

大黄　黄柏　硝石各四两　**栀子**十五枚

上四味，以水六升，煮取二升，去滓，内消，更煮取一升，顿服。

喻氏《法律》云：湿热郁蒸而发黄，其当从下夺，亦须仿治伤寒之法，里热者始可用之，重则用大黄硝石汤荡涤其湿热，如大承气汤之例；稍轻则用栀子大黄汤清解而兼下夺，如三黄汤之例；更轻则用茵陈蒿汤清解为君，微加大黄为使，如栀豉汤中加大黄如博棋子大之例。是则汗法固不敢轻用，下法亦在所慎施，以疸证多夹内伤，不得不回护之耳。

《外台》《必效》大黄汤，疗急黄疸内等黄方。

大黄三两　芒硝二两

上二味，以水二升，生渍大黄，一宿，平旦绞汁一升半，内芒硝，搅服，须臾当快利瘥。

《圣惠》治黄病腹胀满，小便涩而赤少。

于本方中，加冬葵子。

黄疸病，小便色不变，欲自利，腹满而喘，不可除热，热除必哕。哕者，小半夏汤主之。 方见痰饮中。○《外台》引仲景《伤寒论》，云：范汪同。

〔尤〕便清自利，内无热征，则腹满非里实，喘非气盛矣。虽有疸热，亦不可以寒药攻之。热气虽除，阳气则伤，必发为哕。哕，呃逆也。魏氏谓胃阳为寒药所坠，欲升而不能者是也。小半夏温胃止哕，哕止然后温理中脏，使气盛而行健，则喘满除，黄病去，非小半夏能治疸也。

《圣惠》小半夏散，阴黄小便色不变，欲自利而不利，腹满而喘者，必哕；哕者宜服此方。

半夏一两　人参二两　葛根二两

上件药，捣粗罗为散，每服四钱，以水一中盏，入生姜半分，煎至六分，去滓，不计时候温服。

诸黄，腹痛而呕者，宜柴胡汤。 〔原注〕必小柴胡汤，方见呕吐中。○原本"黄"作"劳"，今据诸本改定。魏作"劳"解之，非。

〔程〕经曰：呕而腹满，视其前后，知何部不利，利之则愈。今黄家腹痛而呕，应内有实邪，当是大柴胡以下之；若小柴胡则可止呕，未可疗腹痛也。明者详之。

〔鉴〕呕而腹痛，胃实热也，然必有潮热便硬，始宜大柴胡汤两解之；若无潮热，便软，则当用小柴胡汤去黄芩加芍药和之可也。按：《玉机》小柴胡汤，加栀子。

男子黄，小便自利，当与虚劳小建中汤。 方见虚劳中。

〔鉴〕高世栻曰：女为阴，男为阳；阴主血，阳主气。男子黄，阳气虚也。黄者土之色，阳气虚而土色外呈。中无湿热，故小便自利，此为虚也。

〔尤〕小便利者，不能发黄，以热从小便去也。今小便利而黄不去，知非热病，乃土虚而色外见，宜补中而不可除热者也。夫黄瘅之病，湿热所郁也，故在表者汗而发之，在里者攻而去之，此大法也。乃亦有不湿而燥者，则变清利为润导，如猪膏发煎之治也；不热而寒，不实而虚者，则变攻为补，变寒为温，如小建中之法也；其有兼证错出者，则先治兼证而后治本证，如小半夏及小柴胡之治也。仲景论黄疸一证，而于正变虚实之法，详尽如此，其心可谓尽矣。

王氏《阴证略例》云：内感伤寒，劳役形体，饮食失节，中州变寒之病，生黄非伤寒坏之而得，只用建中、理中、大建中足矣，不必用茵陈也。何氏《医碥》曰：阴黄，小便清白，大便不实，喜静能卧，脉迟弱无力，身冷自汗，当以虚寒治之。仲景所谓男子黄，小便自利，与小建中汤，王海藏谓中州寒生黄，用大小建中，不必茵陈，皆气虚之阴黄也。气虚则脾不运，久瘀于里，则脾败而色外见，故黄，其黄色必淡。戴复庵谓失血后多令面黄，或遍身黄，血不荣也，如竹木春夏叶润则绿，至秋则干黄，宜养荣汤、十全大补汤。此血虚之阴血也，此为干黄，小便利，四肢不沉重也。按：治阴黄，《医学纲目》用理中加茯苓汤，喻氏治女劳疸属虚者，用八味肾气丸，《圣惠》治房黄，用鹿茸散鹿茸、熟地、山茱、五味、黄芪、牡蛎之类，皆不用茵陈，然如韩氏小茵陈汤、附子、甘草、茵陈。茵陈四逆汤、茵陈附子汤、茵陈茱萸汤、罗氏茯苓栀子茵陈汤之类，皆附子、茵陈并用，盖本于《千金翼》治黄疸小便赤黄方前胡、茯苓、椒目、附子、茵陈。之意，寒热错杂者，亦宜随证而选用，不必执拘矣。

附　方

瓜蒂汤

治诸黄。方见暍病中。

〔沈〕瓜蒂汤，吐药也，若邪冲于胸膈，或心烦懊憹，欲吐而无他病者，当用此汤，吐去黄水，因其高而越之也。

《外台》《删繁》疗天行毒热，通贯脏腑，沉鼓骨髓之间，或为黄疸、黑疸、赤疸、白疸、谷疸、马黄等疾，喘急须臾而绝方。

瓜蒂二七枚

上一味，以水一升，煮取五合，作一服。按：此方与暍病所载同。《北史·麦铁杖传》瓜蒂喷鼻，疗黄不瘥。考《千金》《外台》，用瓜蒂等二三味者，凡八方，多系于吹两鼻中出黄水，正是别法，故此不录出，当考原书。

《千金》麻黄醇酒汤

治黄疸。《外台》引仲景《伤寒论》云：《小品》《古今录验》、张文仲、《经心录》同。千金云：治伤寒热出表，发黄疸方。《外台》煮法后，引《古今方》，文同。

麻黄三两 〇《外台》作"一大把，去节"；"肘后"同。

上一味，以美清酒五升，煮取二升半，顿服尽，冬月用酒，春月用水煮之。

〔**沈**〕外感风寒，湿热在表，郁畜成黄，或脉自浮，当以汗解者，用此一味，煮酒使其彻上彻下，行阳开腠，而驱营分之邪，则黄从表解矣。

惊悸吐衄下血胸满瘀血病脉证治第十六

脉证十二条、方五首

寸口脉动而弱，动即为惊，弱则为悸。

〔**沈**〕惊从外入，悸是内发。悸者，心神恍惚，跳动不能自主之貌也。

〔**徐**〕前奔豚章既言有惊怖、有火邪，皆从惊发得之，此又另揭惊悸言之，非详其病所从得，乃谓病有惊狂不安者，有只心悸不宁者。惊乃邪袭于心，在实边，故其寸口脉动，动者，有粒如豆也；悸乃神不能主，在虚边，故其寸口脉弱，弱脉来无力也。动而弱者，有邪袭之而心本原虚也，故惊悸并见。然而脉仍分属，动则惊气之发，弱则悸气所形，故曰："动即为惊，弱则为悸。"

师曰：尺脉浮，目睛晕黄，衄未止；晕黄去，目睛慧了，知衄今止。

"尺"，赵、程、《金鉴》作"夫"。《巢源》作"尺中自浮"；"未"上有"必"字。《脉经》云：问曰：病衄连日不止，其脉何类？师曰：脉来轻轻在肌肉，尺中自溢。注：一云尺脉浮。以下与本文同。

〔**尤**〕尺脉浮，知肾有游火；目睛晕黄，知肝有蓄热，衄病得此，则未欲止。盖血为阴类，为肾肝之火热所逼而不守也。若晕黄去，目睛且慧了，知不独肝热除，肾热亦除矣，故其衄今当止。

又曰：从春至夏，衄者，太阳；从秋至冬，衄者，阳明。

〔尤〕血从阴经并冲任而出者则为吐，从阳经并督脉而出者则为衄，故衄病皆在阳经。但春夏阳气浮，则属太阳；秋冬阳气伏，则属阳明为异耳。所以然者，就阴阳言，则阳主外，阴主内；就三阳言，则太阳为开，阳明为阖，少阳之脉，不入鼻頞，故不主衄也。

衄家不可汗，汗出必额上陷，脉紧急，直视不能眴，不得眠。

〔尤〕血与汗皆阴也，衄家复汗，则阴重伤矣。脉者血之府，额上陷者，额上两旁之动脉，因血脱于上而陷下不起也。脉紧急者，寸口之脉，血不荣而失其柔，如木无液而枝硬劲也。直视不眴不眠者，阴气亡则阳独胜也。经云：夺血者无汗，此之谓夫。详《伤寒论辑·太阳中篇》。

病人面无血色，无寒热。脉沉弦者，衄；浮弱，手按之绝者，下血；烦咳者，必吐血。《巢源》"寒热"上无"无"字。赵、徐、沈、尤，并无"血色"之"血"字。

〔程〕《灵枢经》曰：血脱者，夭然不泽。上经曰：男子面色薄者，主渴及亡血，今病人面无血色，脱血之象也。上经曰：男子脉虚沉弦，无寒热，时目瞑兼衄。今无寒热，而脉弦衄者，则与上证不殊，为劳证也。若脉浮弱，手按之绝者，有阳无阴也，故知下血。烦咳者，病属上焦也，故知吐血。

〔尤〕无寒热，病非外感也。衄因外感者，其脉必浮大，阳气重也；衄因内伤者，其脉当沉弦，阴气厉也，虽与前尺脉浮不同，其为阴之不靖则一也。若脉浮弱，按之绝者，血下过多，而阴脉不充也。烦咳者，血从上溢，而心肺焦燥也。此皆病成而后见之诊也。

夫吐血，咳逆上气，其脉数而有热，不得卧者，死。《巢源》"数"下有"浮大"二字。

〔尤〕脉数身热，阳独胜也；吐血咳逆上气不得卧，阴之烁也。以既烁之阴，而从独胜之阳，有不尽不已之势，故死。

夫酒客咳者，必致吐血，此因极饮过度所致也。

〔徐〕此言吐血不必由于气不摄血，亦不必由于阴火炽盛，其有酒客而致咳，则肺伤已极，又为咳所击动，必致吐血，故曰极饮过度所致。则治之者，当以清酒热为主也。

《三因方》云：病者因饮食过度伤胃，或胃虚不能消化，致翻呕吐逆，物与气上冲蹙胃口，决裂所伤吐出，其色鲜红，心腹绞痛，白汗自流，名曰伤胃吐血，理中汤能止之者，以其功最理中脘，分利阴阳，安定血脉。《证治要诀》加葛根、川芎。或只煮干姜甘草汤饮之亦妙，方见《养生必用》。

寸口脉弦而大，弦则为减，大则为芤，减则为寒，芤则为虚，寒虚相击，此名曰革，妇人则半产漏下，男子则亡血。

〔尤〕此条已见虚劳病中，仲景复举之者，盖谓亡血之证，有从虚寒得之者耳。

亡血，不可发其表，汗出即寒栗而振。 《太阳中篇》《脉经》"血"下有"家"字。

〔鉴〕凡失血之后，血气未复为亡血也，皆不可发汗。失血之初，固属阳热，亡血之后，热随血去，热虽消而气逐血虚，阳亦微矣。若发其汗，则阳气衰微，力不能支，故身寒噤栗，而振振耸动也。发阴虚之汗，汗出则亡阴，即发吐衄之汗也，故见不得眠，不得眠，亡阴之病也，发阳虚之汗，汗出则亡阳，即发亡血之汗也，故见寒栗而振，亡阳之病也；李彣曰：夺血者无汗，以汗与血俱为心液，血亡液竭，无复余液作汗也。今又发表，则阴虚且更亡阳，表间卫气虚极，故寒栗而振。

病人胸满，唇痿舌青，口燥，但欲漱水，不欲咽，无寒热，脉微大来迟，腹不满，其人言我满，为有瘀血。 "此"下，《脉经》有"当汗出不出，内结亦为瘀血"十一字。

〔鉴〕表实无汗，胸满而喘者，风寒之胸满也；里实便涩，胸满烦热者，热壅之胸满也；面目浮肿，胸满喘不得卧者，停饮之胸满也；呼吸不快，胸满大息，而稍宽者，气滞之胸满也。今病人无寒热他病，惟胸满、唇痿、舌青、口燥、漱水不欲咽，乃瘀血之胸满也。唇、舌，血华之处也，血病不荣，故痿瘁色变也；热在血分，故口燥、漱水不欲咽也；脉微大来迟，阴凝之诊，则当腹满，今腹不满，询之其人，言我满在胸不在腹也，与上如是之证推之，为有瘀血也。

〔沈〕假令气分热盛，则腹胀满，今腹不满而言我满者，乃外虽不满，内脏血壅气滞而胀，故言我满，知是瘀血也。

按：程云：唇痿未详所以，误。

病者如热状，烦满，口干燥而渴，其脉反无热，此为阴伏，是瘀血也，当下之。"阴伏"之"伏"，赵本作"状"，非。

〔鉴〕此承上文互详证脉，以明其治也。如热状，即所谓心烦胸满，口干燥渴之热证也。其人当得数大之阳脉，今反见沉伏之阴脉，是为热伏于阴，乃瘀血也。血瘀者当下之，宜桃核承气，抵当汤、丸之类也。

火邪者，桂枝去芍药加蜀漆牡蛎龙骨救逆汤主之。沈不载此条。

〔程〕此章，当在第八篇中，简脱在此。

〔尤〕此但举火邪二字，而不详其证。按《伤寒论》云：伤寒脉浮，医以火迫劫之；亡阳，必惊狂，起卧不安。又曰：太阳病，以火熏之，不得汗，其人必躁；到经不解，必圊血，名为火邪。仲景此条殆为惊悸下血备其证欤。桂枝汤去芍药之酸，加蜀漆之辛，盖欲使火气与风邪一时并散，而无少有留滞，所谓从外来者，驱而出之于外也。龙骨、牡蛎则收敛其浮越之神与气尔。

按：《外台·奔豚气门》引《小品》云：师曰：病有奔豚，有吐脓，有惊怖，有火邪，此四部病者，皆从惊发得之。火邪者，桂枝加龙骨牡蛎汤主之。据此则程注为是。

桂枝救逆汤方

桂枝三两，去皮　甘草二两，炙　生姜三两　牡蛎五两，熬　龙骨四两　大枣十二枚　蜀漆三两，洗去腥

上为末，以水一斗二升，先煮蜀漆，减二升，内诸药，煮取三升，去滓，温服一升。"为末"，宋板《伤寒论》作"七味"，是。

心下悸者，半夏麻黄丸主之。《脉经》无此条。

〔鉴〕此方是治寒水心下悸者，与首条之脉弱悸病不合，必是错简。

半夏麻黄丸方　《肘后》无方名。

半夏《肘后》云：汤洗去滑，干。　麻黄等份

上二味，末之，炼蜜和丸，小豆大，饮服三丸，日三服。

按：服三丸甚少，《本草纲目》作"三十丸"，似是，然要之此方可疑。

吐血不止者，柏叶汤主之。

〔徐〕此重"不止"二字，是谓寒凉止血药，皆不应矣。吐血本由阳虚，不能导血归经，然血亡而阴亏，故以柏叶之最养阴者为君，艾叶走经为臣，而以干姜温胃为佐，马通导大便下为使。愚意无马通，童便亦得。按《本草》载此方，乃是柏叶一把，干姜三升，阿胶一挺，炙，合煮，入马通一升，未知孰是，候参。

〔程〕中焦受气，取汁变化而赤，是谓血。血者，内溉脏腑，外行肌肤，周流一身，如源泉之混混，得热则迫血妄行，而作吐衄，即后泻心汤之证是也。得寒则不与气俱行，渗于胃中而作吐，故有随渗随出而令不止。柏叶汤者，皆辛温之剂，《神农经》曰：柏叶主吐血，干姜止唾血，艾叶止吐血，马通者，白马屎也，凡屎必达洞肠乃出，故曰通，亦微温，止吐血。四味皆辛温行阳之品，使血归经，遵行隧道，而血自止。

柏叶汤方《外台》引仲景《伤寒论》；《千金》无方名。

柏叶　干姜各三两　○《千金》作"二两"；《外台》作"青柏叶三两，干姜二两切"　**艾**三把　○《千金》作"一把"

上三味，以水五升，取马通汁一升，合煮，取一升，分温再服。按：《外台》作"上三味，以水五升，煮取一升，去滓，别绞取新出马通汁，一升，相合，煎取一升，绵滤之，温分再服，"马通，是马屎汁也。一方有阿胶，无艾。《外台》为是。○《证类本草》云：马屎名马通，止崩中、吐下血、金疮，止血。

《千金》治吐血内崩，上气面色如土方。即本方。注云：仲景柏叶汤，不用阿胶；《小品》不用柏叶，与《肘后》同。

又治上焦热膈伤，吐血衄血，或下血连日不止欲死。
于本方，去柏叶，用竹茹、阿胶。

下血，先便后血，此远血也，黄土汤主之。"远"，原本作"近"。误，今据诸本校改。

〔程〕先便后血，以当便之时，血亦随便而下行。《内经》曰：结阴者，便血一升，再结二升，三结三升，以阴气内结，不得外行，血无所禀，渗入肠间。故上经曰：小肠有寒者，其人下重便血。夫肠有夹层，其中脂膜联系，当其和平则行气血，及其节养失宜，则血从夹层渗入肠中，非从肠外而渗入肠中也。渗而即下，则色鲜；渗而留结，则色黯。《内经》曰：阴脉不和，则血留之，用黄土附子之气浓者，血得温即循经而行也。结阴之属，宜于温补者如此。

〔鉴〕先便后血，此远血也，谓血在胃也，即古之所谓结阴，今之所谓便血也。先血后便，此近血也，谓血在肠也，即古之所谓肠澼，为痔下血，今之所谓脏毒、肠风下血也。赵良曰：肠胃阳明经也，以下血言，胃居大肠之上，若聚于胃，必先便后血，去肛门远，故曰远血。若聚大肠，去肛门近，故曰近血。

〔尤〕黄土温燥入脾，合白术、附子以复健行之气，阿胶、地黄、甘草以益脱竭之血，而又虑辛温之品，转为血病之厉，故又以黄芩之苦寒，防其大过，所谓有制之师也。

黄土汤方〔原注〕亦主吐血、衄血。○《外台》引仲景《伤寒论》。《千金》治卒吐血，及衄血方。

甘草　干地黄《千金》用干姜，注云：仲景用地黄。　**白术　附子**炮○《千金》无。**阿胶**《外台》有炙字。　**黄芩各三兩　灶中黄土半斤**○《千金》作"伏龙肝半升"；《外台》作"釜灶下黄焦土半升，绵裹"。

上七味，以水八升，煮取三升，分温二服。《外台》作"煮六味，取二升，去滓，内胶令烊。"

下血，先血后便，此近血也，赤小豆当归散主之。方见狐惑中。

〔程〕此《内经》所谓饮食不节，起居不时，则阴受之，阴受之，则入五脏，为肠澼下血之属，故用当归，以和血脉，赤豆以清脏毒，与黄土汤不侔也。《梅师方》云：热毒下血，或食热物发动，以赤小豆为末，水调服。则知此方治脏毒下血，黄土汤治结阴下血，有霄壤之分也。

徐氏《医法指南》云：先血后便，近血也，大肠血也，感而即发，俗谓之肠风，赤小豆当归散主之；先便后血，远血也，胃血也，积久而发，俗谓之脏毒，黄土汤主之。

按：《千金》诸下血，先见血后见便，此为远血，宜服黄土汤；先见便后见血，此为近血，宜服赤小豆散。此远近二字互误。《三焦虚实门》有远血、近血二方，主疗与本经同。而《千金翼》论及《外台》引崔氏，亦误。

张氏《医通》却以《金匮》为传写之误，尤非也。《巢源》云，大便下血，鲜而腹痛，冷气在内，亦大便下，其色如小豆汁，出时疼而不甚痛，前便后下血者，血来远；前下血后便者，血来近。此亦可以证耳。

《备预百要方》血痢方：

赤小豆三升，炒令熟　当归三两

上二味，捣筛为散，服方寸匕，日三，薄粥温下。

《千金》伏龙肝汤，治下焦虚寒损，或先见血后便转，此为近血；或利不利方。

伏龙肝五合，末　干地黄五两　阿胶　牛膝　甘草　干姜　黄芩　地榆各三两　发灰二合

上九味，㕮咀，以水九升，煮取三升，去滓，下胶煮消，下发灰，分为三服。张氏《衍义》云：可见治血但取归经，不必究其先后远近耳。

又，续断止血汤，治下焦虚寒损，或先便转后见血，此为远血；或利或不利，好因劳冷即发。

续断　当归　桂心　蒲黄　阿胶各一两　甘草二两　干姜　干地黄各四两

上八味，㕮咀，以水九升，煮取三升半，去滓，下胶取烊，下蒲黄，分三服。张氏《衍义》云：验其血色，晦淡则当用《金匮》法，鲜紫当用《千金》法，方为合辙。

《医林方》阿胶丸，治便血，先便而后血，谓之湿毒。

阿胶一钱　黄连三钱　白茯苓二钱　白芍药四钱

上为细末，水和为丸，如桐子大，每服五十丸，加至一百丸，温水送下，日进四五服。

又，芍药柏皮丸，治先血而后便，为之脏毒。

白芍药　黄柏　当归以上各等份

上为细末，滴水为丸，如桐子大，每服五七十丸，煎甘草汤送下。按：湿毒脏毒，即远血近血也，故附载以备考。

心气不足，吐血、衄血，泻心汤主之。《千金·心脏门》"不足"作"不定"。

〔尤〕心气不足者，心中之阴气不足也，阴不足则阳独盛，血为热迫，而妄行不止矣。大黄、黄连、黄芩，泻其心之热，而血自宁。寇氏云：若心气独不足，则当不吐衄也，此乃邪热因不足而客之，故令吐衄。以苦泄其热，以苦补其心，盖一举而两得之。按：出《本草衍义》。此说亦通。《济众方》用大黄、生地汁治衄血，其下热凉血，亦泻心汤类耳。按：《金鉴》改"不足"二

字作"有余"二字，非。

泻心汤方〔原注〕亦治霍乱。○按：程、沈、尤、《金鉴》，删去四字，是。

大黄二两　**黄连**　**黄芩**各一两

上三味，以水三升，煮取一升，顿服之。

〔程〕心主血，心气不足，而邪热乘之，则迫血妄行，故有吐衄之患。夫炎上作苦，故《内经》曰：苦先入心，三黄之苦，以泄心之邪热。

《千金》巴郡太守奏三黄丸，治男子五劳七伤，消渴不生肌肉，妇人带下，手足寒热者方。

春三月黄芩四两　大黄三两　黄连四两

夏三月黄芩六两　大黄一两　黄连七两

秋三月黄芩六两　大黄二两　黄连三两

冬三月黄芩三两　大黄五两　黄连二两

上三味，随时加减，和捣以蜜为丸，如大豆，饮服五丸，日三。不知，稍加至七丸，取下而已。

又三黄散，治黄疸，身体面目尽黄。《外台》《集验》大黄散同。

本方三味，各四两，治下筛，先食服方寸匕，日三。

《和剂局方》三黄丸，治丈夫妇人，三焦积热。上焦有热，攻冲眼目，赤肿头项肿痛，口舌生疮；中焦有热，心膈烦躁，不美饮食；下焦有热，小便赤涩，大便秘结。五脏俱热，即生痈疖疮痍，及治五般痔疾，粪门肿痛，或下鲜血，小儿积热。

本方三味，各十两，上为细末，炼蜜为丸，如梧桐子大，每服三十丸，用熟水吞下，如脏腑壅实，加服丸数。

《本事方》三黄散，治衄血无时。

本方三味，细末，每服二钱，新汲水调下，蜜水亦得。

《直指方》川芎三黄散，治实热衄血。

于本方，加川芎，各等份，为末，每服二钱，食后井水调服。

《拔萃方》犀角地黄汤，治热甚，血积胸中。

于本方，加犀角、地黄。

《神效名方》黄连散，治黄疸，大小便秘涩壅热。

于本方，用黄连三两，加甘草一两。

上为细末，每服二钱，食后，温水调下，一日三服。

呕吐哕下利病脉证治第十七

论一首、脉证二十七条、方二十三首

夫呕家有痈脓，不可治，呕脓尽自愈。

〔鉴〕呕家，呕吐或谷、或水、或痰涎、或冷沫，令呕而有脓，此内有痈，脓溃而呕，非呕病也，故曰：不可治，呕脓尽自愈。赵良曰：此痈之在胃脘上口者也。若过半中，在肺之下者，脓则不从呕出，而从大便出矣。详《伤寒论辑义·厥阴篇》。

先呕却渴者，此为欲解，先渴却呕者，为水停心下，此属饮家。呕家本渴，今反不渴者，以心下有支饮故也，此属支饮。"此属饮家"四字，《千金》作"小半夏汤主之"。"呕家本渴"以下见《饮病篇》；"此属支饮"《饮病篇》，作"小半夏汤主之"。

〔尤〕呕家必有停痰宿水，先呕却渴者，痰水已去，而胃阳将复也，故曰此为欲解。先渴却呕者，因热饮水过多，热虽解而饮旋积也，此呕因积饮所致，故曰此属饮家。呕家本渴，水从呕去故也；今反不渴者，以宿有支饮在心下，愈动而愈出也，故曰此属支饮。

《外台》载"呕家本渴"以下，而注云：张仲景杂方，此证当用小半夏加茯苓汤，方在支饮门中。

问曰：病人脉数，数为热，当消谷引食，而反吐者何也？师曰：以发其汗，令阳微，膈气虚，脉乃数。数为客热，不能消谷，胃中虚冷故也。脉弦者，虚也，胃气无余，朝食暮吐，变为胃反。寒在于上，医反下之，今脉反弦，故名曰虚。《太阳中篇》"阳微"作"阳气微"；"故也"之间有"吐"字；无"问曰"及"何也""师曰"字。

〔尤〕脉数为热，乃不能消谷引饮而反吐，以发汗过多，阳微膈虚所致，则其数为客热上浮之数，而非胃实气热之数矣。客热如客之寄，不久即散，故不能消谷也。脉弦为寒，乃不曰寒而曰虚者，以寒在于上，而医反下之所致，故其弦非阴寒外加之弦，而为胃虚生寒之弦矣。胃虚且寒，阳气无余，则朝食暮吐而变为胃反也。读此知数脉弦脉，均有虚候，曰热曰寒，盖浅之乎言脉者耳。

〔鉴〕"问曰：病人脉数"，至"胃中虚冷故也"等句，已详《伤寒论·阳明篇》内，错简在此，且与"脉弦者虚也"文义不属。

《巢源》云：夫荣卫俱虚，血气不足，停水积饮在于胃管，则脏冷，脏冷而脾不磨，脾不磨则宿谷不化，其气逆而成胃反也，则朝食暮吐，暮食朝吐，心下牢大如杯，往来寒热，甚者食已则吐，其脉紧而弦，紧则为寒，弦则为虚，虚寒相抟，故食已则吐，名为反胃也。《圣惠论》云：夫反胃者，为食物呕吐，胃不受食，言胃口翻也，则有因饮酒过伤所致，则有因忧悒怏，稿怒肠结，胃翻所致，则有宿滞痼癖，积聚冷痰，久不全除，致成兹疾。其中有才食便吐，有食久乃翻，不可一概用方，切在仔细体认也。按："反"，"翻"同。

寸口脉微而数，微则无气，无气则荣虚，荣虚则血不足，血不足则胸中冷。

〔鉴〕按此条文义不属，必是错简。

跌阳脉浮而涩，浮则为虚，虚则伤脾，脾伤则不磨，朝食暮吐，暮食朝吐，宿谷不化，名曰胃反。脉紧而涩，其病难治。 "虚则"，《脉经》《千金》、赵本、尤本，并作"涩则"。《千金》，"脉紧"上有"跌阳"二字。按：《金鉴》云：虚则伤脾之"虚"字当是"涩"字，是传写之讹，未考诸本也。

〔程〕经曰：跌阳脉浮而涩，知脾气不足，胃气虚也。夫浮为虚，涩为血不足，跌阳得之，必知脾气不治。华佗曰：脾主消磨水谷，闻声则动，动则磨胃而主运化。今胃能纳，而脾不能磨，则胃中之谷，必不能消，是以朝食而暮吐，暮食而朝吐，为胃反之证也。

〔尤〕胃为阳，脾为阴。浮则为虚者，胃之阳虚也；涩则伤脾者，脾之阴伤也。谷入于胃而运于脾，脾伤则不能磨，脾不磨则谷不化。而朝食者暮当下，暮食者朝当下。若谷不化，则不得下，不得下，必反而上出也。

〔魏〕紧者寒盛也，涩者津亡也，胃中因虚而寒，因寒而燥，因燥而津枯，正不足而邪有余，反胃之病，难治可决矣。欲补阳而津枯，有妨于补阳，欲生津而阳衰，有碍于补阴，棘手难下者，要在乎失治于早而已。

病人欲吐者，不可下之。

〔尤〕病人欲吐者，邪在上而气方逆，若遽下之，病气必与药气相争，而正乃蒙其祸矣。否则里虚邪入，病气转深，或痞或利，未可知也，故曰不可下之。

〔程〕欲字，作吐而未吐之义，使人温温欲吐也。

哕而腹满，视其前后，知何部不利，利之即愈。 徐云："哕"，恐"呕"字。按：《厥阴篇》，亦作"哕"。

〔沈〕此明实哕之治也。哕者，俗谓呃也。

〔鉴〕赵良曰：腹满为实，实则气上逆而作哕，故必视其前后何部不利而利之，则满去而哕止。

〔魏〕胃气上逆，冲而为哕，治法当视其前后，审大小便调不调也。前部不利者，水邪之逆也，当利其小便而哕愈；后部不利者，热邪实也，当利其大便而哕愈。

《活人书》云：前部不利，猪苓汤；后部不利，调胃承气汤。

呕而胸满者，茱萸汤主之。

〔尤〕胸中，阳也。呕而胸满，阳不治而阴乘之也。故以吴茱萸散阴降逆，人参、姜、枣补中益阳气。

茱萸汤方

吴茱萸 一升　**人参** 三两　**生姜** 六两　**大枣** 十二枚

上四味，以水五升，煮取三升，温服七合，日三服。 详《伤寒辑义·阳明篇》。

《肘后方》云：治人食毕噫醋，及醋心。即本方。《外台》引《延年》作"食讫，醋咽多噫"。

《三因方》云：病者心膈胀满，气逆于胸间，食入即呕，呕尽却快，名曰气呕。胃者足阳明合，荣于足，今随气上逆，结于胃口，故生呕病也。茱萸人参汤，治气呕胸满不纳食，呕吐涎沫，头疼。即本方。

干呕吐涎沫，头痛者，茱萸汤主之。 方见上。

〔徐〕干呕者，有声无物也，物虽无而吐涎沫。仲景曰：上焦有寒，其口多涎。上焦既有寒，寒为阴邪，格阳在上，故头痛。比胸满而呕，似有轻重表里不同，然邪必乘虚，故亦用茱萸汤，兼补以驱浊阴，谓呕有不同，寒则一也。详《伤寒论辑义·厥阴篇》。

呕而肠鸣，心下痞者，半夏泻心汤主之。

〔尤〕邪气乘虚，陷入心中，中气则痞；中气既痞，升降失常，于是阳独上逆而呕，阴独下走而肠鸣。是虽三焦俱病，而中气为上下之枢，故不必治其上下，而但治其中。黄连、黄芩苦以降阳，半夏、干姜辛以升阴，阴升阳降，痞将自解。人参、甘草则补养中气，以为交阴阳通上下之用也。

〔徐〕亲见一乳母，吐呕五日，百药不能止，后服干姜黄连二味立止，即此方之意也。

半夏泻心汤方

半夏半升，洗　黄芩　干姜　人参各三两　黄连一两　大枣十二枚　甘草三两，炙

上七味，以水一斗，煮取六升，去滓，再煮，取三升，温服一升，日三服。详《伤寒论辑义·太阳下编》。

《外台》《删繁》半夏泻心汤，疗上焦虚寒，肠鸣下利，心下痞坚。

于本方，去大枣，加桂心三两。出霍乱门。

干呕而利者，黄芩加半夏生姜汤主之。

〔徐〕《伤寒论》芩、甘、枣、芍四味，为黄芩汤，治太阳少阳合病。盖太少之邪合，而内入则协热而利，故以黄芩为主也。然邪既内入，或有复搏饮者呕多，此其明证矣，故加半夏、生姜。

〔程〕干呕者，无物呕出也。中焦不和，则气逆于上而作呕，迫于下而为利，故用半夏、生姜，入上焦以止呕，甘草、大枣入中焦以和脾，黄芩、芍药，入下焦以止利，如是则正气安而邪气去，三焦和而呕利止。

《巢源》云：干呕者，胃气逆故也，但呕而欲吐，吐而无所出，故谓之干呕也。

黄芩加半夏生姜汤方

黄芩三两　甘草二两，炙　芍药二两　半夏半升　生姜三两　大枣十二个

上六味，以水一斗，煮取三升，去滓，温服一升，日再，夜一服。

诸呕吐，谷不得下者，小半夏汤主之。方见痰饮中。

〔鉴〕赵良曰：呕吐，谷不得下者，有寒有热，不可概论也。食入即吐，热也；朝食暮吐，寒也。此则非寒非热，由中焦停饮，气结而逆，故用小半

夏汤。

《外台·伤寒呕哕门》：仲景《伤寒论》：呕哕，心下悸，痞硬不能食，小半夏汤。又呕哕，心下痞硬者，以膈间有水，头眩悸，小半夏加茯苓汤。

呕吐而病在膈上，后思水者，解，急与之。思水者，猪苓散主之。
《外台》无"而"字、"解"字。

〔程〕上章言先呕却渴，此为欲解，今呕吐而病在膈上，后思水者解，亦与上证不殊，故急与之以和胃。然思水之人，又有得水而贪饮，则胃中热少，不能消水更与人作病，故思水者，用猪苓以散水饮。

〔尤〕呕吐之余，中气未复，不能胜水，设过与之，则旧饮方去，新饮复生，故宜猪苓散，以崇土而逐水也。

《兰台轨范》云：伤饮恶饮，此乃常理，若胸中有水，则津液下流，反口干思水，但不能多饮耳。

猪苓散方《外台》引仲景《伤寒论》。

猪苓　茯苓　白术各等份　○《千金》云：各三两。
上三味，杵为散，饮服方寸匕，日三服。
《千金》猪苓散，治呕而膈上寒。即本方。
《外台》服法后云：欲饮水者，极与之，本虚与水，则哕，攻其热亦哕。

呕而脉弱，小便复利，身有微热，见厥者难治，四逆汤主之。

〔魏〕呕而脉弱者，胃气虚也。小便复利，气不足以统摄之，脱而下泄也。身有微热见厥，内积阴寒，外越虚阳，阳衰阴盛，其呕为阳浮欲越之机也。见此知为难治，非寻常火邪痰饮之呕也。主之以四逆汤，益阳安胃，温中止逆，亦大不同于寻常寒热错杂治呕之方也。附子辛热，干姜辛温，甘草甘平，强人倍用，以急回其阳，勿令飞越，则呕可止也。详《伤寒论辑义·厥阴篇》。

四逆汤方《外台》引仲景《伤寒论》。

附子一枚，生用　**干姜**一两半　**甘草**二两，炙
上三味，以水三升，煮取一升二合，去滓，分温再服，强人可大附子一枚，干姜三两。
〔程〕《神农经》曰：疗寒者以热药。《内经》云：寒淫于内，治以甘热。

四逆汤者，辛甘大热之剂也，故用附子以回阳散厥，干姜以去寒止呕，甘草以调和血脉。

《三因方》四逆汤，治寒厥，或表热里寒，下利清谷，食入则吐，或干呕，或大汗、大吐、大下之后四肢冰冷，五内拘急，举体疼痛不渴，脉沉伏。即本方。

呕而发热者，小柴胡汤主之。亦见《厥阴篇》。

〔魏〕呕而皮肤发热者，伤寒病，少阳经证也，合以口苦、咽干、目眩，而少阳病全，但见呕而发热，虽非伤寒正病，亦少阳经之属也。主之以小柴胡，表解里和而病愈。

小柴胡汤方

柴胡半斤　黄芩三两　人参三两　甘草三两　半夏半升　生姜三两　大枣十二枚

上七味，以水一斗二升，煮取六升，去滓，再煎取三升，温服一升，日三服。详《伤寒论辑义·太阳中篇》。

胃反呕吐者，大半夏汤主之。〔原注〕《千金》云：治胃反不受食，食入即吐。《外台》云：治呕心下痞硬者。○按：今《千金》"入"作"已"；"即吐"作"即呕吐"。

〔鉴〕高世栻曰：朝食暮吐，宿谷不化，名曰胃反。胃反但吐不呕，然吐不离乎呕，故曰：胃反呕吐者。用半夏助燥气以消谷，人参补元气以安胃，白蜜入水扬之，使甘味散于水中，水得蜜而和缓，蜜得水而淡渗，庶胃反平而呕吐愈。李升玺曰：呕家不宜甘味，此用白蜜何也？不知此胃反自属脾虚，经所谓甘味入脾，归其所喜是也。况君以半夏，味辛而止呕，佐以人参温气而补中，胃反自立止矣。

大半夏汤方

半夏二升，洗完用　人参三两　白蜜一升 ○《千金》有白术一升，生姜三两。

上三味，以水一斗二升，和蜜扬之二百四十遍，煮药，取二升半，温服一升，余分再服。《千金》云：扬之二三百下。《外台》云：本论，治反胃支饮，水用泉水。

《三因·痰呕门》大半夏汤，治心气不行，郁生涎饮，聚结不散，心下痞硬，肠中沥沥有声，食入即吐。即本方。

食已即吐者，大黄甘草汤主之。〔原注〕《外台》方，又治吐水，○《外台》引《必效》云：疗胃反吐水及吐食。

〔鉴〕吐者，有物无声之谓也。朝食暮吐者寒也，食已而吐者火也，以寒性迟，火性急也。故以大黄甘草汤，缓中泻火，火平自不吐也。王肯堂曰：病人欲吐者，不可下之，又用大黄甘草治食已即吐，何也？曰：欲吐者，其病在上，因而越之可也，而逆之使下，则必抑塞愤乱而益甚，故禁之。若既已吐矣，吐而不已，有升无降，则当逆而折之，引令下行，无速于大黄，故取之也。

〔尤〕东垣通幽汤，治幽门不通，上冲吸门者，亦是此意，但有缓急之分耳。

按：食入即吐，名回食，出于龚氏《回春》，当考。

《肘后》云：治人胃反不受食，食毕辄吐出。

大黄甘草汤方

大黄四两　**甘草**一两　○《肘后》作"二两"；《千金》《外台》同。

上二味，以水三升，煮取一升，分温再服。《千金》"味"下有"㕮咀"二字。○《外台》云：如得可则隔两日更服一剂，神验，《千金》不传，此本仲景《伤寒论》方。

《千金翼》云：主脾气实，其人口中淡甘，卧愦愦痛无常处，呕吐反胃方。

大黄六两

上一味，以水六升，煮取一升，分再服。又主食即吐，并大便不通者，加甘草二两，煮取二升半，分为三服。

胃反，吐而渴，欲饮水，茯苓泽泻汤主之。

〔尤〕猪苓散治吐后饮水者，所以崇土气，胜水气也。茯苓泽泻汤治吐未已，而渴欲饮水者，以吐未已，知邪未去，则宜桂枝、甘、姜散邪气，苓、术、泽泻消水气也。

〔鉴〕李彣云：吐而渴者，津液亡而胃虚燥也。饮水则水停心下，茯苓、泽泻，降气行饮，白术补脾生津，此五苓散原方之义也。然胃反因脾气虚逆，故加生姜散逆，甘草和脾。又五苓散治外有微热，故用桂枝。此胃反无表热，而亦用之者，桂枝非一于攻表药也，乃彻上彻下，达表里，为通行津液，和阳治水之剂也。

茯苓泽泻汤方〔原注〕《外台》：治消渴脉绝，胃反吐食者。有小麦一升。○按：《外台》，"脉"上有"阴"字。此本出《千金》，并用小麦三升，《外台》引《千金》出《消渴门》。

茯苓半斤 **泽泻**四两 ○《外台》作"茯苓"。 **甘草**一两 **桂枝**二两 ○《千金》《外台》作三两。 **白术**三两 **生姜**四两 ○《千金》《外台》用三两。

上六味，以水一斗，煮取三升，内泽泻，再煮取二升半，温服八合，日三服。

〔程〕此方，乃五苓散去猪苓，加甘草、生姜。以猪苓过于利水，故去之；甘草、生姜长于和胃止吐，故加之，茯苓、白术、泽泻、桂枝，相须宣导，补脾而利水饮。

〔魏〕服法，后煮泽泻，取其阴性以利水，不宜煮之太过也。

《兰台轨范》云：此治蓄饮之吐，内泽泻再煮，似先煮五味，后煮泽泻。

《外台》《集验》茯苓小泽泻汤，疗胃反吐而渴者。《千金》无方名。

于本方，去白术、生姜，加半夏。《千金》云：一方入生姜四两。

吐后，渴欲得水而贪饮者，文蛤汤主之；兼主微风脉紧头痛。

〔程〕此证贪饮，与上证欲饮水，猪苓散之思水不同，夫贪饮者，饮水必多，多则淫溢上焦，必有溢饮之患，故用此汤以散水饮。方中皆辛甘发散之药，故亦主微风脉紧头痛。

〔尤〕用麻黄、杏仁等发表之药者，必兼有客邪，郁热于肺，不解故也。观方下云"汗出即愈"可以知矣。

文蛤汤方

文蛤五两 麻黄 甘草 生姜各三两 石膏五两 杏仁五十个 大枣十一枚

上七味，以水六升，煮取二升，温服一升，汗出即愈。

〔程〕此大青龙汤去桂枝加文蛤，水停于里，文蛤之咸寒，可以利水而消饮，水溢于外，青龙之辛热，可以胜湿而解表。此汤与茯苓泽泻汤、猪苓散，皆预防水饮之剂。

张氏《医通》云：是方即大青龙汤，无桂枝，有文蛤。大青龙主发散风寒两感，今是证初不言外邪而用取汗，何哉？盖因阳明经中有实热，所以贪饮，故用麻黄、杏仁开发腠理，甘草、姜、枣调和营卫，石膏解利郁热，文蛤直入少阴，散水止渴，为太阳少阴二经散邪涤饮之圣药，故又主微风脉紧头痛之疾。

干呕吐逆，吐涎沫，半夏干姜散主之。

〔魏〕干呕吐逆，吐涎沫者，亦胃中虚寒，津液变为涎沫，随逆气上冲作呕也。干呕无物，止有涎沫，虚邪非实邪可知矣。主之以半夏干姜散方，犹之小半夏汤惟易生姜为干姜，以生姜性僭上而发越，不如干姜之辛温为度，专功理中也。用意亦甚微也。

〔尤〕与前干呕吐涎沫头痛不同，彼为厥阴阴气上逆，此是阳明寒涎逆气不下而已。故以半夏止逆消涎，干姜温中和胃，浆水甘酸，调中引气止呕吐也。

半夏干姜散方《千金》无方名。

半夏　干姜各等份

上二味，杵为散，取方寸匕，浆水一升半，煎取七合，顿服之。《千金》作"上二味，㕮咀，以浆水一升半，煮取七合，顿服之，日三"。

〔程〕脾寒则涎不摄，胃寒则气上逆，故干呕吐涎沫也。半夏之辛以散逆，干姜之热以温脾，煎以浆水者，藉其酸温，以通关利膈也。此证与茱萸汤迥别，以不头痛也。

病人胸中似喘不喘，似呕不呕，似哕不哕，彻心中愦愦然无奈者，生姜半夏汤主之。"无奈"，《外台》作"彻无聊赖"四字，"哕"下无"彻"字。

〔沈〕似喘不喘，似呕不呕，似哕不哕，诚不是喘，不是呕，不是哕也。彻者通也，仅是通心中愦愦然无奈，即泛泛恶心之义也。

〔尤〕寒邪抟饮，结于胸中而不得出，则气之呼吸往来，出入升降者阻矣。似喘不喘，似呕不呕，似哕不哕，皆寒饮与气，相搏互击之证也，且饮，水邪也；心，阳脏也。以水邪而逼处心脏，欲却不能，欲受不可，则彻心中愦愦然无奈也。生姜半夏汤，即小半夏汤，而生姜用汁，则降逆之力少，而散结之力多，乃正治饮气相抟，欲出不出者之良法也。

生姜半夏汤方《外台·伤寒呕哕门》引仲景《伤寒论》作"生姜汁半夏汤"，云：兼主天行。

半夏半升　**生姜汁**一升

上二味，以水三升，煮半夏，取二升，内生姜汁，煮取一升，小冷，分四服，日三夜一服。止，停后服。《外台》作"以水三升，煎半夏取一升，内姜汁取一升半，绵漉小冷，分二服，一日一夜服，令尽。呕哕一服得止者，停后服"。

〔鉴〕李彣曰：生姜、半夏，辛温之气，足以散水饮而舒阳气，然待小冷服者，恐寒饮固结于中，拒热药而不纳，反致呕逆。今热药冷冻饮料下嗌之后，冷体既消，热性便发，情且不违，而致大益，此《内经》之旨也。此方与前半夏干姜汤略同，但前温中气，故用干姜，此散停饮，故用生姜；前因呕吐上逆，顿服之则药力猛峻，足以止逆降气，呕吐立除；此心中无奈，寒饮内结，难以猝消，故分四服。使胸中邪气徐徐散也。

《外台》《必效》疗脚气方。

大半夏三两，净，削去皮　生姜汁三升

上二味，水五升，煮取二升，去滓，空腹一服尽，每日一剂，三剂必好。此方梁公家出方，始有本，奇异神效。

又，文仲疗脚气入心，闷绝欲死者。

半夏三两，洗，切　生姜汁一升半

上二味，内半夏，煮取一升八合，分四服，极效。

又，深师疗伤寒病呃不止，半夏散。

半夏洗，焙干

上一味，末之，生姜汤和，服一钱匕。

干呕哕，若手足厥者，橘皮汤主之。《肘后》云：治卒呕哕，又厥逆方。

〔程〕干呕哕，则气逆于胸膈间，而不行于四末，故手足为之厥。橘皮能降逆气，生姜为呕家圣药，小剂以和之也。然干呕非反胃，厥非无阳，故下咽气行即愈。

〔尤〕未可便认阳虚而遽投温补也。

橘皮汤方《外台》引仲景《伤寒论》名小橘皮汤，云：兼主天行。

橘皮四两　生姜半斤　○《外台》作"去皮，八两"。

上二味，以水七升，煮取三升，温服一升，下咽即愈。《外台》"二味"下有"狭长切"三字。

《外台》《广济》橘皮汤，疗呕哕不止。

于本方中，加枇杷叶、甘草。

又，《延年》人参饮，主吐。

于本方中，加人参。

又，范汪半夏汤，病痰饮者，当以温药和之，疗心腹虚冷，游痰气上，胸胁满不下食，呕逆，胸中冷。

于本方中，加半夏。

哕逆者，橘皮竹茹汤主之。

〔魏〕哕逆者，胃气虚寒固矣，亦有少挟虚热作哕者，将何以为治？仲景主之橘皮竹茹汤，橘皮、竹茹行气清胃，而毫不犯攻伐寒凉之忌，佐以补中益气，温胃之品，而胃气足胃阳生，浮热不必留意也。上诸方于呕吐哕家，浅深缓急之治，可谓至详尽矣。

按：哕，《说文》气牾也。杨上善注《阴阳应象大论》云：气折也。王氏《准绳》云：哕，于月切，又乙劣切。乙劣之讹，遂为吃逆，亦犹俗呼团为突栾，角为葛洛，其故明矣。而《活人书》等以哕为咳逆，如《金鉴》仍袭其说，然楼氏《纲目》、王氏《准绳》、张氏《类经》辨订其非尤详，今不繁引也。

橘皮竹茹汤方

橘皮二斤　**竹茹**二升　**大枣**三十枚　**生姜**半斤　**甘草**五两　**人参**一两

上六味，以水一斗，煮取三升，温服一升，日三服。《活人》有半夏。

〔鉴〕李彣曰：哕有属胃寒者，有属胃热者，此哕逆因胃中虚热，气逆所致，故用人参、甘草、大枣补虚，橘皮、生姜散逆，竹茹甘寒，疏逆气而清胃热，因以为君。

《外台》深师大橘皮汤，疗伤寒呕哕，胸满虚烦不安。

于本方，去竹茹、大枣。

又，《广济》麦门冬汤，疗烦热呕逆，不下食，食则吐出。

于本方，去橘皮，加麦门冬、茅根。

《活人》大橘皮汤，动气在下，不可发汗，发汗则无汗，心中大烦，骨节疼痛，目运恶寒，食则反吐谷不得入。先服大橘皮汤，吐止后，服小建中汤。即本方。

《三因》橘皮竹茹汤，治咳逆呕哕，胃中虚冷，每一哕，至八九声相连，收气不回，至于惊人。即本方。

夫六腑气绝于外者，手足寒，上气脚缩；五脏气绝于内者，利不禁，下甚者手足不仁。

〔程〕手足寒者，阳不行于四末也。上气者，宗气衰微也。平人宗气积于胸中，出于喉咙，以贯心脉而行呼吸，宗气衰则奔促上气也。脚缩者，寒主收引，无阳以伸也，此六腑气绝于外者如此。下利不禁者，下焦不阖也，脾衰则四脏俱衰。故经曰：脾气孤弱，五液注下，下焦不阖，清便下重，即不禁之谓也。下甚而至于手足不仁者，四体绝也，此五脏气绝于内者如此。

〔徐〕下甚，手足因无阴以维阳，而脏气不相统摄，则为不仁。不仁者，伸缩皆不能也。

下利，脉沉弦者，下重；脉大者，为未止；脉微弱数者，为欲自止，虽发热不死。

〔魏〕此滞下之病，非飧泄之病也。沉为阳陷入阴分，沉中见弦，为少阳之气不能宣达，故气随阳降而下重也。脉沉弦而大者，阳气陷入之深而且多，故为未止。脉微弱者，阳气陷入浅而少，更兼见数，阳气勃勃，欲动于阴，斯易为升达也，故为欲自止。是以虽滞下而发热，亦不死也。若夫脉沉弦而大，再身见发热，阳邪入阴而炽盛，阴分受伤而煎耗，可以有死之道也。

汪氏《伤寒辨注》云：此辨热利之脉也。脉沉弦者，沉主里，弦主急，故为里急后重，如滞下之证也。脉大者，邪热甚也。经云：大则病进，故为利未止也。脉微弱数者，此阳邪之热已退，真阴之气将复，故为利自止也。下利一候，大忌发热，兹者脉微弱而带数，所存邪气有限，故虽发热不至死耳。

下利，手足厥冷无脉者，灸之不温。若脉不还，反微喘者，死。少阴负趺阳者，为顺也。"少阴"以下，《厥阴篇》《玉函》、成本，分为两条。

〔尤〕下利厥冷无脉，阴亡而阳亦绝矣。灸之所以引既绝之阳，乃厥不回，脉不还，而反微喘，残阳上奔，大气下脱，故死。下利为土负水胜之病，"少阴负趺阳"者，水负而土胜也，故曰顺。详《伤寒论辑义》，以下三条同。

下利，有微热而渴，脉弱者今自愈。"今"，宋版《伤寒论》作"令"，下同。

金匮玉函要略辑义

〔尤〕微热而渴者，胃阳复也；脉弱者，邪气衰也。正复邪衰，故今自愈。

下利，脉数，有微热汗出，今自愈，设脉紧为未解。赵本，"下利"上有"若"字，非。

〔程〕寒则下利，脉数有微热，则里寒去，汗出则表气和，表里俱和，故今自愈。设复紧者，知寒邪尚在，是为未解也。

下利，脉数而渴者，今自愈，设不瘥，必清脓血，以有热故也。

〔程〕脉数而渴，则寒邪去而利当止。经曰：若脉不解而下不止，必挟热而便脓血。此有热陷于下焦，使血流腐而为脓也。

下利，脉反弦、发热、身汗者，自愈。

〔程〕脉弦为寒，发热则阳气复，汗出则寒邪去，故知自愈。

〔尤〕弦脉阴阳两属，若与发热身汗并见，则弦亦阳也，与脉数有微热汗出正同，故愈。按，上数条，皆是伤寒邪气入里之候，故或热，或渴，或汗出，或脉数，阳气既复，邪气得达则愈，若杂病湿热下利之证，则发热口渴脉数，均非美证。《内经》云：下利身热者，死。仲景云：下利手足不逆冷，反发热者，不死。盖《内经》所言者，杂病湿热下利之证，仲景所言者，伤寒阴邪内入之证，二者不可不分也。

下利气者，当利其小便。"气"，《脉经》作"热"。

〔尤〕下利气者，气随利失，即所谓气利是也。小便得利，则气行于阳，不行于阴而愈，故曰当利其小便，喻氏所谓急开支河者是也。

下利，寸脉反浮数，尺中自涩者，必清脓血。

〔徐〕下利果属寒，脉应沉迟反浮数，其阳胜可知，而尺中自涩，涩为阳邪入阴，此亦热多，故曰必清脓血。详《伤寒论辑义·厥阴篇》，以下四条同。

下利清谷，不可攻其表，汗出必胀满。

〔程〕寒不杀谷，寒胜则下利清谷也。若发其表汗出，则胃中之阳益虚，其寒益胜，故作胀满。

下利，脉沉而迟，其人面少赤，身有微热，下利清谷者，必郁冒，汗出而解，病人必微厥，所以然者，其面戴阳，下虚故也。按："厥"，赵本作"热"，非。

汪氏《伤寒论辨注》云，下利脉沉而迟，里寒也，所下者清谷，里寒甚也。面少赤身微热，下焦虚寒，无根失守之火，浮于上越于表也。以少赤微热之故，其人阳气虽虚，犹能与阴寒相争，必作郁冒汗出而解。郁冒者，头目之际，郁然昏冒，乃真阳之气能胜寒邪，里阳回而表和顺，故能解也。病人必微厥者，此指未汗出郁冒之时而言。面戴阳，系下虚，此申言面少赤之故。下虚，即下焦元气虚。

按：仲景虽云汗出而解，然于未解之时当用何药？郭白云云：不解，宜通脉四逆汤。

下利后，脉绝，手足厥冷，晬时脉还，手足温者生，脉不还者死。

〔尤〕下利后脉绝，手足厥冷者，阴先竭而阳后脱也。是必俟其晬时经气一周，其脉当还，其手足当温；设脉不还，其手足亦必不温，则死之事也。

下利，腹胀满，身体疼痛者，先温其里，乃攻其表。温里宜四逆汤，攻表宜桂枝汤。

〔尤〕下利腹胀满，里有寒也；身体疼痛，表有邪也。然必先温其里，而后攻其表，所以然者，里气不充，则外攻无力，阳气外泄，则里寒转增，自然之势也。而四逆用生附，则寓发散于温补之中，桂枝有甘、芍，则兼固里于散邪之内，仲景用法之精如此。

四逆汤方方见上。

桂枝汤方

桂枝三两，去皮　芍药三两　甘草三两，炙　○赵本作"二两"。按：据《太阳篇》当作"二两"。　生姜三两　○按：据《太阳篇》脱"切"字。　大枣十二枚　○按：据《太阳篇》脱"擘"字。

上五味，㕮咀，以水七升，微火煮取三升，去滓，适寒温，服一升。

服已，须臾，啜稀粥一升，以助药力，温覆令一时许，遍身漐漐，微似有汗者益佳，不可令如水淋漓。若一服汗出病瘥，停后服。^{"淋漓"，《太阳篇》作"流离"。}

下利三部脉皆平，按之心下坚者，急下之，宜大承气汤。^{"利下"，《脉经》有"后"字，似是。}

〔沈〕三部脉皆平，下利而按之心下坚者，脉证不符，是非风寒所属，当责食填胃中，未伤血气，而不形于脉也，故用大承气汤，峻攻有形之滞，则下利自止，经谓土郁夺之，通因通用之法也。

下利脉迟而滑者，实也，利未欲止，急下之，宜大承气汤。

〔沈〕此亦食滞之利也，食壅于胃，气道不利，故脉来迟，然脉虽迟，而非虚寒之比，但迟为气壅，滑为血实，血实气壅，水谷为病，故为实也，内滞中气不和，利未欲止，但恐成停搁之患，故宜大承气汤，急夺其邪也。

下利，脉反滑者，当有所去，下乃愈，宜大承气汤。

〔程〕经曰：滑为有宿食，故当下去之，而利自愈。

〔鉴〕赵良曰：下利虚证也，脉滑实脉也，以下利之虚证，而反见滑实之脉，故当有所去也。

下利已瘥，至其年月日时复发者，以病不尽故也，当下之，宜大承气汤。

〔沈〕此旧积之邪复病也。下利瘥后，至期年月日时复发者，是前次下利之邪，隐僻肠间，今值脏腑司令之期，触动旧邪而复发，然隐僻之根未除，终不能愈，故当大承气迅除之耳。

按： 程、尤并云：脾主信，故按期复发，凿甚。许氏《本事方》云：有人因忧愁中伤食，结积在肠胃，故发吐利，自冬后至暑月，稍伤则发暴下，数日不已。《玉函》云：下利至隔年月日，不期而发者，此为有积，宜下之，止用温脾汤^{厚朴、干姜、甘草、桂心、附子、大黄尤佳，如难取，可佐以干姜丸，即备急丸，加人参。后服白术散。即附子理中汤，去甘草、干姜，加木香、生姜、大枣。}戴氏《证治要诀》云：泻已愈，隔年及后期复泻，古论云：病有期年而发者，有积故也，宜感应丸，并本条之义也。

大承气汤见痉病中。

下利谵语者，有燥屎也，小承气汤主之。

〔鉴〕下利里虚证也，谵语里实证也，何以决其有燥屎也？若脉滑数，知有宿食也；其利秽黏，知有积热也。然必脉证如此，始可知其有燥屎也，宜下之以小承气汤。于此推之，而燥屎又不在大便硬不硬也。

〔尤〕谵语者，胃实之征，为有燥屎也，与心下坚脉滑者大同。然前用大承气者，以因实而致利，去之惟恐不速也，此用小承气者，以病成而适实攻之，恐伤及其正也。见《厥阴篇》，当参考。

小承气汤方

大黄四两　厚朴三两，炙　○赵本作二两　枳实大者三枚，炙

上三味，以水四升，煮取一升二合，去滓，分温二服。得利则止。

下利便脓血者，桃花汤主之。

〔尤〕此治湿寒内淫，脏气不固，脓血不止者之法。赤石脂理血固脱，干姜温胃驱寒，粳米安中益气。崔氏去粳米，加黄连、当归，用治热利，乃桃花汤之变法也。按：崔氏方，名黄连丸，出《外台·伤寒门》。

〔鉴〕初病下利，便脓血者，大承气汤或芍药汤下之。热盛者，白头翁汤清之。若日久滑脱，则当以桃花汤养肠固脱可也。

桃花汤方

赤石脂一斤，一半锉，一半筛末　干姜一两　粳米一升

上三味，以水七升，煮米令熟，去滓，温七合，内赤石脂末方寸匕，日三服。若一服愈，余勿服。

张氏《伤寒宗印》云：石脂色如桃花，故名桃花汤。或曰：即桃花石。徐氏《伤寒类方》云：兼末服，取其留滞收涩。

《外台》崔氏疗伤寒后，赤白滞下无数，阮氏桃华汤方。

赤石脂八两，冷多白滞者加四两　粳米一升　干姜四两，冷多白滞加四两，切

上三味，以水一斗，煮米熟汤成，去滓，服一升，不瘥复作。热多则带赤，冷多则带白。《伤寒论》《千金》，范汪同。张仲景《伤寒论》：煮汤，和赤石脂末一方寸匕服。

《千金》桃花丸，治下冷脐下搅痛。

干姜　赤石脂各十两

上二味，蜜丸如豌豆，服十丸，日三服，加至二十丸。

《和剂局方》桃花丸，治肠胃虚弱，冷气乘之，脐腹搅痛，下痢纯白，或冷热相抟，赤白相杂，肠滑不禁，日夜无度。方同上，只"面和为丸"为异。

《肘后方》赤石脂汤，疗伤寒若下脓血者。

于本方中，去粳米，加附子。

《外台》文仲久下痢脓血方。

于本方中，加乌梅。

《千金》大桃花汤，治冷白滞痢腹痛。

于本方，去粳米，加当归、龙骨、牡蛎、附子、白术、人参、甘草、芍药。

热利下重者，白头翁汤主之。赵本，作"重下"。

〔**程**〕热利下重，则热客于肠胃，非寒不足以除热，非苦不足以坚下焦，故加一热字，别以上之寒利。

〔**魏**〕滞下之病多热，不同于泻泄下利之证多寒也，故名之曰热利，而以下重别之。

白头翁汤方《外台》引《千金翼》云：此张仲景《伤寒论》方。

白头翁三两　○赵本及《伤寒论》作二两　**黄连**　**黄柏**　**秦皮**各三两

上四味，以水七升，煮取二升，去滓，温服一升，不愈更服。

钱氏《溯源集》云：白头翁，《神农本经》言其能逐血止腹痛，陶弘景谓其能止毒痢，故以治厥阴热痢；黄连苦寒，能清湿热浓肠胃；黄柏泻下焦之火；秦皮亦属苦寒，治下痢崩带，取其收涩也。

《外台》《古今录验》白头翁汤，疗寒急下及滞下方。

本方，去黄柏，加干姜、甘草、当归、石榴皮。

《证类本草》阿胶条，引《续传信方》张仲景调气方，治赤白痢，无问远近，小腹疞痛不可忍，出入无常，下重疼闷，每发面青，手足俱变者。黄连一两，去毛、好胶手许大，碎、蜡如弹子大，三味以水一大升，先煎胶令散，次下蜡，又煎令散，即下黄连末，搅相和分为三服，惟须热吃，冷即难吃，神效。按：此方，亦见《玉函经·附遗》，名调气饮。用三味，各三钱，知却是系于后人改定，并附备考。

下利后更烦，按之心下濡者，为虚烦也，栀子豉汤主之。

〔程〕更烦，言本有烦，不为利除而转甚也。

〔尤〕热邪不从下减，而复上动也；按之心下濡，则中无阻滞可知，故曰虚烦。

〔鉴〕此利后热遗于胸中也。按之心下濡，虽热而非实热，故用此以清其虚烦。

栀子豉汤方

栀子十四枚　香豉四合，绵裹 ○赵本，"绵"作"绢"，非。

上二味，以水四升，先煮栀子，得二升半，内豉。煮取一升半，去滓，分二服，温进一服，得吐则止。详《伤寒论辑义·厥阴篇》，下同。

下利清谷，里寒外热，汗出而厥者，通脉四逆汤主之。

〔尤〕挟热下利者，久则必伤脾阴；中寒清谷者，甚则并伤肾阳。里寒外热，汗出而厥，有阴内盛而阳外亡之象。通脉四逆汤，即四逆加干姜一倍，所谓进而求阳，以收散亡之气也。详《伤寒论辑义·厥阴篇》。

通脉四逆汤方

附子大者一枚，生用　干姜三两，强人可四两　甘草二两，炙

上三味，以水三升，煮取一升二合，去滓，分温再服。

〔程〕厥甚者，脉必绝，附子辛热，用以复脉回阳。下清谷者，胃必寒，干姜辛温，用以温胃止利。甘草甘平，用以佐姜附之热而回厥逆。

下利肺痛，紫参汤主之。《本草图经》，"肺痛"二字作"者"一字。

〔程〕肺痛未详，或云肺痛，当是腹痛。《本草》云：紫参，治心腹积聚，寒热邪气。

〔鉴〕按此文脱简，不释。

紫参汤方

紫参半斤　甘草三两

上二味，以水五升，先煮紫参，取二升，内甘草，煮取一升半，分温三服。〔原注〕疑非仲景方。

气利，诃黎勒散主之。

〔尤〕气利，气与屎俱失也。诃黎勒涩肠而利气，粥饮安中益肠胃，顿服者，补下治下制以急也。

〔鉴〕气利，所下之气秽臭，所利之物稠黏，则为气滞不宣，或下之、或利之皆可也。若所利之气不臭，所下之物不黏，则谓气陷肠滑，故用诃黎勒散以固肠，或用补中益气以举陷亦可。

诃黎勒散方

诃黎勒十枚，煨

上一味，为散，粥饮和，顿服。〔原注〕疑非仲景方。

〔程〕寇宗奭曰：诃黎勒，能涩便而又宽肠，涩能治利，宽肠能治气，故气利宜之。调以粥饮者，藉谷气以助肠胃也。论曰：仲景治气利，用诃黎勒散，详其主治，不知其义，及后读杜壬方，言气利，里急后重，始知诃黎勒用以调气。盖有形之伤则便垢而后重，无形之伤则气坠而后重，便肠垢者得诸实，气下坠者得诸虚，故用诃黎勒，温涩之剂也。唐贞观中，太宗苦气利，众医不效，金吾长张宝藏以牛乳煎荜茇进服之，立瘥。按：此见刘禹锡《隋唐嘉话》。荜茇，温脾药也，刘禹锡《传信方》治气利，用矾石，矾石亦涩气药也。大都气利，得之虚寒，气下陷者，多其用温涩之药可见矣。

按：杨氏《直指方》牛乳汤，治气痢泄如蟹渤。荜茇末二钱，牛乳半升，同煎减半，空腹服。今验之，气坠而后重，气与屎俱失者，其所泄多如蟹渤。程注得《直指》，而义尤明显。

《外台》《广济》疗呕逆不能多食方。

诃黎勒三两，去核，煨

上一味，捣为散，蜜和丸，空腹服二十丸，日二服，以知为度，利多减服，无所忌。

附　　方

《千金翼》小承气汤

治大便不通，哕，数谵语。方见上〇按：《千金翼》用枳实五枚。

按：尤氏云：即前下利谵语有燥屎之法，虽不赘可也。误，本文主下利，而此条示哕用小承气之法，即上文哕而腹满后部不利者。《丹溪医案》

载超越陈氏二十余载，因饱后奔走数里，遂患哕病，但食物则连哕百余声，半日不止，饮酒与汤则不作，至晚发热，如此者二月，脉涩数。以血入气中治之，用桃仁承气汤，加红花煎服，下污血数次，即减，再用木香和中丸，加丁香服之，十日而愈，此亦以攻下治哕之一格也。

《外台》黄芩汤

治干呕下利。《外台》引仲景《伤寒论》，云：出篇十六卷。

黄芩　人参　干姜各三两　桂枝二两　大枣十二枚　半夏半升

上六味，以水七升，煮取三升，温分三服。

〔尤〕此与前黄芩加半夏生姜汤治同，而无芍药、甘草、生姜，有人参、桂枝、干姜，则温里益气之意居多，凡中寒气少者，可于此取法焉。

疮痈肠痈浸淫病脉证并治第十八

论一首、脉证三条方、六首

诸浮数脉，应当发热，而反洒淅恶寒，若有痛处，当发其痈。《辨脉法》，无"反"字。"处"下，有"饮食如常者"五字；"当发其痈"作"蓄积有脓也"。

〔尤〕浮、数脉皆阳也，阳当发热，而反洒淅恶寒者，卫气有所遏而不出也。夫卫主行荣气者也，而荣过实者，反能阻遏其卫。若有痛处，则荣之实者已兆，故曰当发其痈。

师曰：诸痈肿，欲知有脓无脓，以手掩肿上，热者为有脓，不热者为无脓。"脓无"间，《脉经》有"与"字。

〔程〕《灵枢经》曰：荣卫稽留于经脉之中，则血涩而不行，不行则卫气从之而不通，壅遏而不得行，故热。大热不止，热胜则肉腐，腐则为脓，故知热聚者则作脓，热未聚者但肿而未作脓也，皆以手掩知之。

《巢源》云：凡痈经久不复可消者，若按之都牢硬者，未有脓也，按之半硬半软者，有脓也。又以手掩肿上不热者为无脓，若热甚者为有脓。

陈氏《三因方》引原文云：此亦大略说也，若脉不数不热而疼者，盖发于阴也，不疼尤是恶证，不可不知。

陈氏《外科精要》云：伍氏《方论》曰：凡疮肿以手指从疮旁按至四畔

上赤黑者，按之色不变，脓已结成；又按之随手赤色，此亦有脓；按之白，良久方赤，游毒已息。

陈氏《外科正宗》云：轻按热甚便痛者，有脓且浅且稠；重按微热方痛者，有脓且深且稀；按之陷而不起者脓未成；按之软而复起者脓已成；按之都硬不痛者无脓，非是脓，即瘀血也；按之都软不痛者有脓，非是脓，即湿水也。

肠痈之为病，其身甲错，腹皮急，按之濡，如肿状，腹无积聚，身无热脉数，此为肠内有痈脓，薏苡附子败酱散主之。

〔尤〕甲错，肌皮干起，如鳞甲之交错，由荣滞于中，故血燥于外也。腹皮急，按之濡，气虽外鼓，而病不在皮间也。积聚为肿胀之根，脉数为身热之候，今腹如肿状而中无积聚，身不发热而脉反见数，非肠内有痈，荣郁成热而何。薏苡破毒肿，利肠胃为君，败酱一名苦菜，治暴热火疮，排脓破血为臣，附子则假其辛热，以行郁滞之气尔。

《巢源》云：肠痈者，由寒温不适，喜怒无度，使邪气与荣卫相干，在于肠内，遇热加之，血气蕴积，结聚成痈，热积不散，血肉腐坏，化而为脓。其病之状，小腹重而微强，抑之即痛，小便数似淋，时时汗出，复恶寒，其身皮肤甲错，腹皮急如肿状。诊其脉，洪数者已有脓也，其脉迟紧者未有脓也。甚者腹胀大，转侧闻水声，或绕脐生疮，穿而脓出，或脓自脐中出，或大便去脓血，惟宜急治之。又云：大便脓血，似赤白下而实非者，是肠痈也。

薏苡附子败酱散方

薏苡仁十分 **附子**二分 **败酱**五分
上三味，杵为末，取方寸匕，以水二升，煎减半，顿服，小便当下。

〔魏〕薏仁，下气则能泄脓。附子，微用，意在直走肠中屈曲之处可达。加以败酱之咸寒以清积热，服后以小便下为度者，小便者气化也，气通则痈脓结者可开，滞者可行，而大便必泄污秽脓血，肠痈可已矣。顿服者，取其快捷之力也。

《千金》肠痈汤

薏苡仁一升 牡丹皮 桃仁各三两 瓜瓣仁二升
上四味，㕮咀，以水六升，煮取二升，分再服。

张氏《衍义》云：即《金匮》薏苡附子败酱散之变方也。

《圣惠方》治肠痈，皮肉状如蛇皮及如错，小腹坚，心腹急方。

即本方，用败酱二两，附子半两，薏苡仁二两半。

上捣粗罗为散，每服三钱，以水中盏，入生姜半分，煎至六分，去滓，温服。按：本方，仅用方寸匕，似甚少，《圣惠》为是。

肠痈者，少腹肿痞，按之即痛如淋，小便自调，时时发热，自汗出，复恶寒，其脉迟紧者，脓未成，可下之，当有血。脉洪数者脓已成，不可下也，大黄牡丹汤主之。"肠"，原本作"肿"，今据赵、程、沈、《金鉴》及《脉经》改之。《脉经》无"痞"字。《巢源》作"小便数如淋"；无"小便自调"四字。

〔程〕肿则形于外，痞则着于内，少腹既已痞肿，则肠痈已成，故按之即痛也。如淋者，以小腹为厥阴经脉所过，厥阴脉循阴器，故按少腹而痛引阴茎，有如淋状，而小便则自调也。《灵枢经》曰：有所结，气归之，内既有痈，则荣卫稽留于内而不卫外。故令有发热、汗出、恶寒也，脉迟紧者，则热未聚而肉未腐，故宜大黄牡丹汤下之，以消其肿痞。若脉洪数，则脓已成，将成溃疡，不可下也。大黄牡丹汤，在当有血句下，以古人为文法所拘，故缀于条末，《伤寒论》中多有之。按，上证痈在小肠，以小肠在上，痈近于腹，则位深，但腹皮急而按之有如肿形，故用前汤导其毒从小便而出；此证痈在大肠，以大肠在下，痈隐少腹，其位浅则有痞肿之形，其迹易见，其按即痛，故用大黄牡丹汤排其脓血从大便而下也。

〔尤〕云不可下者，谓虽下之，而亦不能消之也。大黄牡丹汤，肠痈已成未成，皆得主之，故曰：有脓当下，无脓当下血。

大黄牡丹汤方《千金》云：《肘后》名瓜子汤。按：今本《肘后》无考。

大黄四两　牡丹一两　○《千金》用三两。　桃仁五十个　瓜子半斤　○《千金》用一斤。　芒硝三合

上五味，以水六升，煮取一升，去滓，内芒硝再煎沸，顿服之，有脓当下，如无脓，当下血。

〔程〕诸疮疡痛皆属心火，大黄、芒硝用以下实热。血败肉腐，则为脓，牡丹、桃仁用以下脓血。瓜子当是甜瓜子味甘寒，《神农经》不载主治，考之《雷公》曰："血泛经过，饮调瓜子"，则瓜子亦肠中血分药也，故《别录》主溃脓血，为脾胃肠中，内壅要药，想亦本诸此方。按：瓜子，沈以为冬瓜子，盖

依时珍治肠痈之说，然古本草无所考，程注为是。

张氏《千金方衍义》云，大黄下瘀血血闭；牡丹治瘀血留舍；芒硝治五脏积热，涤去蓄结，推陈致新之功，较大黄尤锐；桃仁治疝瘕邪气，下瘀血血闭之功，亦与大黄不异；甜瓜瓣，《别录》治腹内结聚，破溃脓血，专于开痰利气，为内痈脉迟紧脓未成之专药。

张氏《医通》云：肠痈下血，腹中疠痛，其始发热恶寒，欲验其证，必小腹满痛，小便淋涩，反侧不便，即为肠痈之确候。无论已成未成，俱用大黄牡丹汤，加犀角急服之。

《刘涓子鬼遗方》云：治肠痈，大黄汤。痈之为病，诊小腹肿痞坚，按之则痛，或在膀胱左右，其色或赤或白色，坚大如掌热，小便欲调，时白汗出，时复恶寒，其脉迟坚者，未成脓也，可下之，当有血，脉数脓成，不可服此方。

即本方，唯不用瓜子，用芥子。按：《千金》引《刘涓子》不用芥子，必后世传写之讹。而《圣济总录》及《外科正宗》等亦用芥子；《得效方》则用瓜蒌子，并误。

《圣惠》牡丹散，治产后血运，腹满欲野狼狈。出妇人产后门。

即本方，不用瓜子，用冬瓜子，加生姜。《产育宝庆集》同，云：若口噤，则拗开灌之，必效。欲产先煎下，以备缓急，但不用生姜。

又，牡丹散，治肠痈未成脓，腹中痛不可忍。出肠痈门，下同。

即本方，加木香、芍药、败酱，用甜瓜子。

又，甜瓜子散，治肠痈肿痛，如闷气欲绝。

于本方中，加薏苡、败酱、当归、槟榔。

又，赤茯苓散，治肠痈小腹牢强，按之痛，小便不利，时有汗出恶寒，脉迟未成脓。

于本方中，加赤茯苓。

《奇效良方》梅仁散，治肠痈，里急隐痛，大便闭涩。

于本方，桃仁代梅仁，加犀角。

问曰：寸口脉浮微而涩，法当亡血，若汗出，设不汗者云何？答曰：若身有疮，被刀斧所伤，亡血故也。《脉经》无"浮"字；"斧"作"器"。赵本，"法"作"然"。

〔尤〕血与汗皆阴也，阴亡则血流不行，而气亦无辅，故脉浮微而涩也。经云：夺血者无汗，夺汗者无血。兹不汗出而身有疮，则知其被刀斧所伤而亡其血，与汗出不止者，迹虽异而理则同也。

病金疮，王不留行散主之。

〔沈〕此金刃所伤皮肉筋骨，故为金疮，乃属不内外因。

〔尤〕金疮，金刃所伤而成疮者，经脉斩绝，荣卫沮弛，治之者必使经脉复行，营卫相贯而后已。王不留行散，则行气血和阴阳之良剂也。

王不留行散方

王不留行十分，八月八日采　蒴藋细叶十分，七月七日采　桑东南根白皮，十分，三月三日采　甘草十八分 〇赵本无"八"字。　川椒三分，除目及闭口去汗　黄芩二分　干姜二分　芍药二分　厚朴二分

上九味，桑根皮，以上三味，烧灰存性，勿令灰过，各别杵筛，合治之为散，服方寸匕，小疮即粉之，大疮但服之。产后亦可服。如风寒，桑东根勿取之。前三物，皆阴干百日。

〔魏〕王不留行为君，专走血分，止血收痛，而且除风散痹，是收而兼行之药，于血分最宜也。佐以蒴藋叶，与王不留行，性共甘平，入血厘清火毒，祛恶气，倍用甘草以益胃解毒，芍药、黄芩助清血热，川椒、干姜助行血瘀，厚朴行中带破。惟恐血乃凝滞之物，故不惮周详也。桑根白皮，性寒，同王不留行、蒴藋细叶，烧灰存性者，灰能入血分止血也，为金疮血流不止者设也，小疮则合诸药为粉以敷之，大疮则服之，治内以安外也。产后亦可服者，行瘀血也。风寒之日，桑根勿取者，恐过于寒也，前三物皆阴干百日，存其阴性，不可日曝及火炙也。此金疮家之圣方，奏效如神者也。

〔沈〕金疮，当取生气为本，故用桑东南根，乃得生气而生气血，烧灰存性，取黑色而能止血。

按：徐云：若风寒，此属经络邪，桑皮止利肺气，不能逐外邪，故勿取。沈及《金鉴》义同，此解似不允当。王不留行，《本经》云：治金疮，止血逐痛。蒴藋，《本草》不载治金疮，而接骨木一名木蒴藋，《唐本草》云：治折伤续筋骨，盖其功亦同。桑根白皮，《本经》云：治绝脉；《别录》云：可以缝金疮。知是三物为金疮之要药。

排脓散方

枳实十六枚　芍药六分　桔梗二分

上三味，杵为散，取鸡子黄一枚，以药散与鸡黄相等，揉和令相得，饮

和服之，日一服。

〔尤〕枳实苦寒，除热破滞为君，得芍药则通血，得桔梗则利气，而尤赖鸡子黄之甘润，以为排脓化毒之本也。

排脓汤方

甘草二两　桔梗三两　生姜一两　大枣十枚

上四味，以水三升，煮取一升，温服五合，日再服。

〔尤〕此亦行气血和营卫之剂。

按：以上二方，徐注为疮痈概治之方。沈云：此两方，专治躯壳之内肠胃之痈而设。魏云：排脓散，为疮痈将成未成治理之法也。排脓汤，甘草、桔梗即桔梗汤，盖上部胸喉之间，有欲成疮痈之机，即当急服也。数说未知孰是，程本、《金鉴》并不载此两方，似有所见矣。

浸淫疮，从口流向四肢者可治，从四肢流来入口者不可治。

〔鉴〕浸淫疮者，浸谓浸浸，淫谓不已，谓此疮浸淫，留连不已也。从口流向四肢者，轻，以从内走外也，故曰可治；从四肢流走入口者，重，以从外走内也，故曰不可治。

〔魏〕不可治者，难治之义，非当委之不治也。

按：《玉机真脏论》：身热肤痛而为浸淫。《汉书·五王传》师古注：浸淫，犹渐染也。《巢源·浸淫疮候》云：浸淫疮，是心家有风热，发于肌肤，初生甚小，先痒后痛，而成疮汁出，侵溃肌肉，浸淫渐阔，乃遍体。其疮若从口出，流散四肢者轻；若从四肢生，然后入口者则重，以其渐渐增长，因名浸淫也。《千金》云：浸淫疮者，浅搔之蔓延长不止，瘙痒者初如疥，搔之转生汁相连着是也。又云：疮表里相当，名浸淫疮，乃知此瘑①疥湿疮之属。沈云：脱疽、游丹之类。《金鉴》云：犹今之癞疬之类，皆非。《外台》载七方，可参考。

浸淫疮，黄连粉主之。〔原注〕方未见。

〔尤〕方未见，大意以此为湿热浸淫之病，故取黄连一味为粉，粉之，苦以燥湿，寒以除热也。

〔魏〕按《外科精义》以一味黄柏散调涂，本此。徐、沈并为黄连一味为粉

---

① 瘑：音 guō，疮病。

之方。

《千金》黄连胡粉散

黄连二两　胡粉十分　水银一两

上三味，黄连为末相和，软皮裹熟挼^①之，自能和合，纵不得成，一家亦得水银，细散入粉中也，以傅乳疮诸湿疮黄烂肥疮等。若干着甲，煎为膏。按：《外台》《删繁》疗瘑疮多汁方同，黄连粉盖此类也。

趺蹶手指臂肿转筋阴狐疝蛔虫病脉证治第十九

论一首、脉证一条、方五首

师曰：病趺蹶，其人但能前不能却，刺腨入二寸，此太阳经伤也。

徐、沈、《金鉴》，"趺"作"跌"；篇目同，是。

〔沈〕此趺蹶，当辨经络而治也。人身足阳明脉络于腿外之前，太阳脉络于腿外侧之后，少阳脉络于腿外侧之中也。夫趺而致蹶者，足不能行也，然不能行，又当辨其前后治之，但能前者，阳明无伤也，不能却者，乃不能后抵，太阳经脉受伤也当刺腨入二寸，腨即小腿肚，本属阳明，乃太阳经络所过之处，与阳明经气会合于飞阳、承筋间，故刺之使太阳阳明气血和而无滞，则前后如常矣。

按：扬子《方言》跌，蹶也。《说文》蹶，僵也。程云：跌，足背也。跌蹶，即痹厥之属，恐非。《金鉴》云：证刺俱未详，必有缺文不释。此说近是。

病人常以手指臂肿动，此人身体眴眴者，藜芦甘草汤主之。

〔尤〕湿痰凝滞关节则肿，风邪袭伤经络则动。手指臂肿动，身体眴眴者，风痰在膈，攻走肢体，陈无择所谓痰涎留在胸膈上下，变生诸病，手足项背，牵引钓痛，走易不定者是也。藜芦吐上膈风痰，甘草亦能取吐，方虽未见，然大略是涌剂耳。李氏。

按：程云：证未详，方亦缺，不释。《金鉴》同。此固然，然尤引李彣，其义略通，故姑仍之。

---

① 挼：音 ruó，揉搓。

藜芦甘草汤方〔原注〕未见。

转筋之为病，其人臂脚直，脉上下行，微弦，转筋入腹者，鸡屎白散主之。此条，《脉经》载《霍乱篇》末。

〔**沈**〕此木土不和风邪而转筋也。风邪乘于脾胃，风湿相抟，以故表里皆病。若风湿盛于经表，则臂脚直，脉上下行而微弦，经谓诸暴强直，皆属于风，亦风淫末疾之义也。或中气虚而木邪内逆，直攻于脏，则转筋入腹，当以鸡屎白，下气消积，去风安脾之治，非治臂脚直之方也。

〔**魏**〕直上下行，全无和柔之象，亦同于痉病中"直上下行"之意也。

按：《金鉴》云："臂"同"背"，古通用。臂脚直，谓足背强直，不能屈伸，是转筋之证也。误。转筋不必足背，故《肘后》有疗两臂脚及胸胁转筋之方。《巢源》云：冷入于足之三阴三阳，则脚转筋；入于手之三阴三阳，则手筋转。随冷所入之筋，筋则转，转者，由邪冷之气，击动其筋而移转也。

鸡屎白散方《外台》引《肘后》云：若转筋入腹中转者方。仲景、《经心录》《备急》《集验》《必效》同，出于《霍乱·转筋门》。

鸡屎白

上一味为散，取方寸匕，以水六合，和，温服。《肘后》云：以水六合，煮三沸，顿服之，勿令病者知之。《外台》同。

按：鸡屎白，《别录》云：治转筋，利小便，故取而用之。《素问》用鸡屎醴治鼓胀，通利大小便，验之，虽《本草》云微寒无毒，然泻下之力颇峻，用者宜知之。况霍乱转筋，多津液虚燥者，恐非所宜。

阴狐疝气者，偏有小大，时时上下，蜘蛛散主之。

〔**尤**〕阴狐疝气者，寒湿袭阴，而睾丸受病，或左或右，大小不同，或上或下，出没无时，故名狐疝。蜘蛛有毒，服之能令人利，合桂枝辛温，入阴而逐其寒湿之气也。

《灵·经脉篇》云：肝足厥阴所生病者，狐疝。葛氏《伤寒直格》云：狐疝，言狐者，疝气之变化，隐见往来，不可测如狐也。

陈氏《三因》云：寒疝之气，注入癫中，名曰狐疝，亦属癫病。

蜘蛛散方

蜘蛛十四枚，熬焦　桂枝半两

上二味为散，取八分一匕，饮和服，日再服，蜜丸亦可。

〔程〕《别录》云：蜘蛛，治大人小儿㿗。㿗，疝也。其性有毒，服之能使人利，得桂枝，引入厥阴肝经，而治狐疝。

雷敩《炮炙论》云：蜘蛛凡使勿用五色者，兼大身上有刺毛生者，并薄小者，已上皆不堪用，须用屋西南有网，身小尻大，腹内有苍黄脓者真也。凡用去头足了，研如膏，投药中用之。今之方法，若仲景炒焦用，全无功矣。

王氏《古方选注》云：蜘蛛性阴而厉，其功在壳，能泄下焦结气；桂枝芳香入肝，专散沉阴结痼。阴狐疝偏有大小，时时上下，如狐之出入无定。《四时刺逆从论》云：厥阴滑，为狐疝气。推仲景之意，亦谓阴狐疝气，是阴邪挟肝风，而上下无时也。治以蜘蛛，如批却导窾①。蜘蛛，《本草》言有毒，人咸畏之，长邑宰林公讳瑛，山海卫人，壮年调理，方用之多年，炙熟其味鲜美，恒得其功。《本草》言有毒者，南北所产不同耳。

问曰：病腹痛有虫，其脉何以别之？师曰：腹中痛，其脉当沉，若弦反洪大，故有蛔虫。

〔尤〕腹痛脉多伏，阳气内闭也；或弦者，邪气入中也。若反洪大，则非正气与外邪为病，乃蛔动而气厥也，然必兼有吐涎心痛等证，如下条所云，乃无疑耳。

蛔虫之为病，令人吐涎，心痛发作有时。毒药不止者，甘草粉蜜汤主之。

〔程〕巢元方曰：蛔虫长五寸，至一尺，发则心腹作痛，口喜唾涎及清水，贯伤心则死。《灵枢经》曰：虫动则胃缓，胃缓则廉泉开，故涎下，是以令人吐涎也。心痛者，非蛔虫贯心，乃蛔虫上入胃脘即痛，下入胃中即止，是以发作有时也。若毒药不能止，用甘草粉蜜汤，从其性以治之。

〔尤〕吐涎，吐出清水也。心痛，痛如咬啮，时时上下是也。发作有时者，蛔饱而静，则痛立止，蛔饥求食，则痛复发也。毒药，即锡粉、雷丸等

---

① 窾：音 kuǎn。

杀虫之药。毒药者，折之以其恶也。甘草粉蜜汤，诱之以其所喜也。

甘草粉蜜汤方

甘草二两　粉一两重　○赵及诸本无重字。　蜜四两

上三味，以水三升，先煮甘草，取二升，去滓，内粉蜜，搅令和，煎如薄粥，温服一升，瘥即止。

按：粉，诸注以为铅粉。尤云：诱使虫食甘味既尽，毒性旋发，而虫患乃除，此医药之变诈也。此解甚巧，然古单称粉者，米粉也。《释名》云：粉，分也，研米使分散也。《说文》粉，敷面者也。徐曰：古敷面，亦用米粉。《伤寒论》猪肤汤所用白粉，亦米粉耳。故万氏《保命歌括》载本方云：治虫啮心痛，毒药不止者，粉，乃用粳米粉，而《千金》诸书，借以治药毒，并不用铅粉。盖此方非杀虫之剂，乃不过用甘平安胃之品，而使蛔安。应验之于患者，始知其妙而已。甘味蛔所喜。东方朔《神异经》云：南方有甘蔗之林，其高百丈，围三尺八寸，促节多汁，甜如蜜，咋啮其汁，令人润泽，可以节蛔虫。人腹中蛔虫，其状如蚓，此消谷虫也，多则伤人，少则谷不消，是甘蔗能减多益少，凡蔗亦然，此所以得甘味而平也。

《千金方》解鸩毒及一切毒药不止，烦懑方。

即本方。粉，用梁米粉。《千金翼》同；《外台》引《翼》作白梁粉；《圣济总录》用葛粉；杨氏《家藏方》用绿豆粉；《圣济》名甘草饮。

蛔厥者，当吐蛔，令病者静而复时烦，此为脏寒，蛔上入膈，故烦。须臾复止，得食而呕，又烦者，蛔闻食臭出，其人当自吐蛔。按：柯氏《来苏集》作"此非脏寒，蛔上入膈"，非也。

〔尤〕蛔厥，蛔动而厥，心痛吐涎，手足冷也。蛔动而上逆，则当吐蛔，蛔暂安而复动，则病亦静而复时烦也。然蛔之所以时安而时上者，何也？虫性喜温，脏寒则虫不安而上膈，虫喜得食，脏虚则蛔复上而求食。故以人参、姜、附之属，益虚温胃为主，而以乌梅、椒、连之属，苦酸辛气味，以折其上入之势也。

蛔厥者，乌梅丸主之。

乌梅丸方

乌梅三百个　细辛六两　干姜十两　黄连一斤　当归四两　附子六两,炮　川

椒四两，去汗　桂枝六两　人参　黄柏各六两

上十味，异捣筛，合治之，以苦酒渍乌梅一宿，去核，蒸之五升米下，饭熟，捣成泥，和药令相得，内臼中，与蜜杵二千下，丸如梧子大，先食，饮服十丸。日三服，稍加至二十丸，禁生冷滑臭等物。

〔鉴〕李彣曰：乌梅味酸，黄连、黄柏味苦，桂枝、蜀椒、干姜、细辛味辛，以蛔得酸则止，得苦则安，得甘则动于上，得辛则伏于下也。然胃气虚寒，人参附子以温补之，吐亡津液，当归以辛润之，则蛔厥可愈矣。详《伤寒论辑义·厥阴篇》。

按：此方，主胃虚而寒热错杂，以致蛔厥者，故药亦用寒热错杂之品治之。而有胃虚以偏于寒而动蛔者，陶华用立安蛔理中汤主之。即理中汤加乌梅、花椒，出《全生集》。而有胃不虚以偏于热而动蛔者，汪琥因制清中安蛔汤主之。黄连、黄柏、枳实、乌梅、川椒，出《伤寒辨注》。此各取本方之半，而治其所偏也，对证施之，皆有奇效。

卷　五

妇人妊娠病脉证并治第二十

证三条、方九首

师曰：妇人得平脉，阴脉小弱，其人渴，不能食，无寒热，名妊娠，桂枝汤主之。〔原注〕方见利中。**于法六十日当有此证，设有医治逆者，却一月，加吐下者，则绝之。**"妊娠"，《脉经》作"躯"；"此证"，作"娠"；"绝之"下，有"方在伤寒中"五字。

〔**尤**〕平脉，脉无病也，即《内经》身有病而无邪脉之意。阴脉小弱者，初时胎气未盛，而阴方受蚀，故阴脉比阳脉小弱。至三四月经血久蓄，阴脉始强，《内经》所谓手少阴脉动者，妊子，《千金》所谓三月尺脉数是也。其人渴，妊子者内多热也，一作呕亦通。今妊妇二三月，往往恶阻不能食是已。无寒热者，无邪气也。夫脉无故而身有病，而又非寒热邪气，则无可施治，惟宜桂枝汤和调阴阳而已。徐氏云：桂枝汤，外证得之，为解肌和营卫，内证得之，为化气调阴阳也。六十日当有此证者，谓妊娠两月，正当恶阻之时，设不知而妄治，则病气反增，正气反损，而呕泻有加矣。绝之谓禁绝其医药也。娄全善云：尝治一二妇恶阻病吐，前医愈治愈吐，因思仲景绝之之旨，以炒糯米汤代茶，止药月余渐安。

〔**程**〕此证有缺文。

〔**鉴**〕脉平无寒热，用桂枝汤，与妊娠渴不能食者不合，且文义断续不纯，其中必有脱简。

按：楼氏《纲目》云：绝之者，谓绝止医治，候其自安也。予常治一二妇阻病吐，愈治愈逆，因思此仲景绝之之旨，遂停药月余自安，真大哉圣贤之言也。楼所载如此，以炒糯米代茶汤，见于魏注，必有所据。桂枝汤可疑，程注、《金鉴》似是。

妇人宿有癥病，经断未及三月，而得漏下不止。胎动在脐上者，为癥痼害。妊娠六月动者，前三月，经水利时，胎也，下血者，后断三月衃[1]也。所以血不止者，其癥不去故也，当下其癥。桂枝茯苓丸主之。《脉经》，无"宿有癥病"四字；有"妊娠"二字。赵本，"害"下有一圈；"衃"作"不血"二字，非。《三因方》作"妇人宿有癥病，妊娠经断未及三月，即动，此癥也。经断三月，而得漏下不止，胎动在脐上者，为癥痼害，当去其癥。"按：是以意改者不必有所本也，诸注"害下"为句，魏以"害妊娠"为一句，似是。

〔魏〕妇人宿有癥病，旧血积聚之邪也，忽而经断未及三月，即上条六十日以上见渴不能食证之候也。又忽尔经血至，且得漏下不止之证，以为胎堕乎？胎固在腹中，但动而不安，有欲堕之机矣，是癥之为病，而累及于胎者。如癥在脐下，邪居于下，可以随血漏而癥散，止漏安胎，病去胎全矣。如癥在脐上，邪居于上，虽血漏不止，而癥自沉痼，名为癥痼。势必令胎中之气血先随血漏而坠，所以可决其害将及于妊娠也。此就宿血积聚居于胎之上下，以卜血漏不止，有无干碍妊娠之义也。再或妊娠六月矣，胎忽动者，此亦宿血痼癥所致，又当明辨其孰为正胎孰为癥邪而治之。前三月之间经水顺利，得其正道，无胎应行则行，有胎应止即止，此胎之正也。至三月以后，邪癥为患，忽而漏血不止，此血非关胎血，乃断经之后，三月之血，闭而未行，于邪癥之所在，必加添积聚，成为血衃，所以漏下不止，而自与胎不相涉也；惟久久不止，方害及于胎耳。血不止而痼癥不去，必累害于胎，当下其癥，癥自下而胎自存，所谓有物无殒者，亦此义也。胎与衃之辨，当于血未断之前三月求之。前三月经水顺利，则经断必是胎；前三月有冒经下血者，则经断必成衃。此说较前注之说，明畅易晓，附载于此，以质高明。

〔鉴〕此示人妊娠有病当攻病之义也。此条文义不纯。其中必有阙文，姑存其理可也。方氏曰：胎动胎漏皆下血，而胎动有腹痛，胎漏无腹痛。故胎动宜行气，胎漏宜清热。

楼氏《纲目》云：凡胎动，多在当脐，今动在脐上，故知是癥也。

桂枝茯苓丸方

桂枝　茯苓　牡丹去心　桃仁去皮尖，熬　芍药各等份

上五味，末之，炼蜜和丸，如兔屎大，每日食前服一丸，不知，加至

---

① 衃：音 peī。

三丸。

〔程〕牡丹、桃仁以攻癥痼，桂枝以和卫，芍药以和荣，茯苓以和中，五物相需，为治妊娠有癥痼之小剂。

〔徐〕此方去癥之力，不独桃仁，癥者阴气也，遇阳则消，故以桂枝扶阳，而桃仁愈有力矣，其余皆养血之药也。

按：桂枝，取之于通血脉、消瘀血，犹桃核承气中所用，张氏《医通》改作桂心，非也。《千金·恶阻篇》茯苓丸注：《肘后》云：妊娠忌桂，故熬。庞安时云：桂炒过，则不损胎也。此等之说，不必执拘。陈氏《伤寒五法》云：桂枝不伤胎，盖桂枝轻而薄，但能解发邪气而不伤血，故不堕胎。按：《炮炙论》序曰：大豆许，取重十两鲤目比之；如兔屎，十二两鲤目；梧桐子，十四两鲤目；如兔屎，小于梧桐子。

《妇人良方》夺命丸，专治妇人小产，下血至多，子死腹中，其人憎寒，手指、唇口、爪甲青白，面色黄黑，或胎上抢心则闷绝欲死，冷汗自出，喘满不食，或食毒物，或误服草药，伤动胎气，下血不止，胎尚未损，服之可安，已死服之可下。此方的系异人传授，至妙。《准绳》云：此即仲景桂枝茯苓丸。

即本方，以蜜丸如弹子大，每服一丸，细嚼，淡醋汤送下，速进两丸，至胎腐烂腹中，危甚者，立可取出。

《济阴纲目》催生汤，候产母腹痛，腰痛，见胞浆下方服。

即本方，水煎热服。

妇人怀娠六七月，脉弦，发热，其胎愈胀，腹痛恶寒者，少腹如扇，所以然者，子脏开故也，当以附子汤温其脏。〔原注〕方未见○"愈胀"，《脉经》作"逾腹"；"扇"下有"之状"二字。

〔尤〕脉弦发热，有似表邪；而乃身不痛而腹反痛，背不恶寒而腹反恶寒，甚至少腹阵阵作冷，若或扇之者然；所以然者，子脏开不能合，而风冷之气乘也。夫脏开风入，其阴内胜，则其脉弦为阴气，而发热且为格阳矣。胎胀者，内热则消，寒则胀也。

〔徐〕子脏者，子宫也，开者不敛也，宜以附子汤温其脏。原方失注，想不过《伤寒论》中附子合参、苓、术、芍之附子汤耳。

按：《金鉴》云：方缺，文亦不纯，必有残缺。然尤注义通，今从之。张氏《医通》云：妊娠脉弦为虚寒，虚阳散外，故发热，阴寒内逆，故胎胀，腹痛恶寒者，其内无阳，子脏不能司闭藏之令，故阴中觉寒气，习习如扇也。用附子汤以温其脏，则胎自安。世人皆以附子为堕胎百药长，仲景独用以为安胎圣药，非神而明之，莫敢轻试也。

师曰：妇人有漏下者，有半产后，因续下血都不绝者，有妊娠下血者。假令妊娠腹中痛，为胞阻，胶艾汤主之。"阻"，《脉经》作"漏"。"半产"，《脉经》作"中生"。

〔鉴〕五六月堕胎者，谓之半产。妇人有漏下、下血之疾，至五六月堕胎而下血不绝者，此癥瘕之害也。若无癥瘕下血，惟腹中痛者，为胞阻。胞阻者，胞中气血不和，而阻其化育也，故用芎归胶艾汤温和其血，血和而胎育也。

〔程〕漏下者，妊娠经来，《脉经》以阳不足谓之激经也。半产者，以四五月堕胎，堕胎必伤其血海，血因续下不绝也。若妊娠下血腹中痛，为胞阻，则用胶艾汤以治。

《巢源》云：漏胞者，谓妊娠数月而经水时下，此由冲脉任脉虚，不能约制太阳少阴之经血故也。冲任之脉，为经脉之海，皆起于胞内。手太阳小肠脉也，手少阴心脉也，是二经为表里，上为乳汁，下为月水，有娠之人，经水所以断者，壅之以养胎，而蓄之为乳汁。冲在气虚，则胞内泄漏，不能制其经血，故月水时下，亦名胞阻，漏血尽则人毙也。

芎归胶艾汤方〔原注〕一方加干姜一两。胡洽治妇人胞动，无干姜。

芎䓖　阿胶　甘草各二两　**艾叶　当归**各三两　**芍药**四两　**干地黄**　按：原本缺两数，唯徐、沈、尤用六两；《千金》：干地黄四两，艾叶三两，余各二两，《外台》引《集验》同。

上七味，以水五升，清酒三升，合煮取三升，去滓，内胶，令消尽，温服一升，日三服，不瘥更作。

〔程〕胶艾主乎安胎，四物主乎养血，和以甘草，行以酒势，血能循经养胎，则无漏下之患。

〔魏〕用芎䓖行血中之凝，阿胶、甘草、当归、地黄、芍药五味，全补胞血之虚，艾叶温子脏之血，寒证见，加干姜，热证见者，干姜烧灰存性，温经散寒，开凝通阻而血反止矣。干姜之加，乃注中所增，实不易之药。余治妇人经血，屡试屡效者也，故竟僭而添入方中，高明鉴焉。

《千金》胶艾汤，治妊娠二三月，上至七八月，其人顿仆失据，胎动不安，伤损腰腹痛欲死，若有所见，及胎奔上抢心短气方。《外台》引《集验》同，即本方。

又，《损伤门》大胶艾汤，治男子伤绝，或从高堕下，伤五脏，微者唾血，及金疮伤经方。即本方，加干姜。煮法后云：此汤治妇人产后，崩伤下血过多，虚喘欲死，腹中激痛，下血不止者，神良。

又，治妊娠二三月，上至八九月，胎动不安，腰痛已有所见方。

即本方，去芍药、地黄，不用清酒。

又，治产后下赤白，腹中绞痛方。

即本方，无芎䓖。

《和剂局方》胶艾汤，治劳伤血气，冲任虚损，月水过多，淋沥漏下，连日不断，脐腹疼痛，及妊娠将摄失宜，胎动不安，腹痛下堕，或劳伤胞络，胞阻漏血，腰痛闷乱，或因损动胎上抢心，奔冲短气，及因产乳冲任气虚，不能约制，经血淋沥不断，延引日月，渐成羸瘦。即本方。

《妇人良方》陈氏六物汤，治血痢不止，腹痛难忍。

即本方，去甘草。

又，四物汤，治妇人经病或先或后，或多或少，疼痛不一，腰足腹中痛，或崩中漏下，或半产恶露多，或停留不出，妊娠腹痛，下血胎不安，产后块不散，或亡血过多，或恶露下，服之如神。

即本方，去阿胶、艾叶、甘草。

此药不知起于何代，或云始自魏华佗，今《产宝》方，乃朱梁时节度巡官咎殷所撰，其中有四物散，国朝太平兴国中，修入《圣惠方》者数方，自后医者易散为汤，自皇朝以来，名医于此四物中，增损品味随意，虚实寒热，无不得其效者，然非止妇人之疾可用而已。施氏《医方祖剂》云：仲景芎归胶艾汤，乃四物汤之祖剂也。中间已具四物，后人裁而用之。

妇人怀娠，腹中㽲痛，当归芍药散主之。"娠"，赵本作"妊"，徐、沈、尤同。

〔**尤**〕按，《说文》"㽲"音绞，腹中急也，乃血不足，而水反侵之也。血不足而水侵，则胎失其所养，而反得其所害矣，腹中能无㽲痛乎？芎、归、芍药，益血之虚；苓、术、泽泻，除水之气。赵氏曰：此因脾土为木邪所客，谷气不举，湿气下流，抟于阴血而痛，故用芍药多他药数倍，以泻肝木。亦通。

当归芍药散方

当归三两　芍药一斤　茯苓四两　白术四两　泽泻半斤　芎䓖半斤，乙作三两

上六味，杵为散，取方寸匕，酒和，日三服。

〔程〕腹中无因而作痛，或邪热所干，或胎气壅盛，用茯苓之淡以渗之，泽泻之咸以泄之，白术之甘以补之，和以酒服者，藉其势以行药力。日三服，则药力相续，而腹痛自止。

按：《金鉴》云：妊娠腹中急痛用此方，未详其义，必是脱简，不释。此说却可疑。

《三因方》本方煎法后云：元和纪用经曰：本六气经纬丸，能祛风补劳，养真阳，退邪热，缓中安和神志，润泽容色，散邪寒、温瘴、时疫。安期先生赐李少君久饵之药，后仲景增减，为妇人怀妊腹痛方。本方用芍药四两，泽泻、茯苓、川芎各一两，当归、白术各二两，亦可以蜜丸服。按：此说涉荒诞，不可信据。

《和剂局方》当归芍药散，治妊娠腹中绞痛，心下急满，及产后血晕，内虚气乏，崩中久痢。常服通畅血脉，不生痈疡，消痰养胃，明目益津。即本方。《妇人良方》同。

妊娠呕吐不止，干姜人参半夏丸主之。

〔魏〕妊娠呕吐不止者，下实上必虚，上虚胸胃，必痰饮凝滞而作呕吐，且下实气必逆而上冲，亦能动痰饮而为呕吐。方用干姜温益脾胃，半夏开降逆气，人参补中益气，为丸缓以收补益之功，用治虚寒之妊娠家，至善之法也。

张氏《医通》云：此即所谓恶阻病也。先因脾胃虚弱，津液留停，蓄为痰饮，至妊二月之后，浊阴上冲，中焦不胜其逆，痰饮遂涌，中寒乃起。故用干姜止寒，人参补虚，半夏、生姜治痰散逆也。

干姜人参半夏丸方

干姜　人参各一两　半夏二两

上三味，末之，以生姜汁糊为丸，如梧子大，饮服十丸，日三服。

〔程〕寒在胃脘，则令呕吐不止，故用干姜散寒，半夏、生姜止呕，人参和胃，半夏、干姜能下胎。娄全善曰：余治妊阻病，累用半夏未尝动胎，亦有故无殒之义，临病之工，何必拘泥。

〔尤〕此益虚温胃之法，为妊娠中虚而有寒饮者设也。夫阳明之脉，顺而下行者也，有寒则逆，有热亦逆，逆则饮必从之，而妊娠之体，精凝血聚，每多蕴而成热者矣。按《外台》方，青竹茹、橘皮、半夏各五两，生姜、茯苓各四两，麦冬、人参各三两，为治胃热气逆呕吐之法，可补仲景之未备也。

《圣惠》半夏丸，治妊娠恶阻病，醋心，胸中冷，腹痛不能饮食，辄吐青黄汁方。

即本方，三味等份，捣罗为末，以地黄汁浸，蒸饼和丸如梧桐子大，每服不计时候，以粥饮下十丸。

妊娠小便难，饮食如故，当归贝母苦参丸主之。

〔尤〕小便难而饮食如故，则病不由中焦出，而又无腹满身重等证，则更非水气不行，知其血虚热郁，而津液涩少也。《本草》当归补女子诸不足，苦参入阴利窍除伏热，贝母能疗郁结，兼清水液之源也。

当归贝母苦参丸方〔原注〕男子，加滑石半两。○诸注本，删此七字，唯魏本有。

当归　贝母　苦参各四两
上三味，末之，炼蜜丸，如小豆大，饮服三丸，加至十丸。
张氏《医通》云：此小便难者，膀胱热郁，气结成燥，病在下焦，所以饮食如故。用当归以和血润燥，贝母以清肺开郁，苦参以利窍逐水，并入膀胱，以除热结也。

按：贝母，《本经》、甄权，并云：治产难。而《外台·子痫门》《小品》葛根汤方后云：贝母令人易产，若未临月者，升麻代之。此说虽不可信，然足见其亦有利窍之功，本方所用，盖取之于利窍耳。《金鉴》云：方证不合，必有脱简，不释。殆不考药性也。

时氏《产经》苦参丸，主疗与原文同。
当归　贝母　苦参各三两　滑石半两
上为末，蜜丸如小豆大，以米饮下二十丸。

妊娠有水气，身重，小便不利，洒淅恶寒，起即头眩，葵子茯苓散主之。

〔沈〕此胎压卫气不利致水也。

〔鉴〕妊娠外有水气则浮肿，洒淅恶寒，水盛贮于肌肤，故身重；内有水气，则小便不利，水盛阻遏阳气上升，故起即头眩也。用葵子茯苓者，是专以通窍利水为主也。

《妇人良方》云：《产宝》论曰夫妊娠肿满，由脏气本弱，因产重虚，土不克水，血散入四肢，遂致腹胀，手足面目皆浮肿，小便秘涩。陈无择云：凡妇人宿有风寒冷湿，妊娠喜脚肿，俗为皱脚，亦有通身肿满，心腹急胀，名曰胎水。《巢源》名子满体肿。

葵子茯苓散方

葵子一斤　茯苓三两

上二味，杵为散，饮服方寸匕，日三服。小便利则愈。

张氏《医通》云：膀胱者，主藏津液，气化出溺，外利经脉，上行至头，为诸阳之表。今膀胱气不化，水溺不得出，外不利经脉，所以身重洒洒恶寒，起即头眩。但利小便，则水去而经气行，表病自愈。用葵子直入膀胱，以利癃闭，佐茯苓以渗水道也。

《千金》治妊娠小便不利方。即本方。《外台》引《千金翼》，主疗亦同。《千金注》引本经文同。

《妇人良方》葵子散，治妊娠小便不利，身重恶寒，起则眩晕，及水肿者。王子亨云：妊娠小便不通，特避寒药。又名茯苓汤。

葵子五两　茯苓三两

上二味，为末，每服二钱，米饮调下，小便利则愈。

时氏《产经》云：如不通，恐是转胞，加发灰少许调服，极妙。葵子，用黄葵子。

《圣惠方》葵子散，治妊娠身体浮肿，小便不利，洒淅恶寒。

即本方，加汉防己，凡三味，各二两。

妇人妊娠，宜常服当归散主之。《脉经》，此下有"即易产无疾苦"六字。

〔尤〕妊娠之后，最虑湿热伤动胎气，故于芎、归、芍药养血之中，用白术除湿，黄芩除热，丹溪称黄芩、白术为安胎之圣药，夫芩、术非能安胎者，去其湿热而胎自安耳。

〔鉴〕妊娠无病不须服药，若其人瘦而有热，恐耗血伤胎，宜常服此以安之。

当归散方

当归　黄芩　芍药　芎䓖各一斤　白术半斤

上五味，杵为散，酒饮服方寸匕，日再服。妊娠常服即易产，胎无苦疾，产后百病悉主之。汪氏《医学原理》有人参。

方氏《丹溪心法附余》云：此方养血清热之剂也。瘦人血少有热，胎动不安，素曾半产者，皆宜服之，以清其源而无患也。

王氏《明医杂著》云，调理妊娠，在于清热养血，条实黄芩为安胎圣药，清热故也，暑月宜加之。养胎全在脾胃，譬犹悬钟于梁，梁软则钟下坠，折则堕矣，故白术补脾，为安胎君药。

《外台》《古今录验》术汤，疗妊娠卒得心痛欲死。《千金》治妊娠腹中满痛，义心不得饮食。

即本方，去芎䓖、当归。上三味，切，以水六升，煮取二升半，分三服，半日全尽。微下水，令易生。

《易简方》治经三四月不行，或一月再至。

即本方，加山茱萸。

妊娠养胎，白术散主之。

〔尤〕妊娠伤胎，有因湿热者，亦有因湿寒者，随人脏气之阴阳而各异也。当归散正治湿热之剂，白术散白术、牡蛎燥湿，川芎温血，蜀椒去寒，则正治湿寒之剂也。仲景并列于此，其所以诏示后人者深矣。

白术散方〔原注〕见《外台》。○《外台》引《古今录验》云：裴伏张仲景方。

白术　芎䓖　蜀椒三分，去汗　牡蛎《外台》白术、芎䓖各四分，牡蛎二分。

上四味，杵为散，酒服一钱匕，日三服，夜一服。但苦痛，加芍药；心下毒痛，倍加芎䓖；心烦吐痛，不能食饮，加细辛一两，半夏大者二十枚，服之后更以醋浆水服之；若呕，以醋浆水服之，复不解者，小麦汁服之；已后渴者，大麦粥服之。病虽愈，服之勿置。"苦痛"，徐云：脱一"腹"字；沈本作"苦腹痛"。"吐痛"，《外台》作"吐唾"，为是。

〔程〕白术主安胎为君，芎䓖主养胎为臣，蜀椒主温胎为佐，牡蛎主固胎为使。按瘦而多火者，宜用当归散，肥而有寒者，宜用白术散，不可混施也。芍药能缓中，故苦痛者加之。芎䓖能温中，故毒痛者倍之。痰饮在心膈，故令心烦吐痛，不能食饮，加细辛破痰下水，半夏消痰去水，更服浆水以调中。若呕者，复用浆水，服药以止呕。呕不止，再易小麦汁以和胃。呕止而胃无津液作渴者，食大麦粥，以生津液。病愈，服之勿置者，以大麦粥，能调中补脾，故可常服，非指上药可常服也。

徐云：予治迪可弟妇，未孕即痰嗽见血，既孕而不减人瘦，予以此方治之，因其腹痛，加芍药两大剂，而痰少嗽止，人爽胎安。

《和剂局方》白术散，调补冲任，扶养胎气，治妊娠宿有风冷，胎痿不长，或失于将理，动伤胎气，多致损堕怀孕，常服壮气益血，保护胎藏。即本方。《三因》同。

《妇人良方》白术丸。主疗同前《局方》白术散。

即本方，加阿胶、地黄、当归。上为末，蜜为丸，如梧子，米饮吞三四十丸，酒醋汤亦可。

妇人伤胎，怀身腹满，不得小便，从腰以下重，如有水气状，怀身七月，太阴当养不养，此心气实，当刺泻劳宫及关元。小便微利则愈。 〔原注〕见《玉函》。○《玉函》，"伤胎"作"伤寒"；"关元"作"小肠之募"；无"微利"之"微"字。

224

〔**程**〕七月手太阴肺经养胎，金为火乘，则肺金受伤而胎失所养，又不能通调水道，故有腹满不得小便，从腰以下有如水气状也。劳宫穴在手心，厥阴心主穴也，泻之则火不乘金矣。关元穴在脐下，为小肠之募，泻之则小便通利矣，此穴不可妄用，刺之能落胎。

按：《金鉴》云：文义未详，此穴刺之落胎，必是错简，不释。此说固是。然依《玉函》，伤胎作伤寒，乃义稍通。徐子才《逐月养胎方》云：妊娠七月，手太阴脉养，不可针灸其经。

妇人产后病脉证治第二十一

论一首、证六条、方八首

问曰：新产妇人有三病，一者病痉，二者病郁冒，三者大便难，何谓也？师曰：新产血虚，多汗出，喜中风，故令病痉；亡血复汗，寒多，故令郁冒；亡津液胃燥，故大便难。按："痉"，沈、尤、《金鉴》作"痉"。为是，详痉病中。

〔尤〕痉，筋病也；血虚汗出，筋脉失养，风入而益其劲也。郁冒，神病也；亡阴血虚，阳气遂厥，而寒复郁之，则头眩而目瞀也。大便难者，液病也；胃藏津液而渗灌诸阳，亡津液胃燥，则大肠失其润而便难也。三者不同，其为亡血伤津则一，故皆为产后所有之病。

〔程〕产后血晕者，为郁冒，又名血厥。

产妇郁冒，其脉微弱，呕不能食，大便反坚，但头汗出。所以然者，血虚而厥，厥而必冒，冒家欲解，必大汗出。以血虚下厥，孤阳上出，故头汗出。所以产妇喜汗出者，亡阴血虚，阳气独盛，故当汗出，阴阳乃复。大便坚，呕不能食，小柴胡汤主之。〔原注〕方见呕吐中。

〔尤〕郁冒虽有客邪，而其本则为里虚，故其脉微弱也。呕不能食，大便反坚，但头汗出，津气上行而不下逮之象，所以然者，亡阴血虚，孤阳上厥，而津气从之也。厥者必冒，冒家欲解，必大汗出者，阴阳乍离，故厥而冒，及阴阳复通，汗乃大出而解也。产妇新虚，不宜多汗，而此反善汗出者，血去阴虚，阳受邪气而独盛，汗出则邪去，阳弱而后与阴相和，所谓损阳而就阴是也。小柴胡主之者，以邪气不可不散，而正虚不可不顾，惟此法为能解散客邪，而和利阴阳耳。

〔鉴〕大便坚，呕不能食，用小柴胡汤，必其人舌有苔身无汗，形气不衰者始可，故病得解，自能食也。若有汗当减柴胡，无热当减黄芩，呕则当倍姜、半，虚则当倍人参，又在临证之变通也。

按：《巢源》云：运闷之状，心烦气欲绝是也，亦有去血过多，亦有下血极少，皆令运闷。若去血过多，血虚气极如此而运闷者，但烦闷而已。若下血过少而气逆者，则血随气上掩于心，亦令运闷，则烦闷而心满急。二者为异，亦当候其产妇血下多少，则知其产后应运与不运也。然烦闷不止，则毙人。巢氏所论如此，知产后血晕，自有两端：其去血过多而晕者，属气脱，其证眼闭口开，手撒手冷，六脉微细或浮是也；下血极少而晕者，属血逆，其证胸腹胀痛，气粗，两手握拳，牙关紧闭是也。此二者证治霄壤，服药一差，生死立判，宜审辨焉，而本条所论，别是一证。《活人书·妊娠伤寒门》载此条于三物黄芩汤之后，则知是专治妇人草蓐伤风，呕而不能食者。若以小柴胡汤为产后郁冒之的方，则误人殆多矣。

病解能食，七八日更发热者，此为胃实，大承气汤主之。见痓病中。

○《脉经》作"此为胃热气实"。程、《金鉴》《脉经》并接前条为一条。

〔沈〕此即大便坚呕不能食，用小柴胡汤，而病解能食也。病解者，谓郁冒已解。能食者，乃余邪隐伏胃中，风热炽盛而消谷；但食入于胃，助起余邪复盛，所以七八日而更发热，故为胃实。是当荡涤胃邪为主。故用大承气峻攻胃中坚垒，俾无形邪相随有形之滞一扫尽出，则病如失。仲景本意，发明产后气血虽虚，然有实证，即当治实，不可顾虑其虚，反致病剧也。

产后腹中㽲痛，当归生姜羊肉汤主之，并治腹中寒疝，虚劳不足。
方见寒疝中。

〔程〕产后血虚有寒，则腹中急痛。《内经》曰：味浓者为阴。当归、羊肉味厚者也，用以补产后之阴；佐生姜以散腹中之寒，则㽲痛自止。夫辛能散寒，补能去弱，三味辛温补剂也，故并主虚劳寒疝。

〔魏〕妊娠之㽲痛，胞阻于血寒也，产后腹中㽲痛者，里虚而血寒也。一阻一虚，而治法异矣。

〔尤〕当归、生姜温血散寒，孙思邈云：羊肉止痛利产妇。

《千金》当归汤，治妇人寒疝，虚劳不足，若产后腹中绞痛。

即本方，加芍药。注云：《子母秘录》有甘草。

《丹溪心要》云：当产寒月，脐下胀满，手不可犯，寒入产门故也。服仲景羊肉汤二服愈。

严氏《济生》当归羊肉汤，治产后发热自汗，肢体痛，名曰蓐劳。

即本方，加人参、黄芪。

产后腹痛，烦满不得卧，枳实芍药散主之。

〔鉴〕产后腹痛，不烦不满，里虚也；今腹痛，烦满不得卧，里实也。气结血凝而痛，故用枳实破气结，芍药调腹痛。枳实炒令黑者，盖因产妇气不实也。并主痈脓，亦因血为气凝，久而腐化者也。佐以麦粥，恐伤产妇之胃也。

〔尤〕产后腹痛，而至烦满不得卧，知血郁而成热，且下病而碍上也，与虚寒㽲痛不同矣。枳实烧令黑，能入血行滞，同芍药为和血止痛之剂也。

〔魏〕大麦粥，取其滑润宜血，且有益胃气也。

枳实芍药散方

枳实烧令黑，勿太过　芍药等份

上二味，杵为散，服方寸匕，日三服，并主痈肿，以麦粥下之。

按：朱震亨云：芍药产后禁用。程氏辨其误，极是，今不繁引。又按：此前排脓散中去桔梗，不用鸡子黄，用麦粥，立方之意稍近，故并治痈肿乎。

师曰：产妇腹痛，法当以枳实芍药散，假令不愈者，此为腹中有干血着脐下，宜下瘀血汤主之。亦主经水不利。

〔鉴〕产妇腹痛，属气结血凝者，枳实芍药散以调之。假令服后不愈，此为热灼血干著于脐下而痛，非枳实、芍药之所能治也，宜下瘀血，主之下瘀血汤，攻热下瘀血也。并主经水不通，亦因热灼血干故也。

下瘀血汤方

大黄三两　○赵本作"二两"。　桃仁二十枚　蟅虫二十枚，熬去足

上三味，末之，炼蜜和为四丸，以酒一升，煎一丸，取八合，顿服之。新血下如豚肝。

227

〔程〕蟅虫主下血闭，咸能软坚也；大黄主下瘀血，苦能泄滞也；桃仁亦下瘀血，滑以去著也，三味相合，以攻脐下干血。

〔魏〕此类于抵当汤丸之用，亦主经水不利，无非通幽开积之治也。和酒为丸者，缓从下治也。

〔徐〕既曰新血，又曰如豚肝，骤结之血也。

按：徐氏《兰台轨范》云："新"字当作"瘀"字，此说颇有理。

产后七八日，无太阳证，少腹坚痛，此恶露不尽，不大便，烦躁发热，切脉微实，再倍发热，日晡时烦躁者，不食，食则谵语，至夜即愈，宜大承气汤主之。热在里，结在膀胱也。见痉病中。○《脉经》，"烦躁发热"四字，作"四五日趺阳脉"六字；"食则谵语，至夜即愈"八字，作"谵语利之则愈"六字。

〔程〕太阳伤寒，热结膀胱，则蓄血，小腹坚痛。今产后非太阳证，而小腹亦坚痛者，此恶血未尽，热在里，结在膀胱也，宜下瘀血汤辈。若不大便，烦躁发热，则热不在膀胱而热在胃，切其脉亦微实也。日晡时，阳明

向王时也，当向王时，是以再倍发热烦躁，则胃中实矣。胃实则不能食，故食则谵语，转增其实也，宜大承气汤下之。此条前后简错，"热在里"八字，当在"恶露不尽"之下，未有大承气汤，而下膀胱血结也。"至夜即愈"四字，衍文，《脉经》无。《金鉴》同，但以"至夜即愈"，不为衍文，以"再倍"二字为衍。

〔鉴〕李彣曰：此一节具两证在内，一是太阳蓄血证，一是阳明里实证。因古人文法错综，故难辨也。无太阳证，谓无表证也。少腹坚痛者，以肝藏血，少腹为肝经部分，故血必结于此，则坚痛亦在此。此恶露不尽，是为热在里，结在膀胱，此太阳蓄血证也，宜下去瘀血。若不大便，烦躁，脉实，谵语者，阳明里实也，再倍发热者，热在里，蒸蒸发于外也。阳明旺于申、酉、戌，日晡是阳明向旺时，故烦躁不能食，病在阳而不在阴，故至夜则愈，此阳明腑病也，宜大承气汤以下胃实。

按： 尤云：盖谓不独血结于下，而亦热聚于中也。若但治其血而遗其胃，则血虽去而热不除，即血亦未必能去，而大承气汤中，大黄、枳实均为血药，仲景取之者，盖将一举而两得之欤。此解不可从，李注似允当。

产后风，续之数十日不解，头微痛，恶寒，时时有热，心下闷，干呕汗出。虽久，阳旦证续在耳，可与阳旦汤。 〔原注〕即桂枝汤方，见下利中。○《脉经》作"妇人产得风"；"心下闷"作"心下坚"。徐、沈作"产后中风续续"。

〔徐〕此段言产后中风，淹延不愈，而表里杂见者，仍当去其风也。谓中风之轻者，数十日不解，似乎不可责表，然头疼、恶寒、汗出，时有热，皆表证也；心下闷，干呕，太阳之邪欲内入而内不受也。今阳旦证仍在，阳旦汤何不可与？而因循以致误也。

按： 阳旦汤，徐、沈、尤、《金鉴》，为桂枝汤加黄芩，而魏则据《伤寒论》证象阳旦条，为桂枝加附子，并误。唯程依原注为是。

张氏《医通》云：举此与上文承气汤，为表里之例。

产后中风，发热面正赤，喘而头痛，竹叶汤主之。 "喘而"，《千金》作"喘气"。"头痛"，《圣济》作"头目昏痛"。

〔尤〕此产后表有邪而里适虚之证，若攻其表，则气浮易脱；若补其里，则表多不服。竹叶汤用竹叶、葛根、桂枝、防风、桔梗解外之风热，人参、附子固里之脱，甘草、姜、枣以调阴阳之气，而使其平，乃表里兼济之法。凡风热外淫，而里气不固者，宜于此取则焉。

〔沈〕产后最易变为柔痉，故发热头痛，虽属太阳表证，恐隐痉病之机，所以方后云：颈项强，加大附子一枚。

按：《金鉴》云："产后中风"之下，当有"病痉者"之三字，始与方合。若无此三字，则人参、附子施之于中风发热可乎？而又以竹叶命名者，何所谓也？且方内有"颈项强用大附子"之文，本篇有证无方，则可知必有脱简。此注恐非，是方盖防发痉之渐，若至直发痉，则难奏效也。

竹叶汤方

竹叶一把 ○《千金》作"一握"。 **葛根**三两 **防风** 按：《千金》用二两。 **桔梗**
桂枝 人参 甘草各一两 **大枣**十五枚 **生姜**五两 **附子**一枚，炮 ○《活人书》不用。
上十味，以水一斗，煮取二升半，分温三服，温覆使汗出。颈项强，用大附子一枚，破之如豆大，前药扬去沫，呕者加半夏半升，洗。《千金》，"分"
上有"去滓"二字；无"一枚"以下十二字。"前"，赵本作"煎"。徐注"豆大"下云：该是"入"
字，案据徐则豆下句。

〔程〕产后血虚，多汗出，喜中风，故令病痉。今证中未至背反张，而发热面赤头痛，亦风痉之渐，故用竹叶主风痉，防风治内痉，葛根治刚痉，桂枝治柔痉，生姜散风邪，桔梗除风痹，辛以散之之剂也。邪之所凑，其气必虚，佐人参以固卫，附子以温经，甘草以和诸药，大枣以助十二经。同诸风剂，则发中有补，为产后中风之大剂也。颈项强急，痉病也，加附子以散寒。呕者，风拥气逆也，加半夏以散逆。

张氏《医通》云：此桂枝汤，去芍药，加竹叶、葛、防、桔梗、人参。因方后所加附子向来混入方内。按：《医通》载本方，去附子，盖本于《活人书》。

又云：附子恐是方后所加。治颈项强者，以邪在太阳禁固其筋脉，不得屈伸，故用附子温经散寒。扬去沫者，不使辛热上浮之气，助其虚阳上逆也。若邪在胸而呕，加半夏治之。上言破之如豆，入前药，旧本作如豆大，今如徐忠可驳正。

妇人乳中虚，烦乱呕逆，安中益气，竹皮大丸主之。"乳"，《脉经》作"产"。

〔程〕胃者，水谷气血之海。产后则血气虚，而胃气逆，故烦乱呕逆。
〔尤〕妇人乳中虚，烦乱呕逆者，乳子之时，气虚火胜，内乱而上逆也。

五

229

按：乳中，盖在草蓐之谓，故《脉经》作"产中"。而沈云：乳者，乳子之妇也；魏云：乳即血也，初产血虚；沈云：乳下，当有闭字，谓乳闭而不通；《金鉴》云：此条文义，证药未详；张璐云：乳中虚，言乳哺而乳汁去多。并误。

竹皮大丸方《活人》云：治虚烦，载之于丈夫诸方中。

生竹茹二分　石膏二分　桂枝一分　甘草七分　白薇一分

上五味，末之，枣肉和丸，弹子大，以饮服一丸，日三夜二服。有热者，倍白薇，烦喘者，加柏实一分。《活人书》，"柏实"作"枳实"。

〔程〕竹茹甘寒以除呕哕，石膏辛寒以除烦逆，白薇咸寒以治狂惑邪气。夫寒则泥膈，佐桂枝以宣导，寒则伤胃，佐甘草以和中。有热倍白薇，白薇咸寒，能除热也。烦喘，加柏实，柏实辛平，能治喘也。用枣肉为丸者，统和诸药，以安中益气也。

武氏《济阴纲目》云：中虚不可用石膏，烦乱不可用桂枝，此方以甘草七分，配众药六分，又以枣肉为丸，仍以一丸饮下，可想其立方之微，用药之难，审虚实之不易也。仍饮服者，尤虑夫虚虚之祸耳，用是方者亦当深省。

产后下利虚极，白头翁加甘草阿胶汤主之。《脉经》作"热痢重下新产虚极"。《千金》，"利虚"间有"兼"字。

〔尤〕伤寒热利下重者，白头翁汤主之，寒以胜热，苦以燥湿也。此亦热利下重，而当产后虚极，则加阿胶救阴，甘草补中生汤，且以缓连、柏之苦也。

按：《金鉴》云：此条文义证药不合，不释。盖以其虚极而用苦寒之品也。

白头翁加甘草阿胶汤方《千金》名白头翁汤。

白头翁　甘草　阿胶各二两　秦皮　黄连　按：《千金》各二两。　　柏皮各三两
上六味，以水七升，煮取二升半，内胶令消尽，分温三服。

张氏《医通》云：伤寒厥阴证，热利下重者，用白头翁汤，苦寒治热，以坚肠胃。此产后气血两虚，故加阿胶、甘草。然下利血滞也，古人云：血行则利自止，此方岂独治产后哉？

附　方

《千金》三物黄芩汤

治妇人在草蓐，自发露得风，四肢苦烦热，头痛者，与小柴胡汤。头不痛但烦者，此汤主之。《千金》，"烦者"作"烦热"。

黄芩一两　苦参二两　干地黄四两　○《千金》，"二两"上有"各"字。

上三味，以水六升，煮取二升，温服一升，多吐下虫。《千金》，"六升"下有"去滓"二字。

〔徐〕在草蓐，是未离产所也。自发露得风，是揭盖衣被，稍有不慎而暂感也。产后阴虚，四肢在亡血之后，阳气独盛，又得微风，则苦烦热；然表多则上入而头痛，当以上焦为重，故主小柴胡和解；若从下受之而湿热结于下，则必生虫，头不痛，故以黄芩消热为君，苦参去风杀虫为臣，而以地黄补其元阴为佐。曰多吐下虫，谓虫得苦参必不安，其上出下出，故未可知也。

按：《别录》云：苦参除伏热。本方所用，盖不在杀虫，当考《千金·伤寒杂治门》。

《千金》内补当归建中汤

治妇人产后虚羸不足。腹中刺痛不止，吸吸少气，或苦少腹中急，摩痛引腰背，不能食饮，产后一月，日得服四五剂为善。令人强壮，宜。《千金》，"刺"作"疠"；"中急"作"拘急"；无"摩"字；"宜"作"方"。

当归四两　桂枝三两　芍药六两　○《千金》作"五两"。　生姜三两　○《千金》作"六两"。　甘草五两　大枣十二枚　○《千金》作十八枚。

上六味，以水一斗，煮取三升，分温三服，一日令尽，若大虚，加饴糖六两。汤成内之于火上暖，令饴消；若去血过多，崩伤内衄不止，加地黄六两，阿胶二两，合八味，汤成内阿胶。若无当归，以芎䓖代之；若无生姜，以干姜代之。按："内衄"，《千金》作"内竭"，非也。《千金翼》与本条同。《巢源》云：吐血有三种，一曰内衄，出血如鼻衄，但不从鼻孔出，或去数升乃至斛是也。"若无生姜以下"，《千金》无。

〔沈〕产后体虽无病，血海必虚。若中气充实，气血虽虚易能恢复。或后天不能生血充于血海，则见虚羸不足，但血海虚。而经络之虚，是不待言。因气血不利而瘀，则腹中刺痛不止。冲、任、督、带内虚，则少腹中急摩痛引腰背。脾胃气虚，则吸吸少气，不能食饮。故用桂枝汤调和营卫，加当归欲补血之功居多。若大虚加胶饴，峻补脾胃而生气血；若去血过多，崩伤内衄，乃血海真阴大亏，故加地黄、阿胶以培之。方后云：无生姜以干姜代之，乃温补之中兼引血药，入血分生血，其义更妙。

张氏《医通》云：按此即黄芪建中之变法。彼用黄芪，以助外卫之阳；此用当归，以调内营之血，两不移易之定法也。

《千金》芍药汤，治产后苦腹少痛方。

即小建中汤，用胶饴八两。

妇人杂病脉证并治第二十二
论一首、脉证合十四条、方十四首

妇人中风，七八日续来寒热，发作有时，经水适断，此为热入血室，其血必结，故使如疟状，发作有时，小柴胡汤主之。 方见呕吐中。
○ "来"，《伤寒论·太阳下篇》作"得"；"断"下有"者"字。

〔**程**〕妇人伤寒中风，六经传变，治例与男子同法。唯经水适来适断，热入血室，与夫胎前产后，崩漏带下，则治有殊也。妇人经行之际，当血弱气尽之时，邪气因入血室，与正气相搏，则经为之断，血为之结也。血结则邪正分争，往来寒热，休作有时，与小柴胡解表里，而散血室之邪热。

〔**尤**〕仲景单用小柴胡汤，不杂血药一味，意谓热邪解而乍结之血自行耳。详《伤寒论辑义·太阳中篇》，以下二条同。

许氏《本事方》小柴胡加地黄汤，治妇人室女，伤寒发热，或发寒热，经水适来或适断，昼则明了，夜则谵语，如见鬼状，亦治产后恶露方来，忽尔断绝。

即于小柴胡汤，加生干地黄。

辛亥中，寓居毗陵，学官王仲礼其妹病伤寒，发寒热，遇夜则如有鬼物所凭，六七日忽昏塞，涎响如引锯，牙关紧急，瞑目不知人，疾势极危，召予视。予曰：得病之初，曾值月经来否？其家云：月经方来，病作而经遂止，得一二日，发寒热，昼虽静，夜则有鬼祟，从昨日来，涎生不省人事。予曰：此热入血室证也，仲景云：妇人中风，发热恶寒，经水适来，昼则明了，暮则谵语，如见鬼状，发作有时，此名热入血室。医者不晓，以刚剂与之，遂致胸膈不利，涎潮上脘，喘急息高，昏冒不知人，当先化其涎，后除其热。予急以一呷散投之，两时顷涎下得睡，省人事，次授以小柴胡加地黄汤，三服而热除，不汗而自解矣。<small>一呷散，大天南星一味，选腊辰日制，详见于本书。</small>

妇人伤寒发热，经水适来，昼日明了，暮则谵语，如见鬼状者，此为热入血室，治之无犯胃气，及上二焦，必自愈。<small>《脉经》注"二焦"字疑。</small>

〔程〕伤寒发热，又值经水适来之时，则寒邪乘虚而入，抟于血室，夫邪去阳入阴，则昼日明了，阴被其邪。故暮则谵语，如见鬼状也。无者，禁止之辞，犯胃气以禁下言也。上二焦，以禁汗吐言也。今邪在血室中，则非汗吐下所宜矣，上章以往来寒热如疟，故用小柴胡，以解其邪，下章以胸胁下满，如结胸状，故刺期门，以泻其实。此章则无上下二证，似待其经行血去，邪热得以随血出而解也。

妇人中风，发热恶寒，经水适来，得七八日热除脉迟身凉和，胸胁满，如结胸状。谵语者，此为热入血室也。当刺期门，随其实而取之。
<small>《太阳下篇》"得"下有"之"字。</small>

〔程〕发热恶寒，则风邪在表，未入于里，值经水适来，至七八日，则邪热乘虚而内入，入则表证罢，故脉迟身凉和也。胸胁者，肝之部分，《灵枢经》曰：厥阴根于大敦，结于玉英，络于膻中，其正经，则布胁肋。以肝藏血，邪入血室，故令胸胁满如结胸状也。肝藏魂，热抟于阴，故令谵语也。期门者，肝之募，刺之以泻其实。

许氏《本事方》云：一妇人患热入血室证，医者不识，用补血调气药，涵养数日，遂成血结胸，或劝用前药。予曰：小柴胡用已迟，不可行也，无已则有一焉，刺期门穴斯可矣，予不能针，请善针者治之，如言而愈。或者问曰：热入血室，何为而成结胸也？予曰：邪气传入经络，与正气相搏，上下流行，或遇经水适来适断，邪气乘虚而入血室，血为邪迫，上入肝经，肝受邪则谵语而见鬼，复入膻中，则血结于胸也。何以言之？妇人平居，水当养于木，血当养于肝也，方未受孕，则下行以为月水，既妊娠，则中蓄之以养胎，及已产，则上壅之以为乳，皆血也。今邪逐血，并归肝经，聚于膻中，结于乳下，故手触之则痛，非汤剂可及，故当刺期门也。《活人书》海蛤散，治血结胸。<small>海蛤、滑石、甘草各一两，芒硝半两。上为末，每服二钱，鸡子清调下。</small>

阳明病，下血谵语者，此为热入血室，但头汗出，当刺期门，随其实而泻之。濈然汗出者愈。详《伤寒论辑义·阳明篇》。"者"，《太阳中篇》作"则"。

〔尤〕阳明之热，从气而之血，袭入胞宫，即下血而谵语。盖冲任之脉，并阳明之经，不必乘经水之来，而后热得入之，故彼为血去而热入，此为热入而血下也。但头汗出者，阳通而闭在阴也，此虽阳明之热，而传入血室，则仍属肝家，故亦当刺期门以泻其实；刺已周身濈然汗出，则阴之闭者亦通，故愈。

妇人咽中如有炙脔，半夏浓朴汤主之。"脔"，《脉经》作"腐"。

〔尤〕此凝痰结气，阻塞咽嗌之间，《千金》所谓咽中帖帖，如有炙肉，吞不下，吐不出者是。

〔鉴〕咽中如有炙脔，谓咽中有痰涎，如同炙肉，咯之不出，咽之不下者，即今之梅核气病也。此病得于七情郁气，凝涎而生。故用半夏、厚朴、生姜，辛以散结，苦以降逆，茯苓佐半夏，以利饮行涎，紫苏芳香，以宣通郁气，俾气舒涎去，病自愈矣。此证男子亦有，不独妇人也。

《巢源》云：咽中如炙肉脔者，此是胸膈痰结，与气相抟，逆上咽喉之间，结聚状如炙肉之脔也。

半夏厚朴汤方〔原注〕《千金》作"胸满，心下坚，咽中帖帖，如有炙肉，吐之不出，吞之不下"。○按：今本，"肉"下有"脔"字。

半夏一升　厚朴三两　茯苓四两 ○赵作"二两"。　生姜五两　干苏叶二两 ○《千金》云：一方无干苏叶、生姜。

上五味，以水七升，煮取四升，分温四服，日三夜一服。

《圣惠方》半夏散，治咽喉中如有炙腐。

于本方中，加枳壳、诃黎勒皮。

王氏《易简》四七汤，治喜怒悲恐惊之气，结成痰涎，状如破絮，或如梅核，在咽喉之间，咯不出，咽不下，此七气之所为也。或中脘痞满，气不舒快，或痰涎壅盛，上气喘急，或因痰饮中节，呕吐恶心，并宜服之。即本方。

又云：妇人情性执著，不能宽解，多被七气所伤，遂致气填胸臆，或如梅核，上塞咽喉，甚者满闷欲绝，产妇尤多。此证服此剂，间以香附子药，久服取效。妇人恶阻，尤宜服之，间以红丸子尤效。一名厚朴半夏汤，一名大七气汤。

《瑞竹堂经验方》四七汤，治妇人女子，小便不顺，甚者阴户疼痛。

于本方，加香附子、甘草，煎成加琥珀末调服。

《仁斋直指》桂枝四七汤，治风冷寒邪，搏心腹作痛。

于本方，合桂枝汤，加枳壳、人参。

又，四七汤，治惊忧气遏上喘。即本方。

又，加减七气汤，治气郁呕吐。

于本方，合《千金》七气汤，桂枝、半夏、人参、甘草、大枣、生姜，去紫苏。

又，加味四七汤，治心气郁滞，豁痰散惊。

于本方，加茯神、远志、甘草、石菖、大枣。

《三因》七气汤，治喜怒忧思悲恐惊七气郁发，致五脏互相刑克，阴阳反戾，挥霍变乱，吐利交作，寒热眩晕，痞满咽塞。

于本方，加桂枝、芍药、陈皮、人参、大枣。

孙氏《三吴医案》云：张溪亭乃眷，喉中梗梗有肉，如炙脔，吞之不下，吐之不出，鼻塞头运，耳常啾啾不安，汗出如雨，心惊胆怯，不敢出门，稍见风即遍身疼，小腹时疼，小水淋沥而疼，脉两寸皆短，两关滑大，右关尤搏指，此梅核气症也。以半夏四钱，厚朴一钱，紫苏叶一钱五分，茯苓一钱三分，姜三分，水煎，食后服，每用此汤，调理多效。

妇人脏躁，喜悲伤欲哭，象如神灵所作，数欠伸，甘麦大枣汤主之。

〔鉴〕脏，心脏也，心静则神藏。若为七情所伤，则心不得静，而神躁扰不宁也。故喜悲伤欲哭，是神不能主情也。象如神灵所凭，是心不能神明也，即今之失志癫狂病也。数欠伸，喝欠也，喝欠烦闷，肝之病也，母能令子实，故证及也。

按：沈、尤，以脏为子宫，甚误。

甘草小麦大枣汤方《三因》名小麦汤；《袖珍》名甘草汤。

甘草三两　**小麦**一升　**大枣**十枚

上三味，以水六升，煮取三升，温分三服，亦补脾气。按："温分"，徐、沈、尤作"分温"，是。

〔程〕《内经》曰：悲则心系急。甘草、大枣者，甘以缓诸急也。小麦者，谷之苦者也。《灵枢经》曰：心病者，宜食麦。是谷先人心矣。

按：《素问》以小麦为心之谷。《千金》云：小麦养心气。本方所主，正在于此。而《金鉴》云：方义未详，必是伪错，此说大误，验之于病者，始知立方之妙也。

许氏《本事方》云：乡里有一妇人，数欠，无故悲泣不止，或谓之有祟，祈禳请祷备至，终不应。予忽忆有一证云妇人脏躁云云，急令治药，尽剂而愈。古人识病制方，种种妙绝如此，试而后知。

陈氏《妇人良方》云：乡先生程虎卿内人，妊娠四五个月，遇昼则惨戚悲伤，泪下数欠，如有所凭，医与巫兼治，皆无益。仆年十四，正在斋中习业，见说此证，而程省元皇皇无计，仆遂告之：昔先生伯同说，记忆先人曾说此一证，名曰脏躁悲伤，非大枣汤不愈。虎卿借方看之，甚喜对证，笑而治药，一投而愈矣。

妇人吐涎沫，医反下之，心下即痞，当先治其吐涎沫，小青龙汤主之。涎沫止，乃治痞，泻心汤主之。 "妇人"下，《千金》有"霍乱呕逆"二字；"泻心汤"上，《千金》有"甘草"二字。

〔尤〕吐涎沫，上焦有寒也，不与温散而反下之，则寒内入而成痞，如伤寒下早例也。然虽痞而犹吐涎沫，则上寒未已，不可治痞，当先治其上寒，而后治其中痞，亦如伤寒例，表解乃可攻痞也。

〔魏〕泻心汤，在《伤寒论》中为方不一，亦当合《伤寒论》中痞证诸条参观之，而求其治法。

小青龙汤方见肺痈中。

泻心汤方见惊悸中。○按：惊悸所载即三黄泻心汤，此恐不然。据《千金》，当是甘草泻心汤。

妇人之病，因虚、积冷、结气，为诸经水断绝，至有历年，血寒积结胞门，寒伤经络。凝坚在上，呕吐涎唾，久成肺痈，形体损分，在中盘结，绕脐寒疝，或两胁疼痛，与脏相连，或结热中，痛在关元。脉数无疮，肌若鱼鳞，时着男子，非止女身。在下未多，经候未匀。令阴掣痛，少腹恶寒，或引腰脊，下根气街，气冲急痛，膝胫疼烦，奄忽眩冒，状如厥癫，或有忧惨，悲伤多嗔，此皆带下，非有鬼神，久则羸瘦，脉虚多寒。三十六病，千变万端。审脉阴阳，虚实紧弦，行其针药，治危

得安，其虽同病，脉各异源，子当辩记，勿谓不然。徐云："未多"之"未"字，疑误；程、尤作"来多"；程云：谓崩带之属；《金鉴》亦作"来多"，云："来"字，当是"未"字，本条皆经水断绝之病，若系来多，则与上文不合，是传写之讹。按：撰《金鉴》者，何不考之《正脉》等本，可疑。沈、魏并仍原文。"令阴"，赵本作"冷阴"，非。

〔鉴〕此条为妇人诸病纲领，其病之所以异于男子者，以其有月经也。其月经致病之根源，则多因虚损、积冷、结气也。三者一有所感，皆能使经水断绝，至有历年寒积胞门，以致血凝气结而不行者。先哲云：女子以经调为无病，若经不调，则变病百出矣。以下皆言三者阻经之变病。其变病之不同，各因其人之脏腑、经络、寒热、虚实之异也。如寒外伤经络，其人上焦素寒，则凝坚在上，故上焦胸肺受病也。形寒伤肺，则气滞阻饮，故呕吐涎唾也。若其人上焦素热，寒同其化，久则成热，热伤其肺，故成肺痈，而形体损瘦也。若其人中焦素寒，则在中盘结，故绕脐疝痛也，或两胁疼痛，是中焦之部，连及肝脏故也。或其人中焦素热，则不病寒疝，而病结热于中矣。中热故不能为寒疝，而绕脐之痛，仍在关元也。其人脉数当生疮，若无疮则热必灼阴，皮肤失润，故肌粗若鱼鳞也。然此呕吐涎唾，寒疝疼痛，肌若鱼鳞等病，亦时着男子，非止女子病也。在下未多，谓经候不匀，而血不多下也。邪侵胞中，乃下焦之部，故病阴中掣痛，少腹恶寒也。或痛引腰脊，下根气街急痛，腰膝疼烦，皆胞中冲任为病所以必然也。或痛极奄忽眩冒，状如厥癫，亦痛甚之常状也。若其人或有忧惨悲伤多嗔之遇，而见此眩冒厥癫之证，实非有鬼神也。凡此胞中冲任血病，皆能病带，故谚曰：十女九带也。然带下病久，津液必伤，形必羸瘦，诊其脉虚，审其多寒，岂止病此三十六病，而千变万端矣。虽千变万端，然审脉阴阳虚实紧弦，与病参究，行其针药，治危得安也。其有病虽同而脉不同者，则当详加审辨，故曰：子当辨记，勿谓不然也。

〔尤〕甚则奄忽眩冒，状如厥癫，所谓阴病者，下行极而上也。或有忧惨悲嗔，状如鬼神者，病在阴，则多怒及悲愁不乐也，而总之曰此皆带下。带下者，带脉之下，古人列经脉为病，凡三十六种，皆谓之带下病，非今人所谓赤白带下也。三十六病者，十二瘕、九痛、七害、五伤、三痼也。

按：《史记·扁鹊传》云，过邯郸，闻贵妇人，即为带下医。知古所称带下，乃腰带以下，经血诸疾之谓也。《金鉴》云："此皆带下"一句，当在"非有鬼神"之下，文义相属，是传写之讹。此说非也，本条隔句押韵，如依《金鉴》而改之，则失上下押韵之法，不可从也。《巢源》云：诸方说三十六疾者，十二癥、九痛、七害、五伤、三痼不通是也。又云：张仲景所说三十六疾，皆由子脏冷热劳损，而挟带下，起于阴内，条目混漫，与诸方不同。据巢氏此言，则本条所谓三十六疾，今无所考欤。

问曰：妇人年五十所，病下利数十日不止，暮即发热，少腹里急，腹满，手掌烦热，唇口干燥，何也？师曰：此病属带下，何以故？曾经半产，瘀血在少腹不去。何以知之？其证唇口干燥，故知之，当以温经汤主之。 按：沈、尤"所"字下句。所，许同，即日晡所之所，诸家或接下句，义不通。

〔**程**〕下利，当是下血。

〔**鉴**〕所病下利之"利"字，当是"血"字，文义相属，必是传写之讹。李彣曰：妇人年五十，则已过七七之期，任脉虚，大冲脉衰，天癸竭，地道不通时也。所病下利，据本文带下观之，当是崩淋下血之病。盖血属阴，阴虚故发热，暮亦属阴也。任主胞胎，冲为血海，二脉皆起于胞宫，而出于会阴，正当少腹部分，冲脉挟脐上行，故冲任脉虚，则少腹里急，有干血亦令腹满。《内经》云：任脉为病，女子带下瘕聚是也。手背为阳，掌心为阴，乃手三阴过脉之处，阴虚，故掌中烦热也。阳明脉挟口环唇，与冲脉会于气街，皆属于带脉。《难经》云：血主濡之。以冲脉血阻不行，则阳明津液衰少，不能濡润，故唇口干燥。断以病属带下，以曾经半产，少腹瘀血不去，则津液不布，新血不生，此则唇口干燥之所由生也。

温经汤方

吴茱萸三两　当归　芎䓖　芍药各二两　人参　桂枝　阿胶　牡丹皮去心生姜　甘草各二两　半夏半升　麦门冬一升，去心

上十二味，以水一斗，煮取三升，分温三服。亦主妇人少腹寒，久不受胎，兼取崩中去血，或月水来过多，及至期不来。 "取"，徐、沈、尤，并作"治"，是。

〔**程**〕妇人有瘀血，当用前证下瘀血汤。今妇人年五十当天癸竭之时，又非下药所宜，故以温药治之，以血得温即行也。经寒者温以茱萸、姜、桂；血虚者益以芍药、归、芎；气虚者补以人参、甘草；血枯者润以阿胶、麦冬，半夏用以止带下，牡丹用以逐坚癥，十二味为养血温经之剂，则瘀血

自行，而新血自生矣，故亦主不孕崩中，而调月水。

《千金》治崩中下血，出血一斛，服之即断；或月经来过多，及过期不来，服之亦佳方。即本方。《外台》引《千金》，名温经汤；"斛"，作"斗"。

《和剂局方》温经汤，治冲任虚损，月候不调，或来多不断，或过期不来，或崩中去血，过多不止。又治曾经损娠，瘀血停留，少腹急痛，发热下利，手掌烦热，唇干口燥，及治少腹有寒，久不受胎。即本方。《医学入门》名大温经汤。

王氏《易简》云：若经血不调，血脏冷痛者，当用小温经汤。

即本方。别本，以当归、附子二味，等份白水煎服，不载本方。按：已名小温经汤，恐非本方。

《百一选方》正经汤。

于本方，去芎䓖、甘草，加熟地黄。

带下，经水不利，少腹满痛，经一月再见者，土瓜根散主之。 按：《本草纲目》土瓜条，"经"下补"或"字，义尤明。《金鉴》改"再"作"不"字，非。

〔尤〕妇人经脉流畅，应期而至，血满则下，血尽复生，如月盈则亏，月晦复朏①也。惟其不利，则蓄泄失常，似通非通，欲止不止，经一月而再见矣。少腹满痛，不利之验也。土瓜根，主内痹瘀血月闭，䗪虫蠕动逐血，桂枝、芍药行荣气而正经脉也。

土瓜根散方〔原注〕阴癞肿，亦主之。

土瓜根　芍药　桂枝　䗪虫各三分

上四味，杵为散，酒服方寸匕，日三服。

〔程〕土瓜根，破瘀血而兼治带下，故以为君，䗪虫下血闭以为臣，芍药通顺血脉以为佐，桂枝通行瘀血以为使。癞疝亦凝血所成，故此方亦治癞肿。

寸口脉弦而大，弦则为减，大则为芤，减则为寒，芤则为虚，寒虚相搏，此名曰革，妇人则半产漏下，旋覆花汤主之。

〔尤〕本文已见虚劳篇中，此去男子亡血失精句，而益之曰旋覆花汤主之，盖专为妇人立法也。详《本草》，旋覆花治结气，去五脏间寒热，通血，

---

① 朏：音fěi。

葱主寒热，除肝邪，绛帛入肝理血，殊与虚寒之旨不合。然而肝以阴脏而含少阳之气，以生化为事，以流行为用，是以虚不可补；解其郁聚，即所以补。寒不可温行其血气，即所以温；固不可专补其血，以伤其气；亦非必先散结聚，而后温补，如赵氏、魏氏之说也。

〔鉴〕此条详在《伤寒论·辨脉法篇》，错简在此。"旋覆花汤主之"一句，亦必是错简。半产漏下，则气已下陷，焉有再用旋覆花下气之理。

旋覆花汤方

旋覆花三两　葱十四茎　新绛少许

上三味，以水三升，煮取一升，顿服之。

妇人陷经，漏下，黑不解，胶姜汤主。〔原注〕臣亿等校诸本无胶姜汤方，想是妊娠中胶艾汤。○楼氏《纲目》云：即芎归胶艾汤。一云加干姜一两。

〔鉴〕李彣曰：陷经漏下，谓经脉下陷，而血漏下不止，乃气不摄血也。黑不解者，瘀血不去，则新血不生，荣气腐败也。然气血喜温恶寒，用胶姜汤养气血，则气盛血充，推陈致新，而经自调矣。按，此条文义，必有缺误，胶姜汤方亦缺，姑采此注，以见大意。

〔尤〕陷经，下而不止之谓，黑则因寒而色瘀也。胶姜汤方未见，然补虚温里止漏，阿胶、干姜二物已足。林亿云：恐是胶艾汤。按《千金》胶艾汤有干姜，似可取用。

《巢源》，载五色漏下，其五曰：肾脏之色黑，漏下黑者，是肾脏之虚损，故漏下而挟黑色也。

妇人少腹满，如敦状，小便微难而不渴，生后者，此为水与血俱结在血室也，大黄甘遂汤主之。"如敦状"，《脉经》作"敦敦状更"四字，注：《要略》云满而热。按：徐、沈，"生"改"经"，误。

〔尤〕敦，音对。按《周礼》注，盘以盛血，敦以盛食，盖古器也。少腹满如敦状者，言少腹有形高起，如敦之状，与《内经》胁下大如覆杯之文略同。小便难，病不独在血矣。不渴，知非上焦气热不化。生后即产后，产后得此，乃是水血并结，而病属下焦也。故以大黄下血，甘遂逐水，加阿胶者，所以去瘀浊，而兼安养也。

按：《周礼·天官玉府》若合诸侯，则共珠盘玉敦。郑注：敦，盘类。

古者以盘盛血，以敦盛食。尤注本于此。又《广雅·释器》盨，盂也。《尔雅·释丘》，郭注：敦，盂也。知本条如敦状，谓如盘盂之形也。《脉经》如敦敦状，而《千金》云阴交石门，主水胀，水气行皮中，小腹皮敦敦然，小便黄，则《脉经》似是。然"如"字，竟无着落。沈云：人敦而不能起，言其下重之情也。《金鉴》云：敦，大也。皆于文义，不相叶，今从尤注。

大黄甘遂汤方

大黄四两　甘遂二两　阿胶二两

上三味，以水三升，煮取一升，顿服之，其血当下。

妇人经水不利下，抵当汤主之。〔原注〕亦治男子膀胱满急，有瘀血者。

〔尤〕经水不利下者，经脉闭塞而不下，比前条下而不利者有别矣。故彼兼和利，而此专攻逐也。然必审其脉证并实而后用之，不然，妇人经闭，多有血枯脉绝者矣。虽养冲任，犹恐不至，而可强责之哉。

〔鉴〕妇人经水不利下，言经行不通利快畅下也。乃妇人恒有之病，不过活瘀导气，调和冲任，足以愈之。今曰抵当汤主之，夫抵当重剂，文内无少腹结痛，大便黑，小便利，发狂善忘，寒热等证，恐药重病轻，必有残缺错简，读者审之。

抵当汤方

水蛭三十个，熬　虻虫三十枚，熬，去翅足　桃仁二十个，去皮尖　大黄三两，酒浸

上四味，为末，以水五升，煮取三升，去滓，温服一升。

《千金》桃仁煎，治带下月经闭不通。

本方，去蛭，加朴硝五两。

《千金翼》抵当汤，治妇人月水不利，腹中满，时自减，并男子膀胱满急方。

本方，去虻虫，加虎杖二两，一云虎掌。

又，杏仁汤，治月水不调，或一月再来，或两月三月不来，或月前，或月后，闭塞不通。

于本方，加杏仁三十枚。《千金》同。

李氏《必读》代抵当汤，行瘀血。如血老而甚者，去归、地，加蓬术。

生地黄　当归尾　穿山甲各三钱　降香一钱五分　肉桂去皮，一钱　桃仁去皮尖，炒，二钱　大黄去皮，三钱　芒硝八分

水二钟，煎一钟，血在上食后服，血在下食前服。

张氏《医通》云：水蛭如无，以陵鲤甲，生漆涂炙代之。

又代抵当丸，治虚人蓄血，宜此缓攻。

于前方，去降香，加蓬术为末，蜜丸。蓄血而上部者，丸如芥子，黄昏去枕仰卧，以津咽之，令停喉，以搜逐瘀积；在中部食远，下部空心，俱丸如梧子，百劳水煎汤下之。汪氏《医方集解》同，但去降香、莪术、芒硝，用玄明粉。

妇人经水闭不利，脏坚癖不止，中有干血，下白物，矾石丸主之。

〔沈〕脏，即子宫也。坚癖不止，"止"当作"散"字。坚癖不散，子宫有干血也。白物者，世谓之白带也。

〔魏〕藏坚之脏，指子宫也。脏中之脏，指阴中也。

〔尤〕脏坚癖不止者，子脏干血，坚凝成癖而不去也。干血不去，则新血不荣，而经闭不利矣。由是蓄泄不时，胞宫生湿，湿复生热，所积之血，转为湿热所腐，而成白物，时时自下，是宜先去其脏之湿热。矾石却水除热，合杏仁破结润干血也。

242

矾石丸方

矾石三分，烧　杏仁一分

上二味，末之，炼蜜和丸，枣核大，内脏中，剧者再内之。

〔程〕矾石酸涩，烧则质枯，枯涩之品，故《神农经》以能止白沃，亦涩以固脱之意也。杏仁者，非以止带，以矾石质枯，佐杏仁一分以润之，使其同蜜易以为丸，滑润易以内阴中也，此方专治下白物而设，未能攻坚癖，下干血也。

妇人六十二种风，及腹中血气刺痛，红蓝花酒主之。

〔尤〕妇人经尽产后，风邪最易袭入腹中，与血气相搏而作刺痛。刺痛，痛如刺也。六十二种未详。红蓝花苦辛温，活血止痛，得酒尤良，不更用风药者，血行而风自去耳。

红蓝花酒方〔原注〕疑非仲景方。

红蓝花一两

上一味，以酒一大升，煎减半，顿服一半。未止，再服。

《外台》《近效》疗血晕绝不识人，烦闷方。

红蓝花三两，新者佳。以无灰清酒半升，童子小便半大升，煮取一大盏，去滓，候稍冷服之。

《妇人良方》红蓝花酒，疗血晕绝不识人，烦闷，言语错乱，恶血不尽，腹中绞痛，胎死腹中。

红蓝花一两，上为末，分二服，每服酒二盏，童子小便二盏，煮取盏半，候冷分为二服，留滓再并煎。一方无童便。本出《肘后》。○徐氏《胎产方》治产后血晕，昏迷心气绝。

妇人腹中诸疾痛，当归芍药散主之。

〔徐〕此言妇人之病，大概由血，故言诸疾痛，皆以术、苓、泽、归、芍、芎主之，谓即有因寒者，亦不过稍为加减，非真以此方概腹中诸痛也。

〔鉴〕诸疾腹痛，谓妇人腹中诸种疾痛也。既曰诸疾痛，则寒、热、虚、实、气、食等邪，皆令腹痛，岂能以此一方概治诸疾痛耶？当归芍药散主之，必是错简。

当归芍药散方见前妊娠中。

妇人腹中痛，小建中汤主之。

〔徐〕此言妇人之病，既已由血，则虚者多，从何补起，唯有建中之法为妙。谓后天以脾胃为本，胃和而饮食如常，则自能生血而痛止也。小建中即桂枝汤加饴糖也，言外见当扶脾之统血，不当令借四物之类耳。前产后附《千金》内补当归建中汤，正此意也。

小建中汤方见前虚劳中。

朱氏《集验方》加味建中汤，治女人虚败腹痛。

本方中，加当归、琥珀、木香。

《施丸端效方》大加减建中汤，治妇人胎前产后，一切虚损，月事不调，脐腹疞痛，往来寒热，自汗，口干烦渴。

于黄芪建中汤，去胶饴，加当归、川芎、白术。

问曰：妇人病，饮食如故，烦热不能卧而反倚息者，何也？师曰：此名转胞，不得溺也，以胞系了戾，故致此病。但利小便则愈，宜肾气丸主之。"以胞"以下，《脉经》作"此人故肌盛，头举身满，今反羸瘦，头举中空，感胞系了戾，故致此病。但利小便则愈，宜服肾气丸，以中有茯苓故也，方在虚劳中。"

〔尤〕饮食如故，病不由中焦也。了戾与缭戾同，胞系缭戾而不顺，则胞为之转，胞转则不得溺也。由是下气上逆而倚息，上气不能下通而烦热不得卧。治以肾气者，下焦之气肾主之，肾气得理，庶缭者顺，戾者平，而闭乃通耳。

《巢源》云：胞转之病，由胞为热所迫，或忍小便，俱令水气还迫于胞，屈辟不得充张，外水应入，不得入内，溲应出不得出，内外壅胀不通，故为胞转。其状小腹急痛，不得小便，甚者至死。张仲景云：妇人本肥盛，且举自满，全羸瘦，且举空减，胞系了戾，亦致胞转。朱氏《格致论》引妇人本肥盛云云，而曰：其义未详。按：了、缭，并音聊。缭，缠也、绕也。《千金》有四肢痿躄缭戾等文。舒氏《女科要诀》云：了戾者，绞纽也。

肾气丸方

干地黄八两　薯蓣四两　山茱萸四两　泽泻三两　茯苓三两　牡丹皮三两　桂枝　附子炮，各一两 ○《千金翼》用桂附各二两。

上八味，末之，炼蜜和丸，梧子大，酒下十五丸，加至二十五丸，日再服。详于虚劳及消渴中，当参考。

〔鉴〕赵良曰：此方在虚劳中，治腰痛小便不利。小腹拘急，此亦用之何也？盖因肾虚用之也，用此补肾则气化，气化则水行而愈矣。然转胞之病，岂尽由下焦肾虚气不化出致耶？或中焦脾虚，不能散精归于胞，及上焦肺虚，不能下输布于胞，或胎重压其胞，或忍溺入房，皆足成此病，必求其所因以治之也。李彣曰：方名肾气丸者，气属阳，补肾中真阳之气也。内具六味丸，壮肾水以滋小便之源，附、桂益命门火，以化膀胱之气，则熏蒸津液，水道以通，而小便自利。此所以不用五苓散，而用肾气丸也。

蛇床子散方，温阴中坐药。《脉经》作"妇人阴寒，温阴中作药，蛇床子散主之"。徐、程、魏、尤、《金鉴》，并同。

蛇床子仁

上一味，末之，以白粉少许，和合相得，如枣大，绵裹内之，自然温。"合"，赵作"令"，是。

〔徐〕坐，谓内入阴中，如生产谓坐草之坐也。

〔程〕白粉，即米粉，借之以和合也。

〔尤〕阴寒，阴中寒也。寒则生湿，蛇床子温以去寒，合白粉燥以除湿也。此病在阴中而不关脏腑，故但内药阴中自愈。

按：《千金注》云：坐药，即下着坐导药。

少阴脉滑而数者，阴中即生疮，阴中蚀疮烂者，野狼牙汤洗之。

〔尤〕脉滑者湿也，脉数者热也，湿热相合，而系在少阴，故阴中即生疮，甚则蚀烂不已。野狼牙味酸苦，除邪热气，疥疮恶疮，去白虫，故取治是病。

按：龚氏《外科百效》云：如因妇人子宫，有败精带浊，或月水未净，与之交合，后又未洗，男子肾虚，邪秽滞气，遂令阴茎连睾丸肿疮，小便如淋，名阴蚀疮，然妇人亦有之。据此则阴蚀，乃霉疮之属已。

狼牙汤方《外台》引《千金》云：疗人阴虫疮方。按：《千金》云：治阴中痒入骨困方。与《外台》所引异。

狼牙三两〇《千金》作"两把"。

上一味，以水四升，煮取半升，以绵缠箸，如茧浸汤沥阴中，日四遍。

《外台》《古今录验》妇人阴蚀，苦中烂伤，狼牙汤。

狼牙三两，㕮咀，以水四升，煮取半升，去滓内苦酒，如鸡子中黄一杯，煎沸，适寒温，以绵濡汤，以沥疮中，日四五度即愈。

胃气下泄，阴吹而正喧，此谷气之实也，膏发煎导之。

〔尤〕阴吹，阴中出声，如大便失气之状，连续不绝，故曰正喧。谷气实者，大便结而不通，是以阳明下行之气，不得从其故道，而乃别走旁窍也。猪膏发煎，润导大便，便通，气自归矣。

按：《金鉴》云："膏发煎导之"五字，当是衍文。此谷气之实也之下，当有"长服诃黎勒丸"之六字。后阴下气，谓之气利，用诃黎勒散；前阴下气，谓之阴吹，用诃黎勒丸。文义始属，药病相对。盖诃黎勒丸，以诃黎勒固下气之虚，以厚朴、陈皮平谷气之实，亦相允合。方错简在《杂疗篇》内。此说未知是否，姑附之。

萧氏《女科经论》云：按妇人阴吹证，仲景以为谷气实，胃气下泄所致。此之病机，有不可解。云来注云：胃实肠虚，气走胞门，亦是随仲景之文而诠之也。夫人谷气胃中，何尝一日不实，而见阴吹之证者，未之尝闻，千百年之书，其阙疑可也。予甲寅岁，游峡右，有友吴禹仲来询云：此镇有一富室女，阴户中时簌簌有声，如后阴之转失气状，遍访医者，不晓此何病也。予曰：阴吹证也，仲景之书有之，禹仲因叹予之读书之博。按：阴吹非罕见之病，简前年疗一诸侯夫人患此证，寻为瘵，药罔效而没。

膏发煎方 见黄疸中。

小儿疳虫蚀齿方〔原注〕疑非仲景方。

雄黄　葶苈

上二味，末之，取腊日猪脂，熔以槐枝绵裹头四五枚，点药烙之。 按：《本草纲目》，二味等份；"日"作"月"。

〔程〕小儿胃中有疳热，则虫生而牙断蚀烂。雄黄味辛，葶苈味苦，辛苦能杀虫故也。按张仲景有《口齿论》一卷，按：见宋《艺文志》。今未之见，岂被处简脱于此耶？而妇人方后，不应有小儿方也。

按：《玉函经》第八卷末，亦载治小儿药三方，盖另有幼科书而亡佚者，此类岂其遗方耶。

金匮玉函要略辑义

卷　六

杂疗方第二十三 _{按：以下三篇，魏尤并不载。}

论一首　证一条　方二十二首

退五脏虚热，四时加减柴胡饮子方。

冬三月加柴胡八分　白术八分　大腹槟榔四枚，并皮子用　陈皮五分　生姜五分
桔梗七分

春三月加枳实　减白术共六味

夏三月加生姜三分　枳实五分　甘草三分，共八味

秋三月加陈皮三分，共六味

上各㕮咀，分为三贴，一贴以水三升，煮取二升，分温三服。如人行四五里，进一服，如四体壅，添甘草少许，每贴分作三小贴，每小贴以水一升，煮取七合温服，再合滓为一服，重煮，都成四服。〔原注〕疑非仲景方。

〔鉴〕此方证不属，不释。

按：程不载此方，盖为宋人所附也。

长服诃黎勒丸方〔原注〕疑非仲景方。

诃黎勒赵有“煨”字　陈皮　厚朴各三两

上三味，末之，炼蜜丸如梧子大，酒饮服二十丸，加至三十丸。

〔程〕二味破气行气之剂，不可长服，宜审之。

按：《本草》云：诃黎勒，破胸膈结气。

三物备急丸方〔原注〕见《千金》，司空裴秀为散用。亦可先和成汁，乃倾口中，令从齿间得入，至良验。○《千金》云：张仲景三物备急丸，司空裴秀为散用，治心腹诸卒暴百病方，“先和”上有“口已噤可”四字，《外台·古今诸家丸方门》同。

大黄一两　**干姜**一两　**巴豆**一两，去皮心，熬，外研如脂　○“外”，《外台》作“别”。

沈，"脂"作"泥"。

上药各须精新，先捣大黄、干姜为末，研巴豆内中，合治一千杵，用为散，蜜和丸亦佳，密器中贮之，莫令歇。○主心腹诸卒暴百病，若中恶客忤，心腹胀满，卒痛如锥刺，气急口噤，停尸卒死者，以暖水若酒，服大豆许三四丸，或不下，捧头起，灌令下咽，须臾当瘥。如未瘥，更与三丸，当腹中鸣，即吐下，便瘥。若口噤，亦须折齿灌之。"歇"下，徐、沈并《千金》有"气"字。程本、《金鉴》，"歇"作"泄"。

〔鉴〕方名备急者，以备暴然诸腹满、腹急痛及中恶客忤、噤闭卒死者也。若口噤亦须折齿灌之，是恐人不急救则死之义，然不如后人管吹入鼻之法为良。李彣云：人卒得病欲死者，皆感毒厉邪阴不正之气而然。三物相须，能荡邪安正，或吐或下，使秽气上下分消，诚足备一时急需也。

按：停尸无考，盖是即遁尸。《巢源》云：遁尸者，言其停遁在人肌肉血脉之间，瘥后复发，停遁不消，故谓之遁尸也。

《千金月令》抵圣备急丸，主干霍乱，心腹百病，疰痛等方。

即本方，丸如绿豆大，每服空心服三丸，快利为度。

《外台》许仁则巴豆等三味丸，疗干霍，心腹胀满，搅刺疼痛，手足逆冷，甚者流汗如水，大小便不通，求吐不出，求痢不下，须臾不救，便有性命之虑。

巴豆一百枚，熬，去心皮　干姜三两，崔氏以芒硝五两代，与《千金》同　大黄五两

上药，先捣干姜、大黄为散，后别捣巴豆如膏，和前二味，同捣令调，细下蜜丸，以饮下，初服三丸，如梧子大，服讫数挼，用令转动，速下利，良久不觉，则以热饮投之良。

又，《古今录验》三味备急散，本疗卒死感忤，宫泰以疗人卒上气，呼吸气不得下喘逆，瘥后已为常用方。出食饮水上气方。

即本方，合捣下筛，服半钱匕，得吐下则愈。

又，《古今录验》司空三物备急散，疗卒死及感忤，口噤不开者。即本方，出卒死。

又崔氏备急散，疗卒中恶，心痛胀满，欲吐短气方。

大黄二两　桂心四分　巴豆一分，去皮，熬，研

上三味，捣筛为散，取一钱匕，以汤七合和服，当吐下即愈，甚妙。《肘后》《千金》，治遁尸尸疰，心腹刺痛，不可忍方。三味酢和如泥，敷病上。

《千金翼》解散雷氏千金丸。

即本方，去干姜，加硝石，炼蜜和丸，如小豆许，饮服一丸，日二，以利为度。

《圣惠方》备急丸，治霍乱，心腹疰痛，冷气筑心。即本方。

又，治因食热饱，及饮冷水过多，上攻肺脏，喘急不已。

即本方，用巴豆一分，余同。

又，治干霍乱心腹疗痛，气短急，四体闷，不吐利，烦惋难忍，此名干霍乱，斯须不救，即杀人，急治方。

即本方，加吴茱萸一两。用干姜三分，大黄一两，巴豆三枚。上件药，捣罗为末，入巴豆，令匀，炼蜜和捣一二百，丸如梧桐子大，每服以粥饮下十五丸，须臾，更以热茶投之，当吐利，即瘥。

《圣济总录》备急丸，治霍乱卒暴心腹痛。即本方。

《十便良方》返魂丹，治肠内一切卒暴百病。同上。

《全生指迷论》云：若寒热如疟，不以时度，肠满膨脝，起则头晕，大便不通，或时腹痛，胸膈痞闷。此由宿谷停留不化，结于肠间，气道不舒，阴阳反乱，宜备急丸。同上。出《幼幼新书·疟疾寒热交作门》。

《本事方》治痼冷在肠胃间，连年腹痛泄泻，休作无时，服诸热药不效。宜先取去，然后调治，易瘥，不可畏虚以养病也，宜温脾汤。即《千金方》温脾汤，去人参，加厚朴、桂枝。不要晚食，分三服，温服，自夜至晓，令尽，不快，食前更以干姜丸佐之。

即本方，加人参各等份。

上炼蜜为丸，如梧子大，服前汤时，用汤吞下一丸，米饮亦得。

《御药院方》备急丸，治积聚头痛。

即本方，丸如豌豆大，米饮下一丸，羸人服半丸绿豆大，以大便利为度。

澹寮《集验方》云：曾有妇人，热而大便秘，脉实，子死腹中，已致昏不知人，医用备急丸，胎下人活。

李氏《脾胃论》备急丹，主疗分量，同《千金》等。妇人有孕，不可服。如所伤饮食，在胸膈间，兀兀欲吐，反复闷乱，以物探吐去之。

李氏《辨惑论》云：易张先生，又名独行丸，乃急剂也。又云：名备急大黄丸。

程氏《医学心悟》云：独行丸，治中食至甚，胸高满闷，吐法不效，须用此药攻之。若昏晕不醒，四肢僵硬，但心头温者，抉齿灌之。即本方，三味各一钱。研细，姜汁为丸，如黄豆大，每服五七丸，用姜汤化下。若服后泻不止者，用冷粥汤饮之，即止。

治伤寒，令愈不复，紫石寒食散方。〔原注〕见《千金翼》。○按：《千金翼》云：张仲景紫石寒食散方。又《巢源·寒食散发候》云：仲景经有紫石英方，盖指此方。

紫石英　白石英　赤石脂　钟乳研炼○赵，"研"作"硟"**　栝楼根　防风　桔梗　文蛤　鬼臼**各十分**　太一余粮**十分，烧**　干姜　附子**炮，去皮**　桂枝**去皮，各四分

上十三味，杵为散，酒服方寸匕。《千金翼》有人参一两，为十四味；"服"下有"三"字。

〔鉴〕方未详，不释。

救卒死方《肘后》冠"张仲景诸要方"六字。《千金》治卒魇死。

薤捣汁，灌鼻中。《千金》：捣韭汁，灌鼻孔中，剧者灌两耳。注：张仲景云灌口中。

〔鉴〕卒然昏死，皆尸蹶也。薤白，类蒜而小，北人谓之小根菜，南人谓之钓乔是也。其味极辛，捣汁灌鼻，亦通窍喷嚏之意也。

又方

雄鸡冠割取血，管吹内鼻中。《肘后》，"雄"上有"丹"字。

猪脂如鸡子大，苦酒一升，煮沸，灌喉中。

鸡肝及血涂面上，以灰围四旁，立起。《肘后》，"肝"作"冠"，恐非。

大豆二七粒，以鸡子白，并酒和，尽以吞之。

〔鉴〕雄鸡冠血及肝、卵白、猪脂、大豆、酒醋等物，无非用阳物以胜阴祟也。管吹内鼻中，谓将鸡冠血，或合热酒，含在不病患口内，以苇管或笔管，插入病患鼻孔中，使气连药吹之，其药自能下咽，气通噤自开也。

《肘后》云：凡卒死中恶，及尸蹶，皆天地及人身自然阴阳之气，忽有乖离痞隔，上下不通，偏竭所致，故虽涉死境，犹可治而生，缘气未都竭也。当尔之时，兼有鬼神于其间，故亦可以符术而获济者。

《巢源》云：卒死者，由三虚，而遇贼风所为也。三虚，谓乘年之衰一也，乘月之空二也，失时之和三也。人有此三虚，而为贼风所伤，使阴阳偏竭于内，则阳气阻隔于外，二气拥闭，故暴绝如死也。若腑脏气未绝者，良久乃苏，然亦有挟鬼神之气而卒死者，皆有顷邪退乃活也。

救卒死而壮热者方

矾石半斤，以水一斗半，煮消，以渍脚，令没踝。

〔**程**〕厥阳独行，故卒死而壮热。岐伯曰：血之与气，并走于上，则为大厥，厥则暴死。矾石收涩药也，以之浸足，而收敛其厥逆之气。

救卒死而目闭方《肘后》同。《外台》引《备急》。

骑牛临面，捣薤汁灌耳中，吹皂荚末鼻中，立效。

〔**程**〕按葛洪《肘后方》治卒魇不寤，以青牛蹄或马蹄，临人头上，即活。则骑牛临面，系厌恶驱邪法也。目闭者，邪气内着也。灌薤汁，以辟邪安魂。吹皂荚，以取嚏开窍。

救卒死而张口反折者方《肘后》《外台》，"口"引《备急》作"目"。

灸手足两爪后十四壮了，饮以五毒诸膏散。〔原注〕有巴豆者。○《外台》，"爪"下有"各"字；注四字为原文；《肘后》同。

〔**程**〕灸手足两爪后，当是灸两手足爪后，其文则顺。以十爪甲为十二经之终始，灸之以接引阳气。而回卒死，此恶气中于太阳，令卒死而开口反张也。五毒诸膏散，方未见。

按:《肘后·卒死门》云：有三物备急丸、散及裴公膏，救卒死尤良。裴氏五毒神膏，见于百病备急散膏，无巴豆，而《千金》加巴豆、莽草、薤白，为裴公八毒膏，所谓五毒诸膏散，盖此类也。五毒，《周礼》郑注：石胆、丹砂、雄黄、矾石、慈石。今考五毒膏、八毒膏，但用丹砂、雄黄耳，其余并他品而为五味、八味也。

救卒死而四肢不收失便者方

马屎一升，水三斗，煮取二斗以洗之。又取牛洞〔原注〕稀粪也。一升，温酒灌口中，灸心下一寸、脐上三寸、脐下四寸，各一百壮，瘥。"洗之"，《外台》作"洗足"。

〔**程**〕卒死而四肢不收者，无阳以行四末也。失便者，正气衰微，不能约束便溺也。物之臭者，皆能解毒杀邪，故以牛、马粪及后条狗粪治之。心下一寸当是上脘穴，脐上三寸当是中脘穴，脐下四寸当是关元穴，灸之以复三焦之阳，而回其垂绝之气。

救小儿卒死而吐利，不知是何病方

狗屎一丸，绞取汁，以灌之。无湿者，水煮干者，取汁。《肘后》用马屎。沈本，无"干者"二字。

〔鉴〕凡屎皆发阳气。用狗屎，亦取发阳气也。

尸蹶脉动而无气，气闭不通，故静而死也。治方：〔原注〕脉证见上卷。○徐熔《附遗》云：见上卷，即第三叶。问曰：寸口脉沉大而卒厥证一条是也。按：《肘后》《外台》冠"张仲景云"四字。

菖蒲屑，内鼻两孔中吹之。令人以桂屑着舌下。《肘后》《外台》，"舌下"下有"又云扁鹊法，治楚王效"九字。○按：《说苑》扁鹊治虢太子尸蹶，子明吹耳。《三因方》名内鼻散。

〔程〕《甲乙经》曰：尸蹶者，死不知人，脉动如故。《伤寒论》曰：尸蹶者，令人不仁，即气闭不通，静而死之谓也。菖蒲内鼻中以通其肺气，桂内舌下以开其心窍，心肺开，则上焦之阳自能开发，尸厥之疾可愈。

又方《外台》、宋本云：《集验》疗尸厥方。《肘后》《千金》、文仲、《备急》《必效》，同。此本出《素问》。

剔取左角髮方寸，烧末，酒和，灌令入喉，立起。"方寸"，《肘后》作"方二寸"。《外台》、宋本作"方寸匕，烧灰以酒和，剔"。《素问》作"髮"，音剃，同"剃"。《韩非子》：婴儿不剔首则腹痛。

〔程〕《内经》曰：邪客于手足少阴太阴，足阳明之络，此五络，皆会于耳中，上络左角，五络皆竭，令人身脉皆动而形无知也，其状若尸，或曰尸厥，以竹管吹其两耳，鬄其左角之发，方一寸，燔治，饮以美酒一杯，不能饮者灌之，立已。见《缪刺论》。今仲景亦剔左角之发治者，以左角为阳气之所在，五络之所绕，五络皆竭，故剔其五络之血余以治之。和以酒灌者，助药力而行气血也。

《肘后》云：尸蹶之病，卒死而脉犹动，听其耳中，循循如啸声，而股间暖是也。耳中虽然啸声，而脉动者，故当以尸蹶救之。《巢源》云：尸厥者，阴气逆也。此由阳脉卒下坠，阴脉卒上升，阴阳离居，荣卫不通，真气厥乱，客邪乘之，其状如死，犹微有息而不常，脉尚动而形无知也，听其耳内，循循有如啸之声，而股间暖者是也。

救卒死、客忤死，还魂汤主之方《肘后》无方名，冠“张仲景诸要方”六字。《三因》名追魂汤。〔原注〕《千金方》云：主卒忤鬼击、飞尸，诸奄忽，气绝无复觉，或已无脉，口噤拗不开，去齿下汤，汤下口不下者，分病人髪左右，捉搦肩引之，药下，复增，取一升，须臾立愈。○按：《千金》无“脉”，作“死”一字；无“拗”字；“捉搦”作“捉踏”；“取”下有“尽”字。

麻黄三两，去节。一方四两○《肘后》《千金翼》用四两　**杏仁**去皮尖，七十个　**甘草**一两，炙〔原注〕《千金》用桂心二两。○按：《外台》引《肘后》疗中恶短气欲绝方，用桂心二两。今本《肘后》不用桂。

上三味，以水八升，煮取三升，去滓，分令咽之，通治诸感忤。《外台》引《肘后》云：通疗诸昏客忤良。《集验》、张文仲《备急》同。

〔徐〕凡卒死及客忤死，总是正不胜邪，故阳气骤闭而死。肺朝百脉为一身之宗，麻黄、杏仁利肺通阳之君药，合炙甘以调中，故为救卒死主方。名曰还魂汤，著其功也。

〔鉴〕中恶客忤，便闭里实者，仲景用备急丸。可知无汗表实者，不当用备急丸通里，当用还魂汤以通表也。通里者，抑诸阴气也，通表者，扶诸阳气也，昧者不知，以麻黄为入太阳发汗之药，抑知不温覆取汗，则为入太阴通阳之药也。阳气通动，魂可还矣。

又方《肘后》冠“张仲景诸要方”；《外台》引《肘后》。

韭根一把　**乌梅**二七个　○《肘后》作“二十个”。　**吴茱萸**半升，炒　○《肘后》作“半斤”。

上三味，以水一斗，煮之。以病人栉内中，三沸，栉浮者生，沉者死。煮取三升，去滓，分饮之。“水一斗”，《外台》作“劳水一升”。

〔徐〕韭根有薤白之功，乌梅有开关之力，吴茱萸能降浊阴，阴降而关开，则魂自还，故亦取之。然栉浮则生，沉则死，盖栉为本人日用之物，气之所及也，浮则其人阳气未绝，沉则久已有阴无阳，故主死。然仍分饮之，信栉无宁信药耳。

〔程〕方亦可解，而栉之浮沉，则不可解也。

《肘后》云：客忤者，中恶之类也，多于道间门外得之，令人心腹绞痛，胀满，气冲心胸，不即治亦杀人。又云：客者客也，忤者犯也，谓客气犯人也。

救自缢死，旦至暮，虽已冷，必可治；暮至旦，小难也，恐此当言
忿气盛故也，然夏时夜短于昼，又热，犹应可治。又云：心下若微温
者，一日以上，犹可治之方。"救"，《外台》作"仲景云"三字。"忿"，赵本、《外台》
作"阴"，为是。〇按：《巢源》云"自缢死，旦至暮，虽已冷，必可治；暮至旦，则难治。此谓
其昼则阳盛，其气易通，夜则阴盛，其气难通"可以证也。"治之方"，《外台》作"活"一字。

徐徐抱解，不得截绳，上下安被卧之。一人以脚踏其两肩，手少挽
其髪常弦弦勿纵之，一人以手按据胸上，数动之；一人摩捋臂胫屈伸
之，若已僵，但渐渐强屈之，并按其腹。如此一炊顷，气从口出，呼
吸眼开，而犹引按莫置，亦勿苦劳之，须臾，可少桂汤及粥清含与之，
令濡喉，渐渐能咽，及稍止。若向令两人以管吹其两耳，罙①好。此法
最善，无不活者。"据"，程、《金鉴》作"揉"。"及稍"，《外台》作"乃稍"。"若向"二字，
程、《金鉴》作"更"一字；《外台》作"兼"一字。"罙"，程、《金鉴》作"朵"，无"好"字；《外
台》作"弥"；赵本音释，罙，莫兮切，深入也。并义难通，《外台》为是。

〔鉴〕观此谆谆告切，仲景仁心，惟恐人畏其繁琐，而不治也。此法尝
试之，十全八九，始知言果不谬。弦弦犹言紧紧也，揉胸按腹，摩臂胫屈伸
之，皆引导其气之法也。

《巢源》云：徐徐捧下，其阴阳经络，虽暴壅闭，而脏腑真气，故有未
尽，所以犹可救疗，故有得活者。若见其悬柱，便忽遽截断其绳，旧云则不
可救，此言气已壅闭，绳忽暴断，其气虽通，而奔走运闷，故则气不能还，
即不得复生。

《千金》治自缢死方，凡救自缢死者，极须按定其心，勿截绳，手抱起，
徐徐解之，心下尚温者，以氈毹覆口鼻，两人吹其两耳。

《肘后》疗自缢死，心下尚微温，久犹可治方。徐徐抱解其绳，不得断
之，悬其发，令足去地五寸许，塞两鼻孔，以芦管内其口中至咽，令人嘘
之，有顷，其腹中砻砻，或者通气也，其举手捞人，当益坚捉持，更递嘘
之，若活了能语，乃可置。若不得悬发，可中分发，两手牵强耳。又方，皂
荚末，葱叶吹其两鼻孔中，逆出复内之。又方，以芦管吹其两耳，极则易人
吹，取活乃止。若气通者，以少桂汤，稍稍咽之，徐徐乃以少粥清与之。出

---

① 罙：音 shēn，古同"深"。

《外台》，今本《肘后》无考。

菅氏五绝治法云：徐徐放下，将喉气管捻圆，揪发向上揉擦，用口对口接气，粪门用火筒吹之，以半夏皂角搐鼻，以姜汁调苏合香丸灌之，或煎水香细辛汤，调灌亦得，如苏可治，绳小痕深，过时身冷者不治。程氏《医学心悟》云：予尝见自暮至旦，而犹救活者，不可轻弃也。顾氏《疡医大全》云：必须心口尚温，大便未下，舌未伸出者救活。

按：桂汤，诸书无考，盖此单味桂枝煎汤耳。而《洗冤录》引本经之文，后载官桂汤方，未知何本，录下备考。

《洗冤录》官桂汤　广陈皮八分　厚朴　半夏各一钱　肉桂　干姜各五分甘草三分

卷

六

凡中暍死，不可使得冷，得冷便死，疗之方：《外台》引《肘后》，今本《肘后》无考。

屈草带，绕暍人脐，使三两人溺其中，令温。亦可用热泥和屈草，亦可扣瓦椀底按及车缸以著暍人，取令溺，须得流去。此谓道路虚卒无汤，当令溺其中，欲使多人溺，取令温。若汤便可与之，不可泥及车缸，恐此物冷。暍既在夏月，得热泥土、暖车缸，亦可用也。《外台》，"屈草带"作"屈革带"；"按及"作"若脱"，"著暍人"作"著暍人脐上"；"须得"作"不得"；"令溺其中"作"令人溺其中"；"欲使"上有"仲景云"三字；"若汤"间有"有"字；"与之"下有"仲景云"三字；"不可"下有"用"字。

〔**程**〕中暍不可得冷，犹被冻不可沃以热汤，寒热拒隔，反为大害。《本草》车辖，一名车缸，即车轴铁辖头。

《巢源》云：夏月炎热，人冒涉途路，热毒入内，与五脏相并，客邪炽盛，或郁瘀不宣，致阴气卒绝，阳气暴壅，经络不通，故奄然闷绝，谓之暍。然此乃外邪所击，真脏未坏，若遇便治救，气宣则苏。夫热暍不可得冷，得冷便死，此谓外卒以冷，触其热，蕴积于内，不得宣发故也。

《三因方》云：中暑闷倒，急扶在阴凉处，切不可与冷，当以布巾衣物等蘸热汤，熨脐中及气海，续以汤淋布上，令彻脐腹，暖即渐惺。如仓卒无汤处，掬道上热土于脐上，仍拨开作窝子，令人更溺于其中，以代汤。急嚼生姜一大块，冷水送下。如已迷乱闷，嚼大蒜一大瓣，冷水送下。如不能嚼，即用水研灌之，立醒。

叶氏《避暑录话》云：道路城市间，中暑昏仆而死者，此皆虚人劳人，或饥饱失节，或素有疾，一为暑气所中，不得泄则关窍皆塞，非暑气使然，气闭塞而死也。大蒜一握，道上热土，杂研烂，以新水和之，滤去滓，刹其齿灌之，有顷即苏。

救溺死方《外台》引《小品》云：疗溺死，若身尚暖者方。

取灶中灰两石余以埋人，从头至足。水出七孔，即活。

〔鉴〕尝试蝇子落水而死者，用灶灰埋之自治。按：出《本草纲目》冬灰条。李𫄨曰：灶灰得火土相生之气，以埋人，则外温卫气，而内渗水湿，故能使水出七孔而活。

《巢源》云：人为水所没溺，水从孔窍入，灌注腑脏，其气壅闭故死，若早拯救得出，即泄沥其水，令气血得通，便得活；经半日及一日，犹可活；气若已绝，心上暖，亦可活。

《千金》治落水死方：以灶中灰，布地令厚五寸，以瓮侧，著灰上，令死者伏于瓮上，使头少垂下，炒盐二方寸匕，内竹管中，吹下孔中，即当吐水，水下因去瓮，下死者著灰中，壅身，使出鼻口，即活。又方，掘地作坑，熬数斛灰，内坑中，下死人，覆灰，湿彻即易，勿令大热煿^①人，灰冷更易，半日即活。

上疗自缢、溺、暍之法，并出自张仲景为之。其意殊绝，殆非常情所及，本草所能关，实救人之大术矣。伤寒家数有暍病，非此遇热之暍。〔原注〕见《外台》《肘后》目。○按：《外台》引《肘后》，今本《肘后》无考。"意"下有"理"字。程，"所能"下句；"实"作"系"；《外台》作"亦非本草之所能开悟"；"实"下，有"拯"字。程本无"数"字；《外台》作"别复"二字。又，"暍病"下有"在上仲景论中"六字，程之"暍"下有"详之"二字；沈本、《金鉴》不载此条。原注"目"字，疑是"同"字讹。俞本无"目"字，是。

按：《三因方》云：伤暑、中暍，其实一病，但轻重不同，新校正要略者，乃云伤寒家别有暍病，非也。又《本草纲目》人尿附方，引此条，亦为林亿语，并误。殊不知此《肘后》文，《外台》已引之，疏亦甚。

治马坠，及一切筋骨损方。〔原注〕见《肘后方》。○按：今本《肘后》无考，《千

---

① 煿：音 bó。

金·伤损门》治腕折瘀血，三味桃仁汤方注，引《肘后》云仲景方，用大黄云云，详注下。

大黄一两，切，浸汤成下　○《肘后》用三两。　　**绯帛**如手大，烧灰　　**乱发**如鸡子大，烧灰用　　**久用炊单布**一尺，烧灰　○《肘后》，"一尺"上有"方"字。　　**败蒲**一握三寸　○《肘后》，"寸"下有"切"字。　　**桃仁**四十九个，去皮尖，熬　　**甘草**如中指节，炙，剉

上七味，以童子小便量多少煎汤成，内酒一大盏，次下大黄，去滓，分温三服。先剉败蒲席半领，煎汤浴，衣被盖覆，斯须通利数行，痛楚立瘥，利及浴水赤，勿怪，即瘀血也。《肘后》，"先"字作"别"；"斯"字作"服药"二字。

〔徐〕从高坠下，虽当救损伤筋骨为主，然顿跌之势，内外之血，必无不瘀，瘀不去则气不行，气不行则伤不愈，故以桃仁、大黄逐瘀为主，绯帛，红花之余，乱发，血之余，合童便以消瘀血，败蒲亦能破血行气，故入煎。能疗腹中损伤瘀血，汤浴能活周身血气，然筋骨瘀血，必有热气滞郁，故以炊单布，受气最多，而易消者，以散滞通气，从其类也，加少炙甘草，补中以和诸药也。

《千金》桃仁汤，治腕折瘀血方。

桃仁四十枚　　**乱发**一握　　**大黄**如指节大一枚

上三味，以布方广四寸，以绕乱发烧之，咬咀大黄、桃仁，以酒三升，煮取一升，尽服血尽出。

卷

六

禽兽鱼虫禁忌并治第二十四

论辨二首、合九十法、方二十一首

《金鉴》云：《金匮要略》二十四、二十五两门，原列在卷末，其文似后人补入，注家或注或删，但传世已久，难以削去，兹仍附原文，另为一篇，以存参考云。

凡饮食滋味，以养于生，食之有妨，反能为害。自非服药炼液，焉能不饮食乎。切见时人，不闲调摄，疾疢竞起，若不因食而生，苟全其生，须知切忌者矣。所食之味，有与病相宜，有与身为害，若得宜则益体，害则成疾，以此致危，例皆难疗。凡煮药饮汁以解毒者，虽云救急，不可热饮，诸毒病得热更甚，宜冷冻饮料之。"若不因食"之"若"字，徐云：恐是"无"字；沈云：恐是"莫"字。

〔程〕凡物之毒者，必热，热饮则助其毒势也。

按：王充《论衡·言毒篇》云：夫毒，太阳之热气也，中人人毒，人食凑溱者其不堪任也，不堪任则谓之毒矣。又云：天下万物，含太阳气而生者，皆有毒螫，在虫则为蝮蛇蜂虿，在草则为巴豆冶葛，在鱼则为鲑与多叔，乃知毒物皆热也。

肝病禁辛，心病禁咸，脾病禁酸，肺病禁苦，肾病禁甘。春不食肝，夏不食心，秋不食肺，冬不食肾，四季不食脾。辩曰：春不食肝者，为肝气王，脾气败，若食肝，则又补肝，脾气败尤甚，不可救。又肝王之时，不可以死气入肝，恐伤魂也。若非王时，即虚，以肝补之佳，余脏准此。 "伤"，原本、徐、程作"复"，今依赵本、《金鉴》改定。

〔程〕上段以生克言，下段以禁忌言。六畜、六兽，圣人以之养生事死，其食忌，亦不可不察。

按：《汉书·艺文志》神农黄帝食禁十二卷，此篇所载，岂其遗欤。

凡肝脏自不可轻啖，自死者弥甚。 《肘后》云：捣附子末，服一刀圭，日三服。

〔鉴〕谓诸畜兽临杀之时，必有所惊，肝有所忿，食之俱不利，故曰不可轻啖。如兽自死者，必中毒，或疫疠而死，更不可食也。

《外台》引张文仲云：又食生肝中毒方，服附子方寸匕，日三，须以生姜汤服之，不然自生其毒。

按：《三元延寿书》云：临死惊风入心，绝气归肝，俱不可多食，必伤人。

凡心皆为神识所舍，勿食之，使人来生，复其报对矣。

〔程〕畜兽虽异于人，其心亦神识所舍，勿食之。生杀果报，谅不诬也。

凡肉及肝，落地不著尘土者，不可食之。
猪肉落水浮者，不可食。

〔程〕皆涉怪异，食之必有非常之害，下"见水自动""热血不断""尘土不污"，并同。

诸肉及鱼，若狗不食，鸟不啄者，不可食。 "诸"，徐、沈作"猪"，非也，下同。

〔鉴〕凡禽兽不食之肉，必有毒，不可食之。

诸肉不干，火炙不动，见水自动者，不可食。"不动"，程、《金鉴》作"而动"。"食"下，赵有"之"字。

肉中有如朱点者，不可食之。

〔鉴〕朱点，恶血所聚，此色恶不食也。

六畜肉，热血不断者，不可食之。
父母及身本命肉，食之令人神魂不安。

〔程〕仁人孝子，当自识之。

隋萧吉《五行大义》云：十二属，并是斗星之气，散而为人之命，系于北斗，是故用以为属。春秋《运斗枢》曰：枢星散为龙马，旋星散为虎，机星散为狗，摧星散为蛇，玉衡散为鸡兔鼠，阖阳散为羊牛，摇光散为猴猿，此等皆上应天星，下属年命也。

食肥肉及热羹，不得饮冷水。

〔鉴〕食肥肉热羹，后继饮冷水，冷热相抟，腻膈不行，不腹痛吐利，必成痞变，慎之慎之。

诸五脏及鱼，投地尘土不污者，不可食之。
秽饭馁肉臭鱼，食之皆伤人。

〔程〕物已败腐，必不宜于脏腑，食之则能伤人，臭恶不食也。

自死肉，口闭者，不可食之。

〔程〕自死既已有毒，口闭则其毒不得泄，不可食之。

六畜自死，皆疫死，则有毒，不可食之。

〔鉴〕疫毒能死六畜，其肉必有疫毒，故不可食。

兽自死，北首及伏地者，食之杀人。

〔程〕首，头向也。凡兽向杀方以自死，及死不僵直斜倒而伏地者，皆兽之有灵知，故食之杀人。檀公曰：狐死正丘首，豹死首山，乐其生不忘本也，兽岂无灵知者邪。

食生肉，饱饮乳，变成白虫。〔原注〕一作血蛊。

〔程〕生肉非人所食，食生肉而饮乳汁，西北人则有之，脾胃弱者，未有不为虫为蛊。

〔鉴〕食生肉饱，即饮乳酪，则成湿热，必变生白虫。

疫死牛肉，食之令病洞下，亦致坚积，宜利药下之。

〔鉴〕疫死牛肉有毒，不可食，食之若洞泻，为其毒自下，或致坚积，宜下药利之。

脯藏米瓮中，有毒，及经夏食之，发肾病。

〔鉴〕脯肉藏米瓮中，受湿热郁蒸之气，及经夏已腐者，食之腐气入肾，故发肾病。

治自死六畜肉中毒方按：据《千金》，"治"下脱"食"字。
黄柏屑，捣服方寸匕。《千金》云：水服黄柏末方寸匕。

治食郁肉漏脯中毒方〔原注〕郁肉，密器盖之隔宿者是也。漏脯，茅屋漏下沾著者是也。
烧犬屎，酒服方寸匕，每服人乳汁亦良。饮生韭汁三升，亦得。《肘后》，"犬"作"人"；"韭"作"薤"；"升"下有"以少水和之"五字。

《巢源》云，郁肉毒者，谓诸生肉及熟肉，内器中密闭头，其气壅积不泄，则为郁肉，有毒，不幸而食之，乃杀人，其轻者亦吐利烦乱不安。又云：凡诸肉脯，若为久故茅草屋漏所浸，则有大毒，食之三日，乃成暴癥，不可治。《千金注》：张文仲云茅室诸水，迷脯为漏脯。又云：肉闭在密器中，经宿者为漏脯。

治黍米中藏干脯食之中毒方《肘后》云：此是郁脯。
大豆浓煮汁，饮数升即解。亦治狸肉漏脯等毒。"狸"，《肘后》及《外台》，引张文仲作"诸"。《千金》不载此方，云：曲一两，盐两撮，以水一升煮服之良。

治食生肉中毒方
掘地深三尺，取其下土三升，以水五升，煮数沸澄清汁，饮一升即愈。

〔程〕三尺以上曰粪，三尺以下曰土，土能解一切毒，非止解肉毒也。

〔鉴〕地浆能解诸毒，掘得黄土，有泉渗出，谓之地浆。三尺大概言也。未见黄土，皆秽土，得黄土，乃可取用。

按：《证类本草》弘景地浆注云：此掘地作坎，深三尺，以新汲水沃入，搅浊少顷，取清用之，故曰地浆，亦曰土浆。《金鉴》之说，未见所本。

治六畜鸟兽肝中毒方《外台》引张文仲同。

水浸豆豉，绞取汁，服数升愈。

〔程〕豆豉，为黑大豆所造，能解六畜胎子诸毒。按：本于《别录》豆豉主治。

马脚无夜眼者，不可食之。

〔程〕夜眼，在马前两足膝上，马有此能夜行，一名附蝉尸。

〔鉴〕凡马皆有夜眼，若无者，其形异，故勿食之。

《本纲》张鼎云：马生角，马无夜眼，白马青蹄，白马黑头者，并不可食，令人癫。

食酸马肉，不饮酒，则杀人。程本，"酸"作"骏"。徐、沈云："酸"当作"交"，出《秦穆公岐下野人传》，盖马肉无不酸者。《外台》引张文仲，亦作"骏"。

〔程〕马肉苦冷有毒，故饮酒以解之。孟诜曰：食马肉，毒发心闷者，饮清酒则解，饮浊酒则加。韩非子曰：秦穆公亡骏马，见人食之。缪公曰：食骏马肉，不饮酒者杀人，即饮之酒，居三年，食骏马肉者，出死力解缪公之围。

按：穆公事，又见《吕氏春秋》，而《巢源》亦云：凡骏马肉，及马鞍下肉，皆有毒，不可食之，食之则死。程注为是。

马肉不可热食，伤人心。

〔鉴〕马属火，肉热火甚，恐伤心，当冷食之。

马鞍下肉，食之杀人。《外台》引文仲。《千金》黄帝云：白马鞍下，乌色彻肉里者，食之伤人五脏。

〔程〕马鞍下肉，多臭烂有毒，食之必杀人。

白马黑头者，不可食之。《外台》引《肘后》，下同。

白马青蹄者，不可食之。

〔程〕《虎钤经》曰：白马青蹄，皆马毛之利害者骑之不利人，若食之，必能取害也。

马肉豚肉共食，饱醉卧，大忌。

〔鉴〕马肉属火，豚肉属水，共食已属不和，若醉饱即卧，则伤脾气，故曰大忌。

《本纲》孟诜云：马肉同豚肉食，成霍乱。

驴马肉，合猪肉食之，成霍乱。

〔程〕诸肉杂食，伤损肠胃，撩乱脏腑，故成霍乱。

马肝及毛，不可妄食，中毒害人。

〔程〕马肝及毛，皆有大毒，不可妄食。马肝，一名悬烽。

王充《论衡》云：马肝，气勃而毒盛，故食走马肝杀人。

治马肝毒，中人未死方：《外台》引张文仲云：仲景同。

雄鼠屎二七粒，末之，水和服，日再服。〔原注〕屎尖者是。○"是"，程作"雄"。《肘后》《千金》《外台》，并作"两头尖"。

〔程〕马禀火气而生，火不能生水，故有肝无胆，而木脏不足，故食其肝者死。汉武帝云：食肉无食马肝。又云：文成食马肝而死。韦庄云：食马留肝，则其毒可知矣。马食鼠屎，则腹胀，故用鼠屎而治马肝毒，以物性相制也。

按：食肉无食马肝，见《史记·儒林传》景帝语，程误。"又云"，乃是武帝语。

又方

人垢，取方寸匕，服之佳。

〔程〕人垢，汗所结也，味咸有毒，亦以毒解毒之意。

〔鉴〕人垢，即人头垢也，用方寸匕酒化下，得吐为佳。

按:《千金》云：治食野菜马肝肉，诸脯肉毒方。取头垢，如枣核大，吞之起死人。《肘后》云食六畜鸟兽，蹼头垢一钱匕。《外台》引张文仲云：服头垢一钱匕，瘥，仲景、《千金》同。又，《本草》附方，自死肉毒，故头巾中垢一钱，热水服取吐。大明云：头垢中蛊毒蕈毒，米饮或酒化下，并取吐为度。依以上诸方，则《金鉴》为是，然人垢亦吐人，见《儒门事亲》。

治食马肉中毒，欲死方 《外台》引张文仲云：食马肉，洞下欲死者方，仲景同。按：《肘后》亦同。

香豉 二两 ○《外台》作"二百粒"。　　**杏仁** 三两 ○《外台》作二十枚。

上二味，蒸一食顷，熟杵之服，日再服。 《外台》作"上二味，合于炊饭中蒸之，捣丸服之，立瘥"。《肘后》作"蒸之五升饭下，熟合捣之，两朝服令尽"。

〔程〕香豉解毒，杏仁利气，则毒可除。

又方

煮芦根汁，饮之良。 《千金》云：芦根汁。饮以浴即解。

〔鉴〕芦根味甘性寒，解诸肉毒。

疫死牛，或目赤或黄，食之大忌。

〔程〕牛疫死而目赤黄者，疫厉之毒不去也，食之大忌。

牛肉共猪肉食之，必作寸白虫。 《千金》黄帝云。

〔程〕牛肉性滞，猪肉动风，入胃不消，酿成湿热，则虫生也。亦有共食而不生虫者，视人之胃气何如耳。

青牛肠，不可合犬肉食之。

〔程〕青牛，水牛也，其肠性温，犬肉性热，温热之物，不可合食。

牛肺，从三月至五月，其中有虫，如马尾，割去勿食，食则损人。

〔程〕春夏之交，湿热蒸郁，牛感草之湿热，则虫生于胃，而缘入肺窍，故勿食之。

牛羊猪肉，皆不得以楮木桑木蒸炙。食之，令人腹内生虫。

〔鉴〕古人炼药，多用桑柴火。楮实子，能健脾消水，楮木亦可烧用，何以蒸炙诸肉食之即生虫乎？其或物性相反也。

噉蛇牛肉杀人。何以知之？噉蛇者，毛发向后顺者是也。

《巢源》云：凡食牛肉有毒者，由毒蛇在草，牛食因误噉蛇则死，亦有蛇吐毒著草，牛食其草亦死，此牛肉有大毒。

治噉蛇牛肉，食之欲死方
饮人乳汁一升，立愈。

又方
以泔洗头，饮一升，愈。
牛肚细切，以水一斗，煮取一升，暖饮之，大汗出者愈。

〔程〕藏器曰：北人牛瘦，多以蛇从鼻灌之，其肝则独，乳汁能解独肝牛肉毒。噉蛇牛，当是独肝牛也。以泔洗头饮者，取头垢能吐所毒也。以牛肚煮服者，取其同类相亲，同气相求，大发其汗，以出其毒也。

〔鉴〕用牛肚不甚善。

《本草》人乳条别录云：解独肝牛肉毒，合浓豉汁服之，神效。按：牛肚即牛胃，《本纲》牛胃附方，引本方。

治食牛肉中毒方
甘草煮汁饮之，即解。《肘后》云：饮一二升。

〔程〕甘草，能解百毒。

羊肉，其有宿热者，不可食之。

〔程〕羊之五脏皆平温，唯肉属火而大热，人宿有热者，不可食之。
时珍云：羊肉大热，热病及天行病，疟疾病后，食之必发热致危。

羊肉不可共生鱼、酪食之，害人。《千金》黄帝云。

〔程〕生鱼，鲊之属。酪，乳之属。生鱼与酪，食尚成内瘕，加以羊肉食之，必不益也。

羊蹄甲中，有珠子白者，名羊悬筋，食之令人癫。徐、沈，"悬"上无"羊"字。《千金》黄帝云。

〔程〕〔鉴〕此义未详。

白羊黑头，食其脑，作肠痈。《千金》黄帝云，下同。

〔程〕羊脑有毒，食之发风疾，损精气，不唯作肠痈也。方书只用为外敷药。

羊肝，共生椒食之，破人五脏。

〔鉴〕羊肝生椒，皆属于火，共食恐损伤人五脏。

猪肉，共羊肝和食之，令人心闷。

〔程〕猪肉能闭血脉，与羊肝合食，则滞气，故令人心闷。

猪肉，以生胡荽同食，烂人脐。

〔程〕胡荽，损精神发痼疾，猪肉，令人乏气少精，发痼疾，宜其不可共食，若烂脐则不可解。

猪脂，不可合梅子食之。

〔鉴〕猪脂滑利，梅子酸涩，性相反也，故不可合食。

猪肉，和葵食之少气。

〔程〕葵性冷利，生痰动风，猪肉令人乏气，合食之，非止于少气也。

〔鉴〕此义未详。

鹿肉，不可和蒲白作羹食之，发恶疮。"肉"，原本作"人"。今依徐、程、沈、《金鉴》改。"和"，《金鉴》作"合"。《千金》黄帝云。

〔程〕鹿肉，九月以后，至正月以前堪食，他月食之，则发冷痛。蒲白，想是蒲笋之类，当详之。

〔鉴〕发恶疮，此义未详。

按:《本草》苏敬云：香蒲可作荐者，春初生取白为菹。又苏颂云：其中心入地，白蒻大如匕柄者，生啖之，知是蒲白乃蒲蒻，一名蒲筍。

麋脂，及梅李子，若妊妇食之，令子青盲，男子伤精。《外台》引《肘后》云：麋脂不可合梅李食。

〔程〕麋脂忌梅李，故不可合食。按，麋蹄下有二窍，为夜目，《淮南子》曰：孕女见麋而子四目。今食麋脂而令子青盲，物类相感，了不可知，其于胎教，不可不慎也。又，麋脂能痿阳伤精，麋角能兴阳益髓，何一体中，而性治顿异耶？

按：李时珍云：麋似鹿而色青黑，大如小牛，肉蹄，目下有二窍为夜目。程云：蹄下有二窍恐误。

獐肉，不可合虾及生菜梅李果食之，皆病人。

〔程〕獐肉，十二月至七月食之，动气，虾能动风热，生菜梅李，动痰，合食之，皆令人病。

痼疾人，不可食熊肉，令终身不愈。

〔程〕张鼎云：腹中有积聚寒热者，食熊肉，永不除。

白犬，自死不出舌者，食之害人。

〔鉴〕凡犬死，必吐舌，惟中毒而死，其舌不吐，毒在内也，故食之害人。

食狗鼠余，令人发瘘疮。

〔程〕余，狗鼠之剩食也，其涎毒在食中，人食之则毒散于筋络，令发瘘疮。

《巢源》养生方云：正月勿食鼠残食，作鼠瘘，发于颈项，或毒入腹，下血不止，或口生疮，如有虫食。

治食犬肉不消，心下坚，或腹胀口干大渴，心急发热，妄语如狂，或洞下方。《千金》同。

杏仁一升，合皮熟，研用

以沸汤三升和，取汁，分三服，利下肉片，大验。

〔程〕犬肉，畏杏仁，故能治犬肉不消。近人以之治狂犬咬，皆此意。

妇人妊娠，不可食兔肉、山羊肉及鳖、鸡、鸭，令子无声音。

〔程〕妊娠食兔肉，则令子缺唇；食羊肉，则令子多热；食鳖肉，则令子项短，不令无声音也。若食犬肉，则令子无声音。鸡、鸭肉，胎产需以补益，二者不必忌之。

〔鉴〕此数者，妊妇皆不当食也。

按：二说未详孰是，故两存之。

兔肉，不可合白鸡肉食之，令人面发黄。《外台》引《肘后》云：兔肉，不可杂獭肉及白鸡心食。

〔鉴〕二物合食，动脾气而发黄，故不可合食。

《千金》黄帝云：兔肉和獭肝食之，三日必成遁尸；共白鸡肝心食之，令人而失色，一年成瘅黄。

兔肉，著干姜食之，成霍乱。

〔程〕兔肉味酸，干姜味辛，辛能胜酸，故合食之，成霍乱。陶弘景曰：并不可与橘、芥同食，二味亦辛物也。

凡鸟自死，口不闭，翅不合者，不可食之。《外台》引《肘后》，"闭"作"开"。

〔程〕鸟自死，必敛翅闭口，若张翅开口，其死也异，其肉也必毒，不可食之。

诸禽肉，肝青者，食之杀人。

〔程〕青者，必毒物所伤，故食之能杀人。

鸡有六翮四距者，不可食之。《千金》引黄帝，作"六距"。《本草》引《食疗》作"六指"。

〔鉴〕距，鸡脚爪也，形有怪异者，有毒，故不可食。

乌鸡白首者，不可食之。

〔鉴〕色有不相合者，有毒，不可食。

鸡不可共葫蒜食之，滞气。〔原注〕一云，鸡子。〇按：葫蒜，即大蒜。

〔**程**〕鸡能动风，蒜能动痰，风痰发动，则气壅滞。

山鸡，不可合鸟兽肉食之。

〔**程**〕山鸡，鷩鸡也，小于雉而尾长，人多畜之樊中，性食虫蚁而有毒，非唯不可共鸟兽肉同食，即单食亦在所忌也。

雉肉，久食之，令人瘦。

〔**程**〕雉肉，有小毒，发疮疥，生诸虫，以此则令人瘦。

鸭卵不可合鳖肉食之。

〔**程**〕鸭卵性寒，发冷气，鳖肉性冷，亦发冷气，不可合食。

妇人妊娠，食雀肉，令子淫乱无耻。《金鉴》，"肉"下有"饮酒"二字。按：此依陶弘景注而补之。

〔**程**〕雀性最淫，《周书》云：季秋雀入大水为蛤，雀不入水，国多淫泆。物类相感，理所必然，妊娠当戒食之，古慎胎教也。

雀肉，不可合李子食之。

〔**程**〕雀肉壮阳益气，得李子酸涩，则热性不行，故不可共食。

燕肉，勿食，入水为蛟龙所啖。

〔**程**〕《淮南子》曰：燕入水为蜃蛤。高诱注：谓蛟龙嗜燕，人食燕者，不可入水，而祈祷家用燕召龙，能兴波祈雨，故名游波。雷公曰：海竭江枯，投游波而立泛。其召龙之说，似亦有之也。

鸟兽有中毒箭死者，其肉有毒，解之方：
大豆煮汁，及盐汁，服之解。

〔**程**〕箭药多是射罔毒，射罔，乃乌头所熬。大豆汁，能解乌头毒故也。咸能胜热，故盐亦解其毒。

《巢源》云：射猎人，多用射罔药涂箭头，以射虫鹿伤皮则死，以其有毒故也。人获此肉，除箭处，毒肉不尽，食之则被毒致死，其不死者，所误食肉处去毒箭远，毒气不深，其毒则轻，虽不死，犹能令人困闷吐利，身体痹不安。罔药以生乌头捣汁，用作之是也。

按: 《肘后》云：肉有箭毒，以蓝汁大豆，解射罔毒。又《外台》引张文仲云：禽兽有中毒箭死者，其肉有毒，可以蓝汁大豆，解射罔也。依此则"盐"是"蓝"之讹，字形相似也。

《千金》云：甘草解百药毒，方称大豆汁解百药毒，余试之大悬绝不及甘草，又能加之为甘豆汤，其验尤奇。

鱼头正白，如连珠，至脊上，食之杀人。 以下四条,《外台》引《肘后》。

鱼头中，无鳃者，不可食之，杀人。 〔程〕能杀人，详《酉阳杂俎》。

鱼无肠胆者，不可食之，三年阴不起，女子绝生。

鱼头，似有角者，不可食之。

鱼目合者，不可食之。

〔鉴〕以上皆怪异之形色，必有毒也。

六甲日，勿食鳞甲之物。

〔程〕六甲日，有六甲之神，以直日，食鳞甲，则犯其忌也。

《本草》思邈云：损人神。

鱼不可合鸡肉食之。《外台》引《肘后》。

〔**程**〕今人常合食之，亦不见为害，或飞潜之物，合食所当忌耶，或过之不消，则鱼能动火，鸡能动风，能令作病耶。

《本草》弘景云：鸡同鱼汁食，成心瘕。

鱼不得合鸬鹚肉食之。《外台》引《肘后》。

〔**程**〕鸬鹚食鱼物，相制而相犯也，不可合食。

《本草》孟诜云：鸬鹚性制鱼，若合食不利人。

鲤鱼鲊，不可合小豆藿食之，其子不可合猪肝食之，害人。

〔程〕鲤鱼鲊，小豆藿，味皆咸，咸能胜血，故陶弘景云：合食成消渴。

其子合猪肝食，伤人神。

〔鉴〕小豆藿，即小豆叶也。

鲤鱼，不可合犬肉食之。《外台》引《肘后》，"犬"上有"白"字。

〔程〕鲤鱼犬肉，俱令热中，不可合食。

鲫鱼，不可合猴雉肉食之。一云：不可合猪肝食。《外台》引《肘后》，"雉肉"作"猪肝"。

〔程〕鲫鱼，同猴雉肉猪肝食，生痈疽。

鳀鱼，合鹿肉生食，令人筋甲缩。《外台》引《肘后》，云：鳀鱼不可合鹿肉食之。

〔程〕鳀鱼，鲇鱼也。鳀鱼、鹿肉，皆能治风，生食反伤其筋脉，致令筋甲缩。

青鱼鲊，不可合生胡荽，及生葵并麦酱食之。"酱"，原本作"中"，今依程本、《金鉴》改之。《外台》引《肘后》，作"酱"。

〔程〕青鱼鲊，不益人，胡荽、生葵能动风，发痼疾，必与青鱼鲊不相宜，味咸，麦酱亦咸，合食必作消渴。

鳅鳝，不可合白犬血食之。

〔程〕鳅鳝为无鳞鱼，白犬血为地厌，非唯不可合食，抑卫生家所当忌也。又鳅鳝善窜，能动风，白犬血，性热能动火，是不可合食。

龟肉，不可合酒果子食之。《外台》引《肘后》，云：不可合瓜及饮酒。

〔程〕仲景以龟肉忌酒果子，而苏恭以龟肉酿酒，治大风。陶弘景曰：龟多神灵，人不可轻杀，更不可轻噉也。果子，亦不知何果。

鳖目凹陷者，及厌下有王字形者，不可食之。"凹"，赵作"回"，非。"厌"，赵及《外台》引《肘后》作"压"；程、《金鉴》作"腹"。

〔程〕《淮南子》曰：鳖无耳，以目为听，目凹陷则历年多，而神内守，故名曰神守。若有王字，则物已灵异矣，食之有害。

按： 厌、压，并与厣同。《唐韵》厣，于琰反，腹下厣。

其肉，不得合鸡鸭子食之。《外台》引《肘后》。赵，"其"上有"又"字。

〔**程**〕鳖肉令人患水，鸡子令人动风，鸭子令人气短，不可合食。

龟鳖肉，不可合苋菜食之。《外台》引《肘后》。

〔**程**〕龟鳖肉，皆反苋菜，食之成鳖瘕。

陶弘景云：昔有人，剉鳖，以赤苋同包，置湿地，经旬皆成生鳖。

虾无须，及腹中通黑，煮之反白者，不可食之。《外台》引《肘后》。

〔**程**〕无须，失虾之形，腹黑，必虾之毒，色白反虾之色，物既反常，必不可食。

食脍，饮乳酪，令人腹中生虫为瘕。

〔**程**〕脍，乃生鱼所作，非胃弱所宜，乳酪之性，黏滞，合而食之，则停留于胃，为瘕为虫也。

脍食之，在心胸间不化，吐复不出，速下除之，久成癥病，治之方

橘皮一两　朴硝二两　大黄二两　〇《肘后》《千金》用三两。

上三味，以水一大升，煮至小升，顿服即消。按：据《千金》，"大升"当"二升"；"小升"当"一升"。

〔**程**〕橘皮，能解鱼毒，硝黄，能下癥瘕。

《千金》治食鱼脍及生肉，在胸膈中不化，吐之不出，便成癥瘕，方

厚朴三两　大黄二两

上二味，㕮咀，以酒二升，煮取一升，尽服立消，人强者，倍大黄，用酒三升，煮取二升，再服之。

又，治食鱼脍不消方

大黄三两，切　朴硝二两

上二味，以酒二升，煮取一升，顿服之。注云：仲景方，有橘皮一两。

《肘后》食猪肉，遇冷不消，必成虫癥，下之方

大黄、朴硝各一两，芒硝亦佳，煮取一升，尽服之，若不消，并皮研杏

子，汤三升和，三服，吐出，神验。

食鲙多不消，结为癥病，治之方：《外台》引《肘后》作"疗食鲙过多，冷不消，不疗必成虫癥"。

马鞭草

上一味，捣汁饮之。或以姜叶汁，饮之一升，亦消。又可服吐药吐之。《外台》引《肘后》，作"马鞭草，捣绞取汁，饮一升，即消去。亦宜服诸吐药吐之"；《千金》同，云：生姜亦良。

〔程〕马鞭草，味苦寒，下癥瘕破血，姜叶，亦能解鱼毒。

食鱼后，食毒，两种烦乱，治之方：《千金注》引《肘后》云：治食鱼中毒，面肿烦乱者。今本，"面肿"以下无。

橘皮

浓煎汁，服之，即解。《千金》云：煮橘皮，停极冷冻饮料，立验。

〔程〕《神农经》曰：橘皮，主胸中瘕热逆气，通神明，鱼毒食毒，俱可解。

食鯸鮧鱼，中毒方徐、沈，无"鮧"字，非。

芦根

煮汁服之，即解。《肘后》云：食鲈鱼肝及鯸鮧鱼，中毒，剉芦根，煮汁饮一二升，良。

〔鉴〕鯸鮧，即河豚鱼，味美，其腹腴，呼为西施乳，头无鳃，身无鳞，其肝毒血杀人，脂令舌麻，子令腹胀，眼令目花，惟芦根汁能解之。

〔程〕河豚，畏芦根，故其汁可解其毒。

《巢源》云：此鱼肝及腹内子，有大毒，不可食，食之往往致死。

蟹目相向，足斑，目赤者，不可食之。《外台》引《肘后》。

〔程〕蟹骨眼而相背，相向者其蟹异，足斑目赤者，其蟹毒，故不可食。

食蟹，中毒治之方：

紫苏

煮汁，饮之三升。紫苏子，捣汁饮之，亦良。徐、沈，脱"子"字。

《外台》引《肘后》疗食蟹及诸肴膳中毒方，浓煮香苏，饮汁一升解，本仲景方。《证类本草》引《金匮》方，三升下云：以子汁饮之，亦治凡蟹未经霜多毒。

又方

冬瓜汁，饮二升。食冬瓜，亦可。

〔**程**〕紫苏、冬瓜，并解鱼蟹毒。

傅肱《蟹谱》云：不可与柿子同食，发霍乱。孟诜云：大黄、紫苏、冬瓜汁，解之即瘥。

凡蟹，未遇霜多毒，其熟者乃可食之。《外台》引《肘后》，"者"作"煮"。

〔**程**〕未遇霜者，霜降节前也，节前食水莨菪，故有毒，霜降节后，食稻将蛰，则熟而味美，乃可食也。莨菪，生水滨，有大毒。

《巢源》云：此蟹食水莨，水莨有大毒，故蟹亦有毒，则闷乱欲死，若经霜以后，遇毒，即不能害人，未被霜蟹，煮食之，则多有中毒令人闷乱，精神不安。《肘后》云：是水莨所为，蝃蝀亦有毒，蔡谟食之几死。《本草》云：未被霜，甚有毒，食水莨菪所致，人中之多死，霜后将蛰，故味美，乃可食之。

按："熟"字，《外台》《巢源》为熟煮之义，然蟹非可生食物，则其不熟煮者，人亦不食，因疑"熟"，或者"蛰"之讹。

蜘蛛，落食中，有毒勿食之。

〔**程**〕蜘蛛有毒，落食中，或有尿，有丝，黏食上，故不可食。

凡蜂、蝇、虫、蚁等，多集食上，食之致瘘。

〔**程**〕蜂、蝇、虫、蚁，禀湿热而有毒，集食上而人食之，湿热之毒，传于肌肉，致生瘘疮。

按：《巢源》，有蜂瘘、蝇瘘、蚁瘘，皆由饮食内有蜂、蝇等，因误食之，毒入于五脏，流出经络，变生诸瘘，证证各异，今不繁引。

果实菜谷禁忌并治第二十五

果子生食，生疮。

〔**程**〕诸果之实，皆成于夏秋，禀湿热之性，食之故令生疮。

果子落地经宿，虫蚁食之者，人大忌食之。

〔程〕落地经宿，则果坏，虫蚁食之，则果毒，在人大忌食之，令人患九漏。

生米，停留多日，有损处，食之伤人。

〔程〕有损处，谓为虫鼠所食，皆有毒，故伤人。

桃子，多食令人热，仍不得入水浴，令人病淋沥寒热病。 沈，无"寒"字；程、《金鉴》作"寒热淋沥病"，并非。

〔程〕桃实，酸甘辛，生于春则味酸，成于夏则酸甘，成于秋则酸辛，其性热，故多食令人热也。若多食，而入水浴，则酸味不得内泄，多令人癃，水寒之气，因而外客，故令人寒热也。

按：淋沥，寒热连绵不已之谓。《肘后》云：尸注，大略使人寒热淋沥，恍恍默默，不的知其所苦。又《外台》云：劳极之病，吴楚谓之淋沥是也。程及《金鉴》，以为癃，误。《千金》黄帝云：饱食桃，入水浴，成淋病。此是别义。

杏酪不熟，伤人。《金鉴》一云：杀人。

〔程〕古人杏酪以酒蜜酿成，亦有甘草、生姜汁熬成者，以杏仁有毒，半生半熟，皆能害人也。今人另有制法。

按：杏酪，一名杏酥。藏器云：服之润五脏，去痰嗽，生熟吃俱可。若半生半熟，服之杀人。《金鉴》为杏、酪二物，误。

梅多食，坏人齿。《千金》食治同。

〔程〕梅实，能致津液，津液出则骨伤，以肾主五液，齿为肾之标故也。

按：时珍发明，详论此理，程注本之，当参考。

按：《本草》食梅齿齼者，嚼胡桃肉解之，盖胡桃补肾也。

李不可多食，令人胪胀。

〔鉴〕李味酸涩，若多食，则中气不舒，故令人腹胀。

林檎不可多食，令人百脉弱。《千金》同。

〔程〕林檎，酸涩而闭百脉，故多食，令人百脉弱。

橘柚多食，令人口爽不知五味。

〔程〕橘柚，味酸能恋膈，生痰聚饮，饮聚膈上，则令口淡不知味。

〔鉴〕《尚书》注：小曰橘，大曰柚，二者其味皆酸而性寒，若过食则口虽爽，而五味不知焉。

按：时珍云：橘皮，下气消痰，其肉生痰聚饮，表里之异如此，程注本之，但爽字未妥。按：《尔雅·释言》爽，瘥也，忒也。《老子》五味令人口爽，乃为口失味之义。

梨不可多食，令人寒中，金疮产妇，亦不宜食。《千金》云：金疮产妇勿食，令人萎困寒中。

〔程〕梨性大寒，故令人寒中，寒能凝血脉，故金疮产妇不宜食。

樱桃、杏多食，伤筋骨。

〔鉴〕樱桃、杏，味酸性寒，若过食则伤筋骨。《内经》云：酸则伤筋，寒主伤骨，故伤筋骨。

安石榴不可多食，损人肺。"肺"，徐、沈作"腹"。《千金》与原文同。

〔鉴〕安石榴味酸涩，酸涩则气滞，肺主气，宜利而不宜滞，滞则伤损矣，故不可过食也。

《本草》震亨云：榴者，留也，其汁酸，性滞恋成痰。

胡桃不可多食，令人动痰饮。《千金》云：动痰饮，令人恶心吐水吐食。

〔程〕胡桃，能润肺消痰，今令人动痰饮，何也？以胡桃性热，多食则煎熬津液而为痰饮矣。

生枣多食，令人热渴气胀。寒热羸瘦者，弥不可食，伤人。《千金》食治方。

〔程〕生枣味甘辛气热，以辛热则令人渴，甘则令人气胀也。羸弱者，内热必盛，而脾胃必虚，故弥不可食。

食诸果中毒治之方：

猪骨烧过 ○ "过"，赵作 "灰"。《金鉴》二字作 "煅黑"。

上一味，末之，水服方寸匕。亦治马肝漏脯等毒。

〔程〕猪骨，治诸果毒，亦治马肝漏脯毒，其义不可晓。

〔鉴〕以猪骨治果子毒，物性相制使然。治马肝毒者，以猪畜属水，马畜属火，此水克火之义也。治漏脯毒者，亦骨肉相感之义也。

木耳赤色及仰生者，勿食。菌仰卷及赤色者，不可食。《证类》引《金匮玉函》，耳下 "赤" 字作 "青"。

〔程〕木耳诸菌，皆覆卷，仰卷则变异，色赤则有毒，故不可食。

食诸菌中毒，闷乱欲死，治之方：
人粪汁，饮一升，土浆，饮一二升。
大豆浓煮汁，饮之。服诸吐利药，并解。

〔鉴〕李彣曰：闷乱欲死，毒在胃也，服吐利药，并解使毒瓦斯上下分消也。

《巢源》云：凡园圃所种之菜，本无毒，但蕈菌等物，皆是草木变化所生，出于树者为蕈，生于地者为菌，并是郁蒸湿气变化所生，故或有毒者，人食遇此毒，多致死甚疾速，其不死者，犹能令烦闷吐利，良久始醒。

《千金》治食山中树菌中毒方。

人屎汁，服一升良。

又解诸菌毒。

掘地作坑，以水沃中，搅令浊，澄清饮之，名地浆。

《本草》陈藏器云：菌冬春无毒，秋有毒，有蛇虫从下过也。夜中有光者，欲烂无虫者，煮之不熟者，煮讫照人无影者，上有毛下无纹者，仰卷赤色者，并有毒杀人。中其毒者，地浆及粪清解之。

宋周密《癸辛杂识》云：嘉定乙亥岁，杨和王坟上感慈庵僧德明，游山得奇菌，归作糜供家，毒发，僧行死者十余人。德明亟尝粪获免。有日本僧定心者，宁死不污，至肤理坼裂而死。

清吴林《吴蕈谱》云：镜水忍可禅师，在宁国山中，一日与僧三四人，食蕈俱中毒，刹那间二便频遗，身软口呿，正窘急时，欻①有市药者上山，僧众言其故，随以甘草浓煎灌之，同时获愈。又阳山西花巷有人在一荒墩上，采菌一丛，煮而食之，卒然毒发，肤如琉璃，使人往采蕈处察之，见菌丛生如故，即掘见一古冢，满中是蛇，即以甘草煎汤啜之，寻愈。故余每于腊月中粪坑内，浸甘草人中黄，以治蕈毒及天行疫毒、伏气热病、痘科毒甚不能贯浆者，悉有神效。其法，用甘草为末，将毛竹筒一段，两头留节，刮去青皮，节上开一窍，纳甘草于中，仍以芭蕉叶柄削针闭窍，浸粪坑中，四十九日，须至立春日取出阴干，任用。

食枫树菌而笑不止，治之以前方。"树""笑"，并原本作"柱""哭"，今据程本、《金鉴》改之。

〔**程**〕弘景曰：枫木上生者，令人笑不止，以地浆解之。

〔**鉴**〕李彣曰：心主笑，笑不止，是毒气入心也。

张氏《医说》云：四明温台间山谷，多生菌，然种类不一，食之间有中毒，往往至杀人者，盖蛇毒气所熏蒸也。有僧教掘地，以冷水搅之令浊，少顷取饮者，皆得全活。此方见《本草》，陶隐居注，谓之地浆，亦治枫树菌，食之笑不止，俗言食笑菌者。居山间，不可不知此法。按：陶谷清《异录》云：菌蕈，有一种食之令人得干笑疾，士人戏呼为笑矣乎。此间无枫树，然间有食菌而笑不已者，此岂所谓笑矣乎者耶。

误食野芋，烦毒欲死，治之方。〔原注〕以前方。其野芋根，山东人名魁芋，人种芋三年不收，亦成野芋，并杀人。

〔**程**〕野芋三年不收，又名栝芋，味辛冷有毒，只可敷摩疮肿，人若食之，中其毒，土浆、豆汁、粪汁，俱可解也。

《本草》陶弘景云：野芋形叶与芋相似，芋种三年不采，成栝音吕芋，并能杀人，误食之，烦闷垂死者，惟以土浆及粪汁大豆汁饮之，则活矣。程注摩敷疮肿，出于时珍。

蜀椒闭口者有毒，误食之，戟人咽喉，气病欲绝，或吐下白沫，身体痹冷，急治之方"病"，《肘后》作"便"，《外台》作"戟人咽，使不得出气，便欲绝"。《肘后》"下"字无。

---

① 欻：音 xū，快速。

肉桂煎汁饮之。《肘后》无"肉"字。多饮冷水一二升。《肘后》，"多"作"若"，《外台》同。

或食蒜，《肘后》作"大蒜"。或饮地浆，《肘后》云：慎不可饮热，杀人。或浓煮豉汁，饮之，并解。《外台》引《肘后》云：又急饮酢，又食椒不可饮热，饮热杀人。

〔程〕蜀椒气大热，有毒，味辛麻，闭口者毒更甚。辛则戟人咽喉，麻则令人吐下白沫，身体痹冷也。冷水、地浆、豉汁，寒凉能解热毒，其桂、蒜大热，而《肘后》诸方亦云解椒毒，不知其义，岂因其气欲绝，身体冷痹而用耶。

〔鉴〕如桂与蒜，皆大辛大热之物，通血脉辟邪秽，以热治热，是从治之法也。

正月勿食生葱，令人面生游风。

〔程〕正月甲木始生，人气始发，葱能走头面而通阳气，反引风邪而病头面，故令生游风。

按：游风未详。《千金》头面风鸱头酒，治风头眩转，面上游风方。又菊花散治头面游风方。又《本事方》知母汤，治游风攻头面，或四肢作肿块，此似指头风眩运。又《千金·面药门》有治面上风方，即指鼻皰[1]等。此云生游风，则当是鼻皰、面皯[2]、粉刺等之谓。

二月勿食蓼，伤人肾。

〔程〕扁鹊云：食蓼，损髓少气减精。二月木正旺，若食蓼以伤肾水，则木不生，故二月勿食。

三月勿食小蒜，伤人志性。《千金》黄帝云。

〔程〕小蒜，辛热有毒，三月为阳气长养之时，不可食此夺气伤神之物。

四月八月勿食胡荽，伤人神。

〔程〕胡荽，荤菜也，辛芳之气，损人精神。四月心火正旺，八月肺将

---

① 皰：音 pào。
② 皯：音 gǎn。

敛，以心藏神，而肺藏魄，食此走散之物，必能伤神也。

五月勿食韭，令人乏气力。

〔程〕韭菜，春食则香，夏食则臭。脾恶臭而主四肢，是以令人乏气力。

按：春香夏臭，出于寇宗奭。

五月五日勿食一切生菜，发百病。《千金》黄帝云。

〔程〕五月五日，为天中节，为纯阳日，人当养阳以顺令节，若食生菜，则伐天和，故生百病。

六月七月勿食茱萸，伤神气。《千金》引黄帝，"气"下有"起伏气"三字。

〔程〕六七月，阳气尽发，吴茱萸辛热，辛能走气，故伤神气。

八月九月勿食姜，伤人神。

〔程〕八九月，人气收敛，姜味辛发，食之则伤神也。《云笈七签》曰：九月食生姜，成痼疾。孙真人曰：八九月食姜，至春多患眼，损筋力，减寿。朱晦庵有秋姜夭人天年之语，谓其辛走气泻肺也。

按：秋不食姜，令人泻气，出于《本纲》李杲之说。

十月勿食椒，损人心，伤心脉。《千金》黄帝云。按：自"正月"止于"勿食椒"。《外台》引仲景方。

〔程〕《内经》曰：九月十月，人气在心，椒能走气伤心，故伤心脉。

十一月十二月勿食薤，令人多涕唾。

〔程〕薤白，气味冷滑，能引涕唾，非独十一月十二月然也。

四季勿食生葵，令人饮食不化，发百病，非但食中，药中皆不可用，深宜慎之。

〔程〕脾王四季，生葵冷滑，非脾所宜，发病之物，药饵中，皆不宜也。

时病瘥未健，食生菜，手足必肿。《千金》引黄帝，"必"下有"青"字。

〔程〕时病，热病也。热病所瘥，而脾胃尚弱，食生菜，则伤脾，故令手足浮肿。

夜食生菜，不利人。

〔程〕夜食生菜，则易停留而难转化，不利于人也。

十月勿食被霜生菜，令人面无光，目涩，心痛，腰疼，或发心疟。疟发时，手足十指爪皆青，困委。《千金》黄帝云。

〔程〕道藏云：六阴之月，万物至此归根复命，以待来复，不可食寒冷，以伐天和。生菜性冷，经霜则寒，寒冷之物，能损阳气，食之能发上证。

《素·刺疟论》云：心疟者，令人烦心，甚欲得清水，反寒多，不甚热，刺手少阴。《三因》云：病者心烦，欲饮清水，反寒多，不甚热，乍来乍去，以喜伤心，心气耗散所致，名曰心疟。

葱韭初生芽者，食之伤人心气。

〔程〕萌芽含抑郁之气未伸，食之能伤心气。

饮白酒，食生韭，令人病增。

〔鉴〕酒多湿，韭性热，湿热相合，令人病增。

生葱，不可共蜜食之，杀人，独颗蒜弥忌。

〔程〕孙真人曰：葱同蜜食，令人利下。独蒜，气味辛臭，与蜜更不宜也。

按：《本草》思邈曰：烧葱同蜜食，壅气杀人。又云：大蒜，合蜜食杀人。

枣，合生葱食之，令人病。

〔程〕枣与葱食，令人五脏不和。

〔鉴〕此义未详。

生葱，和雄鸡、雉、白犬肉食之，令人七窍经年流血。

〔鉴〕李彣曰：此皆生风发火之物，若合食则血气更淖溢不和，故七窍流血。

食糖蜜，后四日内，食生葱韭，令人心痛。"韭"，赵作"蒜"。

〔程〕蜜，与葱韭蒜皆相反，虽食蜜后四日内，尤忌之，相犯仍令人心痛。

《千金》黄帝云：食生葱，即噉蜜，变作下利。食烧葱，并噉蜜，拥气而死。按：糖，《说文》饴也。《方言》饧谓之糖。明是糖与蜜各别。程、《金鉴》言蜜而不及糖，何？

夜食诸姜、蒜、葱等，伤人心。

〔程〕人之气，昼行于阳而夜行于阴，夜食辛物以扰乎阳，则伤上焦心膈之阳气也。

芜菁根，多食，令人气胀。《千金》同。

〔程〕芜菁，即蔓菁也，多食动气。

按：多食动气，出于宗奭。

薤，不可共牛肉作羹食之，成瘕病。韭亦然。《千金》黄帝云。

〔程〕薤韭牛肉，皆难克化之物，积而不消，则为癥瘕。

莼多食，动痔疾。"食"，原本、沈作"病"，非，今改之；《千金》同。

〔程〕李廷飞曰：莼性滑，故发痔疾。

〔鉴〕滑而易下，故发痔疾。

野苣不可同蜜食之，作内痔。《千金》引黄帝，无"内"字。《本纲》引本经作"肉痔"。

〔程〕野苣，苦荬①也，性苦寒，能治痔，与蜜同食，复生内痔，物性相忌，则易其性也。

白苣不可共酪同食，作蜃虫。《千金》引黄帝，无"蜃"字。

〔程〕白苣苦寒，乳酪甘寒，合食停于胃中，则生蚀蜃。

---

① 荬：音 mǎi。

时珍云：白苣处处有之，似莴苣而叶色白，折之有白汁，四月开黄花，如苦蕒结子。

黄瓜食之，发热病。

〔程〕黄瓜，动寒热虚热，天行热病后，皆不可食。按：此注本孟诜。

按：藏器曰：胡瓜北人避石勒讳，改呼黄瓜，至今因之，而今此称黄瓜，则避石勒讳之说，难信欤。

葵心不可食，伤人。叶尤冷，黄背赤茎者，勿食之。

〔程〕葵心有毒，其叶黄背赤茎者，亦有毒，不可食。

按：弘景云：葵叶尤冷利，不可多食。葵心，此犹蓴心，桃叶心之心，谓葵菜嫩心也。

胡荽久食之，令人多忘。《千金》同。

〔程〕胡荽，开心窍伤神，久食之，故令人多忘。

病人不可食胡荽及黄花菜。

〔鉴〕胡荽耗气，黄花菜破气耗血，皆病人忌食。

按：《本纲》黄瓜菜，一名黄花菜，始出于汪颖《食物本草》，本经所指，未知此物否。

芋不可多食，动病。按：《千金》云：动宿冷。

〔程〕芋难克尅化，滞气困脾。按：此注，本于宗奭。

妊妇食姜，令子余指。

〔程〕余指，六指也，姜形如列指，物性相感也。

《博物志》云：妊娠啖生姜，令儿多指。

蓼多食，发心痛。

〔程〕孙真人曰：黄帝云食蓼过多，有毒，发心痛，以气味辛温故也。

蓼和生鱼食之，令人夺气，阴咳疼痛。"咳"，程、《金鉴》作"核"，是。

〔程〕生鱼，鲊之属，合食则相犯，令人脱气阴核痛。

〔鉴〕阴核痛，亦湿热致病耳。

按：《千金》云：黄帝书曰，食蓼过多，有毒，发心痛，和生鱼食，令人脱气，阴核痛求死。又黄帝云：食小蒜，噉生鱼，令人夺气，阴核疼求死。阴核，即阴丸也。

芥菜不可共兔肉食之，成恶邪病。《千金》黄帝云。

〔程〕芥菜昏人眼目，兔肉伤人神气，合食必为恶邪之病。

小蒜多食，伤人心力。

〔程〕小蒜，辛温有小毒，发癫疾，多食气散，则伤心力。

食躁或躁方："或"，赵、徐作"式"。

豉

浓煮汁饮之。

〔程〕豉汁，虽能解毒，而躁字有误。

〔鉴〕食躁或躁者，即今之食后时或恶心，欲吐不吐之病也，故以豉汤吐之。

钩吻与芹菜相似，误食之，杀人，解之方：〔原注〕《肘后》云：与茱萸、食芹相似。○今本《肘后》，"芹"作"芥"，无"茱萸"二字。《千金》引《肘后》云：钩吻、茱萸、食芥，相似。《外台》引《肘后》云：钩吻与食芹相似。《肘后》又云：此非钩吻。

荠苨八两

上一味，水六升，煮取二升，分温二服。〔原注〕钩吻生地旁无他草，其茎有毛，以此别之。○按：此注《千金》《外台》引《肘后》接前与"食芹相似"为一条。《千金》云：煮取三升，冷如人体，服五合，日三夜二。凡煮荠，惟令浓佳。《肘后》《外台》，无此文。

按：《外台》引《肘后》又云：此多生篱垿水渎边，绝似茶，人识之无敢食，但不知之，必是钩吻。按《本草》，钩吻，一名野葛，又秦钩吻，乃并入药用非此，又一种，叶似黄精，唯花黄茎紫，亦呼为钩吻，不可食。故经方，引与黄精为比，言其形色相似也。本经所谓与芹菜相似者，别是一种。陶氏于《本草》则云钩吻是毛茛，而于《肘后》则云此非钩吻，盖以蔓生者为钩吻，以似芹者为毛茛耶。唐本注，已辨其非，当考《本草》。盖钩吻有数种，故古人所说不一者，以其所见各不同也，今以此间所有考之，藤本之外，草本、木本、黄精叶及芹叶，凡五种，皆见有俚人误食中毒者，则知当据各书所论，而辨其物也，若欲强并为一草，则谬矣。

菜中有水茛菪，叶圆而光，有毒，误食之，令人狂乱，状如中风，或吐血，治之方：

甘草

煮汁服之，即解。

〔程〕荠苨，甘草，解百药毒。

苏敬《唐本注》云：毛茛，是有毛石龙芮也。《百一方》云：菜中有水茛，叶圆而光，生水旁，有毒，蟹多食之。按：此草生水旁，其毒如茛菪，故名之水茛菪。苏氏以为毛茛，引《百一方》，此岂水茛下脱"菪"字耶？《外台》引《肘后》亦云：食蟹中毒；或云：是水茛所为。时珍不辨"茛""茛"，作"水茛"，附于释名中，恐疏。按："茛"音浪，"茛"音艮，云叶圆而有光，则水茛菪，即是石龙芮，而毛茛，叶有毛而无光。

《千金》治食茛菪，闷乱如卒中风，或似热盛狂病，服药即剧。

饮甘草汁，蓝汁。

《肘后》疗食野葛已死者。

饮甘草汁，但唯多更善。

《外台》《备急》疗诸药各各有相解，然难常储。今但取一种，而兼解众毒，求之易得者。

甘草，浓煮汁多饮之，无不生也。又，食少蜜佳。

《千金》甘草汤，主天下毒气及山水露雾毒气，去地风气瘴疠等毒方。

甘草二两

上一味，以水二升，煮取一升，分服。

春秋二时，龙带精入芹菜中，人偶食之为病，发时手青腹满痛不可忍，名蛟龙病，治之方： "青"，原本作"背"，今据赵本及《证类本草》改之。

硬糖二三升 ○《千金》云：服寒食饧三斗，大验。

上一味，口两度服之，吐出如蜥蜴三五枚，瘥。

〔**程**〕芹菜，生江湖陂泽之涯，蛟龙虽云变化莫测，其精那能入此？大抵是蜥蜴虺蛇之类，春夏之交，遗精于此故耳。且蛇嗜芹，尤为可证。按《外台秘要》云：蛟龙子，生在芹菜上，食之入腹，变成龙子，须慎之，饴粳米杏仁乳饼煮粥食之，吐出蛟子，大验。仲景用硬糖治之，余考之《本草》，并无硬糖，当是粳米、饴糖无疑。二物味甘，甘能解毒故也。《金鉴》同。

按：程所引《外台》文，并无考，详见下。

按： 刘熙《释名》云：糖之清者曰饴，形怡怡然也；稠者曰饧，强硬如锡也。时珍云：古人寒食多食饧，故医方亦收用之。明硬糖，即是饧，程注殆妄矣。

《千金》云：开皇六年三月八日，有人食芹得之，其人病发，似癫痫，面色青黄，因食寒食饧过多，便吐出状似蛟龙，有头有尾。

《外台》《广济》疗蛟龙病，三月八月，近海及水边，因食生芹，为蛟龙子生在芹菜上，食入人腹，变成龙子，须慎之，其病发似癫，面色青黄，少腹胀，状如怀妊，宜食寒食饧方。寒食粥饧三升，日三服之，吐出蛟龙，有两头及尾。开皇六年，又贾桥有人，吃饧吐出蛟龙，大验。

《医说》云：古有患者，饮食如故，发则如癫，面色青黄，小腹胀满，状如妊孕。医者诊其脉，与证皆异，而难明主疗。忽有一山叟曰：闻开皇六年，灞桥有人患此病，盖因三月八日，水边食芹菜得之，有识者曰：此蛟龙病也，为龙游于芹菜之上，不幸食之而病也。遂以寒食饧，每剂五合，服之数剂，吐出一物，虽小但似蛟龙状而有两头，其病者依而治之获愈。出《名医录》。

食苦瓠中毒治之方

黍穰 "黍"，原本作"黎"，今依程本、《金鉴》及《肘后》《外台》改之。按：穰禾，茎也，黎何有穰，其讹明矣。

煮汁，数服之解。 《肘后》《外台》作"饮浓汁数升"。

〔**程**〕苦瓠，匏也。《诗》云：匏有苦叶。《国语》云：苦匏不材，于人共济而已，此苦瓠也。黍穰，能解苦瓠毒者，《风俗通》云：烧穰可以杀瓠，或云种瓠之家不烧穰，种瓜之家不烧漆，物性相畏也。人食苦瓠过分，吐利不止者，以黍穰汁解之，本诸此。程注本于时珍。

苏敬云：服苦瓠过分，吐利不止者，以黍穰灰汁解之。

扁豆，寒热者不可食之。《本草》引弘景。

〔鉴〕扁豆，性滞而补，如患寒热者忌之。

久食小豆，令人枯燥。

〔程〕小豆，逐津液利小便，津液消减，故令肌肤枯燥。

《千金》云：赤小豆，不可久服，令人枯燥。

食大豆屑，忌噉猪肉。"屑"，原本作"等"，今据徐、程及《千金》改之。

〔程〕大豆壅气，猪肉滞膈，故忌之。小儿十岁以下，尤忌。

《千金》云：大豆黄屑，忌猪肉。小儿以炒豆猪肉同食，必壅气致死，十有八九，十岁以上不畏也。

大麦久食，令人作癣。沈作"癣"。

〔程〕大麦下气，久食令手足痿弱，而懒惰。

〔鉴〕李彣曰：癣，疥同，盖麦入心，久食则心气盛而内热。《内经》曰：诸疮疡皆属心火，故作癣。

按：癣，《字典》俗疥字，而农家多常食大麦，未尽患疥，李注不可从。孟诜云：暴食似脚弱，为下气故也，程则本此。

白黍米，不可同饴蜜食，亦不可合葵食之。

〔程〕黍米，令人烦热，饴蜜令人中满，故不可同食。黍米合葵食，成痼疾，亦不可合食。

《千金》黄帝云：五种黍米，合葵食之，令人成痼疾。

荞麦面，多食之，令人发落。

按：《本纲》荞麦，一名莜音翘麦。《千金》黄帝云：荞麦作面，和猪羊肉热食之，不过八九，顿作热风，令人眉须落，又还生仍稀少。泾邠以北，多患此疾。今荞麦面，人多食之，未有发落者，此必脱和猪羊肉等字。程、《金鉴》并云：莜字有误，当详之，盖失考耳。

盐多食，伤人肺。

〔程〕盐，味咸，能伤肾，又伤肺，多食发哮喘，为终身痼疾也。

《千金》云：盐不可多食，伤肺喜咳，令人色肤黑损筋力。

食冷物，冰人齿。
食热物，勿饮冷水。

〔鉴〕寒热相搏，脾胃乃伤。

饮酒食生苍耳，令人心痛。

〔鉴〕酒性纯阳，苍耳味苦有毒，苦先入心，饮酒以行其毒，故心痛。

夏月大醉，汗流，不得冷水洗著身，及使扇，即成病。

〔程〕夏月大醉，汗流浴冷水，即成黄汗。扇取凉，即成漏风。

饮酒，大忌灸腹背，令人肠结。 程、《金鉴》无"忌"字。

〔程〕毋灸大醉人，此灸家所必避忌也。

《资生经》下经云：灸时不得伤饱大饥饮酒。

醉后勿饱食，发寒热。

〔鉴〕醉则肝胆之气肆行，木来侮土，故曰勿食饱，发寒热。

饮酒食猪肉，卧秫稻穰中，则发黄。

〔程〕饮酒而食肉，则腠理开，卧稻穰中，则湿热入，是以发黄也。

食饴，多饮酒大忌。

〔鉴〕谚云：酒家忌甘，此义未详。

凡水及酒，照见人影动者，不可饮之。

〔程〕此涉怪异，宜不可饮。

醋合酪食之，令人血瘕。

〔程〕醋酸敛，而酪黏滞，令作血瘕。

《千金》黄帝云：食甜酪竟，即食大酢者，变作血瘕，及尿血。

食白米粥，勿食生苍耳，成走疰。

〔程〕白米粥能利小便，苍耳子能搜风，小便利，而食搜风之物，虚其经络，反致走注疼痛。

〔鉴〕同食成走注病，然必性味不合也。

《巢源》云：走注候，注者，住也，言其病连滞停住，死又注易傍人也。人体虚受邪气，邪气随血而行，或淫奕皮肤，去来击痛，游走无有常所，故名为走注。《千金》黄帝云：食甜粥，复以苍耳甲下之，成走注。

食甜粥已，食盐即吐。

〔程〕甘者，令人中满，食甜物，必泥于膈上，随食以盐，得咸则涌泄也。

犀角筋，搅饮食，沫出，及浇地坟起者，食之杀人。

〔鉴〕《抱朴子》云：犀食百草及众木之棘，故知饮食之毒，若搅饮食沫出者，必有毒也，浇地坟起者，此怪异也，故食之杀人。

《抱朴子》云：蛊之乡有饮食，以此角搅之，有毒则生白沫，无毒则否。《国语》云：置鸩于酒，置堇于肉，公祭之地，地坟，与犬犬毙。韦昭注：坟，起也。又范宁注《谷梁》：地贲，贲，沸起也。

饮食中毒烦满，治之方：《千金》，"满"作"懑"。《外台》引《千金》。

苦参三两　苦酒一升半　○《千金》用酒二升半，不用苦酒；《外台》同。

上二味，煮三沸，三上三下，服之吐食出，即瘥。或以水煮亦得。

〔程〕酸苦涌泄为阴，苦参之苦，苦酒之酸，所以涌泄烦满，而除食毒。

又方，犀角汤亦佳。《肘后》附方，引《梅师方》云：或取煮犀角汁一升，亦佳。

〔鉴〕中毒烦满，毒在胃中。犀角，解胃中毒。

《千金》治诸食中毒方：

饮黄龙汤及犀角汁，无不治也，饮马尿亦良。

贪食，食多不消，心腹坚满痛，治之方：

盐一升　水三升

上二味，煮令盐消，分三服，当吐出食，便瘥。

〔程〕咸味涌泄，盐水以越心腹坚满。

《千金》治霍乱蛊毒，宿食不消，积冷心腹烦满，鬼气方。

用极咸盐汤三升，热饮一升，以指刺口，令吐宿食，使尽不吐，更服讫，复饮，三吐乃住。此法大胜诸治，俗人以为田舍浅近法，鄙而不用，守死而已，凡有此病，即须先用之。

矾石，生入腹，破人心肝，亦禁水。

〔程〕矾石，伤骨蚀肉，内用必伤心肝也。矾石得水则化，故亦禁水。

《本草》吴普云：矾石，久服伤人骨。宗奭云：矾石不可多服，损心肺，却水故也。水化书纸上，干则水不能濡，故知其性却水也。

商陆，以水服杀人。

〔程〕商陆有大毒，能行水而忌水服，物性相恶而然也。

葶苈子敷头疮，药成入脑杀人。 徐、沈并云："成"恐是"气"字。程、《金鉴》作"气"。

〔鉴〕葶苈大寒，虽能傅疮杀虫，然药气善能下行，则疮毒亦攻入脑矣，故杀人。

水银入人耳，及六畜等，皆死。以金银著耳边，水银则吐。 徐、沈并云："吐"疑是"出"。

〔鉴〕水银大毒，入耳则沉经堕络，皆能死人，以金银著耳门，引之则吐出，此物性感召之理，犹磁石之引针也。

苦楝，无子者杀人。

〔程〕苦楝有雌雄两种，雄者无子，根赤有毒，服之使人吐不能止，时有至死者；雌者有子，根白微毒，可入药用。按：此注本于宗奭。

凡诸毒，多是假毒，以投无知，时宜煮甘草荠苨汁饮之，通除诸毒药。按："无"，原本作"元"，无元字形相似，故讹耳，程、《金鉴》作"无"，是也。"投无"，徐、沈作"损元"，不可从。

〔**程**〕凡诸毒，多借饮食以投毒，而服毒之人，原自不知，若觉之，则时时煮甘草荠苨汤饮之，以二物能解草石百毒也。

《外台》引《肘后》云：诸馔食，直尔何容有毒，皆是以毒投之耳，既不知是何处毒，便应煎甘草荠苨汤疗之。汉质帝食饼，魏任城王噉枣，皆致死，即其事也。

《证类本草》云：《金匮玉函》治误饮馔中毒者，未审中何毒。

卒急无药可解，只煎甘草荠苨汤服之，入口便活。按：与本经文颇异，故录备考。

《巢源》云：凡人往往因饮食忽然困闷，少时致甚，乃至死者，名为饮食中毒。言人假以毒物，投食里而杀人，但其病颊内，或悬壅内，初如酸枣大，渐渐长大，是中毒也。急治则瘥，久不治，毒入腹则死，但诊其脉，浮之无阳，微细而不可知者，中毒也。

跋 ①

《金匮玉函要略辑义》者，先考枥窗君所著也。庚午②仲冬将刻，命胤跋之，胤辞以资钝学陋，有辱家声，讵几先考以暴疾弃诸孤，今也刻成，而先考不在，而言犹在耳。呜呼，悲夫！先考尝谓注书难矣，至于吾医家之书最为难矣，苟有纰缪乖理，后生袭之，其为遗孽不赀矣。若《金匮要略》，论杂病之治，而实为群方之祖，其文虽朴，其辞虽约，而其理邃以弘，非浅学可能解者，且自晋至乎唐季，显晦不一，宋词臣等虽为校正，佚篇坏字，殆居其半，去古益远，失真益多，竟不得复于旧观，是以注之，又为难中之难矣。故先考之著是书也，以经解经，以方释方，钩稽奥旨，折衷诸家，疑者整之，逸者补之，考据祥核，义明理㕤③，使病情药性莫不纤悉，盖其书自明以来，注者陆续辈出，亦有所浚发，然徒释其文辞，不留意于考据，故迂论强解，凿空无根，不失之浮，则失之隘矣。今是书也，芟其榛莽④而阐其藩篱，迥出诸家注释之上矣。后之业医者，或读是书，而神会智启，憬然觉悟，用施于诊候处疗之际，有所济救，此先考之志也。若唯谓博综广摭，辨订之勤，与裴松之郦道元相伯仲，则非其志也。呜呼，使此刻竣工于先考存在之日，必一展卷，喜气扬扬于眉宇间焉，每念及之，拊膺⑤而恸哭。悲夫，胤虽弇陋⑥不文，不忍以废其遗命，于是乎苫块之余，雪涕⑦题诸笑尾云。

文化辛未⑧春三月

不肖男元胤奕祺拜撰

---

① 跋：标题为校注者加。
② 庚午：指日本文化七年，公元 1810 年。
③ 㕤：音 chàng，同"畅"。
④ 榛莽：杂乱丛生的草木。
⑤ 拊膺：捶胸。表示哀痛或悲愤。
⑥ 弇陋：见识浅陋。弇，音 yǎn。
⑦ 雪涕：擦拭眼泪。
⑧ 文化未辛：指日本文化八年，公元 1811 年。

附

引用书简称全称对照

《玉函》《玉函经》：东汉·张仲景《金匮玉函经》

《通考》：宋·马端临《文献通考》

《甲乙》：西晋·皇甫谧《针灸甲乙经》

《千金》《千金方》《备急》：唐·孙思邈《备急千金要方》

《肘后》《肘后方》：晋·葛洪《肘后备急方》

《明理论》：金·成无己《伤寒明理论》

《原病式》：金·刘完素《素问玄机原病式》

《金匮》《要略》：东汉·张仲景《金匮要略》

《局方》《和剂局方》《和剂》：宋·陈师文等《太平惠民和剂局方》

《巢源》《病源论》：隋·巢元方《诸病源候论》

《妇人三十六疾》：唐·孙思邈《千金要方·妇人三十六疾》

《千金翼》《翼方》《翼》：唐·孙思邈《千金翼方》

《淮南·要略训》：西汉·刘安《淮南子·要略训》

《本草》：南朝梁·陶弘景《本草经集注》

《外台》：唐·王焘《外台秘要》

《医统正脉》：明·王肯堂《古今医统正脉全书》

《论注》：清·徐彬《金匮要略论注》

《直解》：清·程林《金匮要略直解》

《编注》：清·沈明宗《金匮要略编注》

《本义》：清·魏荔彤《金匮要略方论本义》

《心典》：清·尤怡《金匮要略心典》

《素问》：《黄帝内经·素问》

《三因》《三因方》：宋·陈无择《三因极一病证方论》

《金鉴》：清·吴谦《医宗金鉴》

《玉函经·总例》：东汉·张仲景《金匮玉函经·证治总例》

《七难》：《黄帝八十一难经·七难》

《素·调经论》：《素问·调经论》

《说文》：汉·许慎《说文解字》

《直指方》《仁斋直指》《直指》：宋·杨士瀛《仁斋直指方》

《溯源集》：清·钱潢《伤寒溯源集》

《本事方》：宋·许叔微《普济本事方》

《诗·幽风》：《诗经·幽风》

《神农本经》《本经》《神农经》：《神农本草经》

《来苏集》：清·柯琴《伤寒来苏集》

《圣惠方》：北宋王怀隐、王祐等奉敕编写《太平圣惠方》

《伤寒条辨》：明·方有执《伤寒论条辨》

《总病论》：宋·庞安常《伤寒总病论》

《准绳》：明·王肯堂《证治准绳》

《别录》：汉末·佚名《名医别录》

《方论》：清·徐大椿《伤寒论类方》

《淮南·人间训》：西汉·刘安《淮南子·人间训》

《倦游录》：北宋·张师正《倦游杂录》

《疮疡全书》：宋·窦默《疮疡经验全书》

楼氏《纲目》：明·楼英《医学纲目》

《证类》：：北宋·唐慎微《经史证类备急本草》

《图经》：宋·苏颂《本草图经》

《医级》：清·董西园《医级宝鉴》

《活人》：宋·朱肱《类证活人书》

《伤寒微旨》：北宋·韩祗和《伤寒微旨论》

《法律》：清·喻昌《医门法律》

《得效方》：元·危亦林《世医得效方》

《广济》：《广济方》

《近效》：《近效极要方》

《汉·贾谊传》：东汉·班固《汉书·贾谊传》

《古方选注》：清·王晋三《绛雪园古方选注》

《六要》：明·张三锡《医学准绳六要》

《必效》：唐·孟诜《必效方》

《易简》：宋·王硕《易简方》

《方考》：明·吴昆《医方考》

《小儿方诀》：北宋·钱乙《小儿药证直诀》

《统旨》：明·叶文龄《医学统旨》

李氏《纲目》：明·李时珍《本草纲目》

《妇人良方》：宋·陈自明《妇人大全良方》

《入门》：明·李梴《医学入门》

《续焰》：明·王绍隆《医灯续焰》

《本事续方》：宋·许叔微《本事方续集》

《延年》：《延年方》

《元戎》：元·王好古《医垒元戎》

《伤寒辑义》：［日］丹波元坚《伤寒论辑义》

《补笔谈》：宋·沈括《梦溪补笔谈》

《百一选方》：宋·王璆原《是斋百一选方》

《千金衍义》《衍义》：清·张璐《千金方衍义》

《试效方》：金·李杲《东垣试效方》

《济生方》《济生》：南宋·严用和《严氏济生方》

《宣明论》：金·刘完素《宣明论方》

《家藏方》：南宋·杨倓《杨氏家藏方》

《总录》《圣济》：宋徽宗赵佶敕《圣济总录》

《录验》《古今录验》：唐·甄立言《古今录验方》

《辨惑论》：元·李东垣《内外伤辨惑论》

《拔萃方》：元·杜思敬《济生拔萃方》

《回春》：明·龚廷贤《万病回春》

《伤寒论辨注》：清·汪琥《伤寒论辨证广注》

《炮炙论》：南朝宋·雷敩《雷公炮炙论》

《全生集》：清·王维德《外科证治全生集》

《格致论》：元·朱震亨《格致余论》

《食疗》：清·陈邦贤《食疗方》

《百一方》：南朝梁·陶弘景《肘后百一方》

《资生经》：宋·王执中《针灸资生经》

《谷梁》：战国·谷梁子《春秋谷梁传》